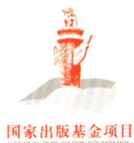

国家出版基金项目

图说组织动力学

图说
泌尿系统组织动力学

史学义　章静波　胡卫军　著　第八卷

郑州大学出版社

图书在版编目(CIP)数据

图说泌尿系统组织动力学 / 史学义，章静波，胡卫军著． — 郑州：郑州大学出版社，2014.12
 （图说组织动力学；8）
ISBN 978-7-5645-2043-4-01

Ⅰ．①图… Ⅱ．①史… ②章… ③胡… Ⅲ．①泌尿生殖系统−人体组织学−图解 Ⅳ．①R339.2−64

中国版本图书馆 CIP 数据核字（2014）第 226380 号

郑州大学出版社出版发行
郑州市大学路40号　　　　　　　　邮政编码：450052
出版人：王　锋　　　　　　　　　　发行电话：0371-66966070
全国新华书店经销
郑州金秋彩色印务有限公司印制
开本：787 mm × 1 092 mm　　1/16
印张：17
字数：257千字
版次：2014年12月第1版　　　　　　印次：2015年1月第2次印刷

书号：ISBN 978-7-5645-2043-4-01　　定价：170.00元
本书如有印装质量问题，请向本社调换

编委会名单

主 任：章静波

副主任：陈誉华

委 员：吴景兰　张云汉　楚宪襄　郭志坤

　　　　张钦宪　史学义　宗安民　杨秦予

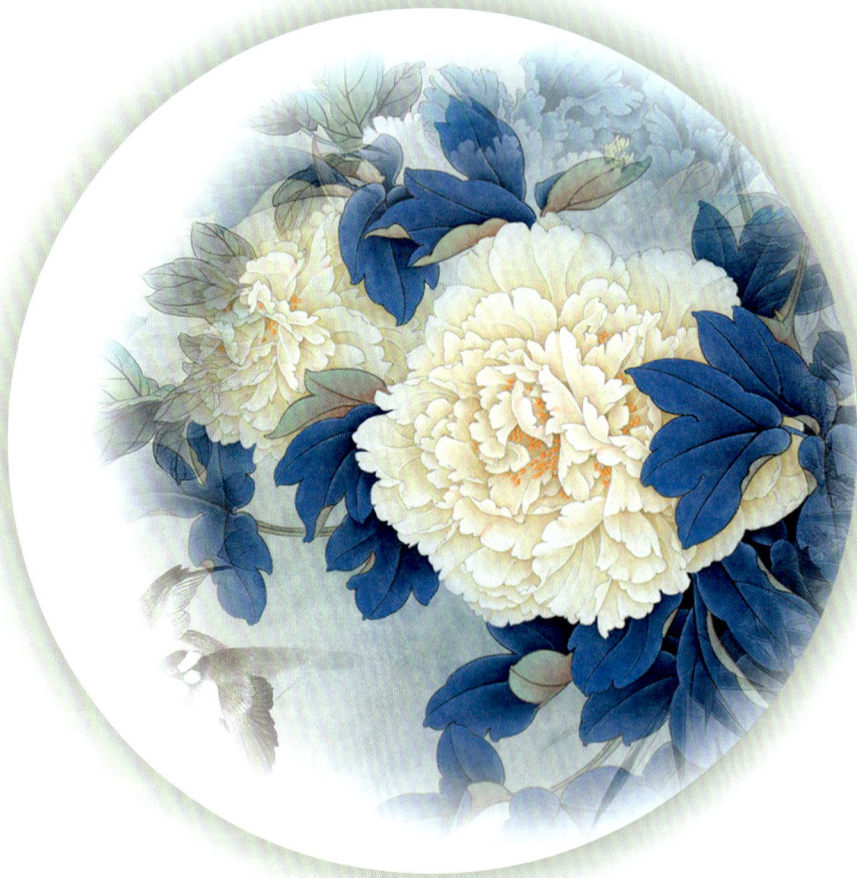

我看人的思维至少有三种，一种是大家都熟悉的抽象思维（逻辑思维），还有一种是形象思维或者叫直感思维。第三种是突发性的灵感思维（顿悟思维）。

——钱学森

没有大胆的猜想，就做不出伟大的发现。

——牛顿

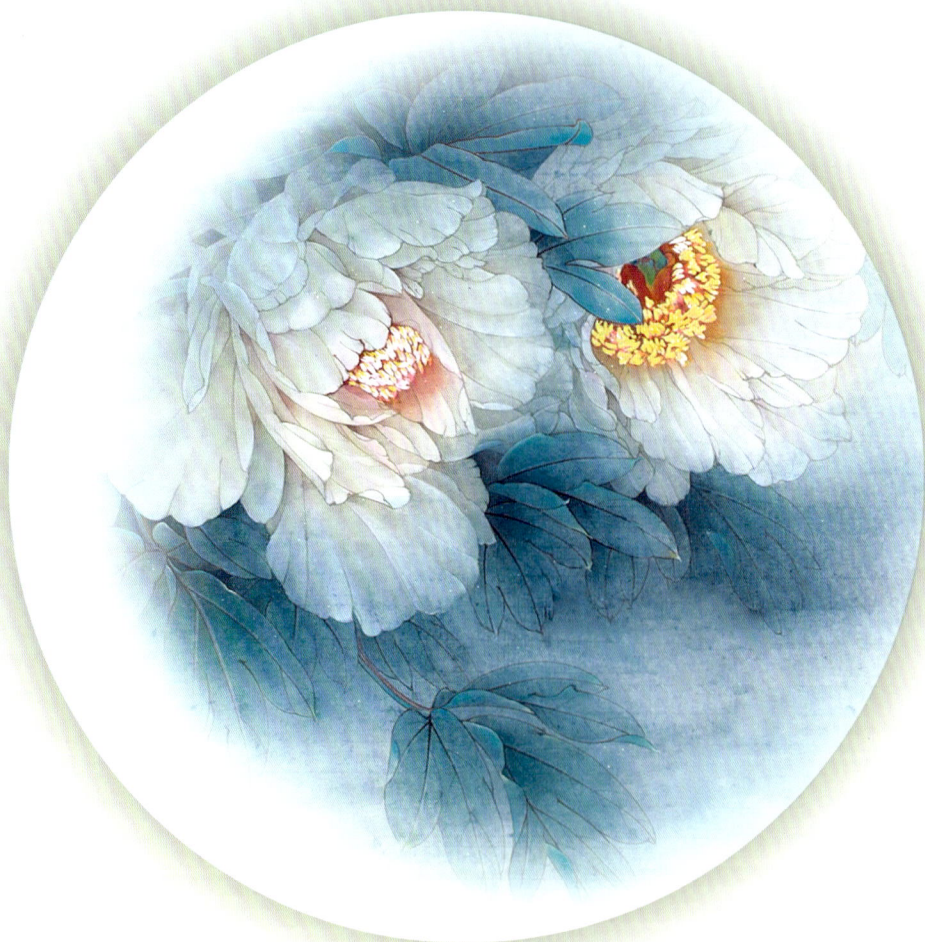

内容提要

　　本书是医用形态学新学科组织动力学系列出版物
的第八卷。书正文前有"图说组织动力学"的点评与序
及引言，引言说明其思想来源和实践来源、理念与方法、
框架与范畴、规划与憧憬。全书共分两章：第一章肾组织动力
学，分别描述大白鼠、猴和人肾细胞系，肾细胞演化来源，肾小
体结构动力学。第二章排尿管道组织动力学，简要描述输尿管和
膀胱的外源组织动力学系统。本书正文主要由390幅显微实拍彩图
及其注释组成，是著者多年科学研究成果，书中资料翔实、观点
独到、结论新奇，极具创新性和挑战性。本书可供医学院校教
师、本科生与研究生，泌尿系统临床学家，组织工程研究
人员及系统科学工作者阅读和参考。

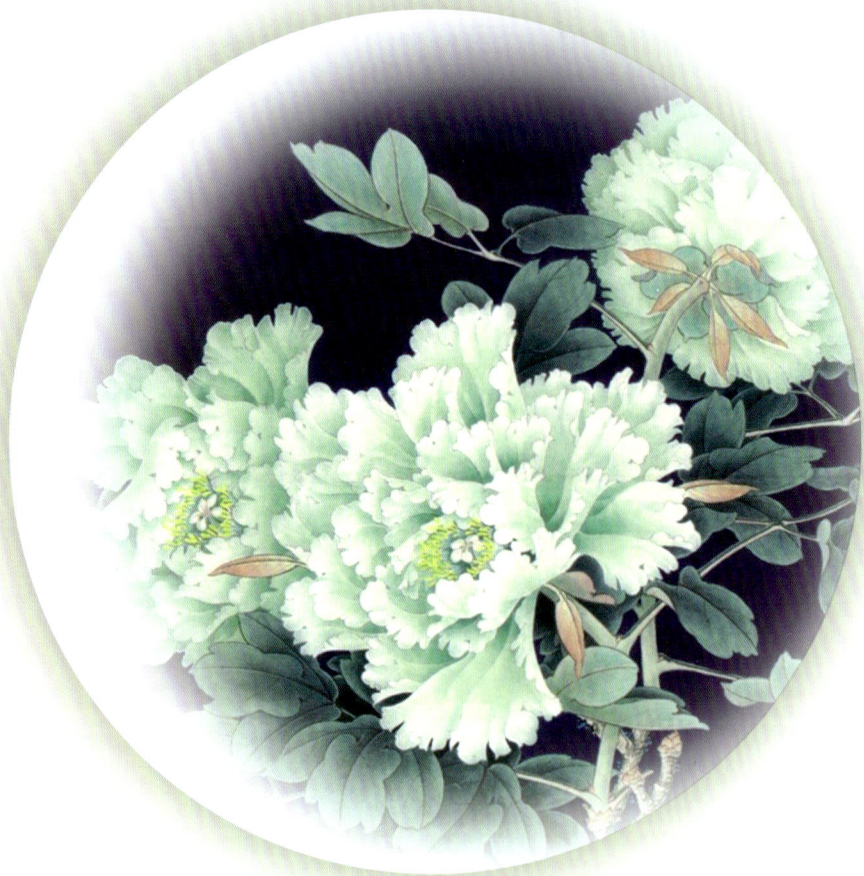

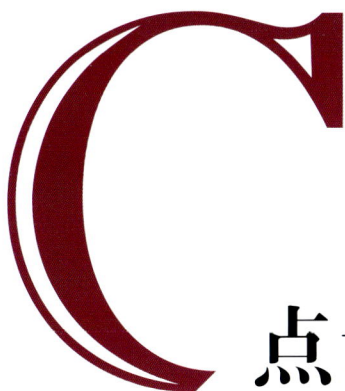

点评与序

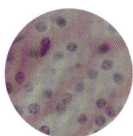

组织学是研究机体微细结构与其相关功能及它们如何组成器官的学科。细胞是组成组织的主要成分，各种组织的构建和功能特点主要表现在它们的组成细胞上，因此，以细胞为研究对象的细胞学也是组织学的重要组成部分。鉴于组织和细胞是构成机体最基本的要素，组织学在医学与生命科学中具有较为重要的地位，组织学的教学与不断深入地研究的重要性也就不言而喻了。

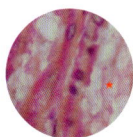

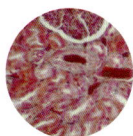

迄今，组织学的研究方法大致分为两类：一类是活细胞和活组织的观察与实验，另一类是经固定后对组织结构的观察与分析。随着显微镜与显微镜新技术的不断改进、生物制片和染料化学的迅速发展，尤其是免疫细胞技术的建立，组织学曾经历过辉煌时期，但正如作者史学义教授所忧虑的那样，半个多世纪以来，组织学似乎被人们所漠视，其原因可能与组织学多以静止的观点观察机体的结构有关，与此同时，分子生物学、免疫学与细胞生物学的迅速发展，使得人们更多地将注意力放在当代新兴学科上。事实可能是这样的，当我还是个医学生的时候，组织学的教学手段基本上是在显微镜下观察组织切片，然后用红蓝铅笔依样画葫芦地画下来，硬记下组织的基本组成及特点。诚然，观察与绘图是必须的，但另一方面无形中在学生的脑海里形成了一个"孤立的"和"纵向的"不完全的组织学理念。

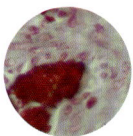

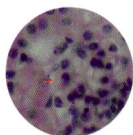

基于数十年的组织学专业教学与科研工作，本书作者史学义教授顿觉组织学不应只是"存在的科学"，而应是"演化的科学"；不应只以"静止的观点观察事物"，而应用"动态的观点观察事物"，于是查阅了大量的文献，历经数十载，不但观察了原河南医科大学近百年的全部库存组织学标本，而且还通过购置、交换从国内不少兄弟单位获得颇多的组织学切片，此外，还专门制作了适于组织动力学研究的标本。面对如此庞大工程，需要阅读上万张浩瀚的显微镜切片，作者闻鸡而起，忘寝废餐，奋勉劳作，终于经十余年努力完成该"图说组织动力学"鸿篇巨制。该套书共有10卷，资料翔实，观点独到，结论新奇，颇具独创性与挑战性，是一套更深层次研究组织动力学的全新力作，或许也称得上是一套组织动力学的宝典。纵观全套书，它在学术、研究思维及编写几个方面有如下主要特点。

（一）以动态的观点来观察与研究组织的结构与功能

　　作者以敏锐的洞察力，于看起来静止的细胞或组织中窥察到它们的动态过程。作者生动地描述，他在一张小白鼠肝细胞系的标本中惊讶地发现"一群细胞像鱼儿逐食一样趋向缺口处"，"原来这些细胞都是'活'的"。其实，笔者也有类似的经验，譬如在观察细胞凋亡（apoptosis）现象时，虽然只是切片标本，但即使在同一个标本中，往往也可以发现有的细胞皱缩，有的染色质凝聚与边集，有的起泡，有的产生凋亡小体等镜像。只要你将它们串联起来，便是活生生的细胞凋亡动态过程了。让读者能理解静态的组织学可反映出动态改变应是我们从事组织学教学与研究者的职责，更是意图力推动态组织学者的任务。

（二）强调组织与细胞的异质性

正如作者所一直强调的，"世界上没有完全相同的两片树叶"，无论是细胞系（cell line）或是组织（tissues），我们的观察与认识不能囿于"典型"表型，而应考虑到它们的异质性（heterogeneity），如此，我们便可发现构成组织的是一个"细胞社会"，它们不只会群聚，更是丰富多彩，充满着个性，并且相互有着关联。不但异常组织如此，即使正常组织也绝不是"千细胞一面"，呈均匀状态的，这在骨髓中是人们一直予以肯定的，属于递次相似法则。在如今炙热的干细胞研究中，人们也发现不少组织中存在有干细胞（stem cell）、祖细胞（progenitor cell）及各级前体细胞（precursor cell）直至成熟细胞（mature cell）等不同分化程度，以及形态特征各异的细胞群体。此外，即使在正常组织中也观察到"温和的"，不至于成为恶性的突变细胞。因此，作者强调从事组织学与细胞学研究不可将这种异质性遗忘于脑后。笔者十分赞同作者的观点。

（三）力挺直接分裂的作用与地位

细胞的增殖靠细胞分裂来完成。迄今，绝大多数学者认为有丝分裂（mitosis）是高等真核细胞增殖的主要方式，而无丝分裂（amitosis）则称为直接分裂（direct division），多见于低等生物，但也不排除高等生物在创伤、衰老与癌变细胞中也存在无丝分裂。此外，在某些正常组织中，如上皮组织、肌肉组织、疏松结缔组织及肝中也偶尔观察到无丝分裂。

但是本套书作者在大量切片观察的基础上认为人和高等动物的细胞增殖以直接分裂为主，而且认定早期、中期和晚期分裂方式和效率是明显不同的，早期的直接分裂由一个细胞分裂成众多子代细胞，中期直接分裂由一个母细胞分裂产生数个子细胞，晚期直接分裂通常由一个母细胞产生两个子细胞并且多为隔膜型与横缢型的直接分裂。史学义教授观察入微，证据凿凿，其观点显然是对传统观点与学说的挑战，至少对当前广为传播而名过其实的有丝分裂在细胞分裂研究领域中的独占地位提出强力质疑。本着学术争鸣的原则，或许会有不同看法，笔者认为需要有更多的观察。

（四）独创的编写形式

最后，本套书在编写上也别具一格，既不同于常见的教科书，以文字描述为主，配以插图；也不同于纯粹的图谱，图为主角辅以文字说明。另外，似乎与图文并重的，如*Junqueira's Basic Histology*也不完全一致。本套书以图为主，以一组图说明一段情节，相关的情节组合在一起构成一个演化过程。这种写法不仅形象，易于理解，更可反映出组织发生的动力学改变过程。这一写作技巧或许对于强调事物是动态的、发展的都有借鉴意义。

然而，诚如作者所说，"建立组织动力学这一新学科是一项宏大的工程，是需要千百万人的积极参与才能完成的艰巨任务"。本系列"图说组织动力学"只是一个抛砖引玉的试金之作，今后或许要从下述几个方面努力，以期更确证、更完整。

（1）用当代分子细胞生物学技术与方法阐明组织动力学的改变，尤其要证实干细胞在组织形成、衍生、衰老与萎缩中所扮演的角色。

（2）用经典的连续切片观察细胞的直接分裂过程和组织的动态变迁。

（3）用最新的生命科学技术与方法，如显微技术、纳米技术、3D打印技术，追踪、重塑组织结构。

（4）用更多种属、不同年龄阶段的组织标本观察组织动力学的改变，因为按一般规律不同种属、不同组织、不同年龄段的动力学改变是不会一致的。

总之，组织动力学是一个新概念，生命科学中诸多问题，需要医学形态学、系统生物学、细胞生物学、生理学及相关临床科学的广大科学工作者、教师与学生的共同参与。让我们大家一起努力，将组织动力学这门新学科做得更加完美。

最后，我谨代表本书编委会向国家出版基金管理委员会、郑州大学出版社表示感谢。为了我国学术繁荣、科学发展，他们向出版如此专业著作的作者伸出援手，由此我看到了我国科技赶超世界先进水平的希望。

章静波

2014年9月于北京

C 引言

一、困惑与思考

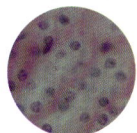

在医学院里初次接触到组织学，探究人体细胞世界的奥秘，令我向往与兴奋。及至从事组织学专业教学与科研工作，迄今已历数十载，由于组织学教学刻板，而科研又远离专业，使我对组织学的兴趣日渐淡薄。这可能与踏入专业之门时，正值组织学不景气有关。当时不少人认为组织学的盛采期已过，加之分子生物学的迅猛发展，不少颇有造诣的组织学家都无奈地感叹：人们连细胞中的分子都搞清楚了，组织学还有什么可研究的，组织学早该取消了！情况虽然并不至如此，但当时并延续至今的组织学在整个科学界的生存状态，确实值得组织学工作者深刻反思：组织学究竟是怎么了？

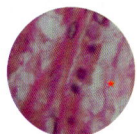

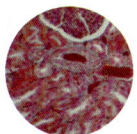

组织学面临困境的原因，首先是传统组织学的观念已经落后于时代的发展。新世纪首先迎来的是人类思维方式的革命。这种思维方式的转变，主要表现在从对事物的孤立纵向研究转向对事物的横向相互联系的研究，这样导致科学整体从机械论科学体系转向有机论科学体系，从用静止的观点观察事物转变为用动态的观点观察事物，使整个科学从"存在的科学"转向"演化的科学"。传统的组织学（histology），即显微解剖学（microscopic anatomy），是研究人体构造材料的科学，是对机

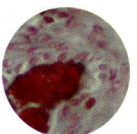

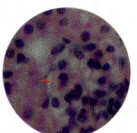

1

体各种构造材料的不同质地和各种纹理的描述性科学，其主要研究内容是识别不同器官的结构、组织和细胞，而这些结构、组织和细胞，似乎是与生俱来、终生不变的。传统组织学孤立、静止的逻辑框架，明显有悖于相互联系和动态演变的现代科学理念。不同种类的细胞像林奈时代的"物种"一样，是先验的和不可理解的。这就导致组织学教学与科学研究相脱离，知识更新率低，新观念难以渗入、扩展。尽管血细胞演化和骨组织更新研究已较深入，但那只是作为特例被接纳，并不能对整个人体组织静态框架产生多大冲击。组织学教育似乎只是旧有知识的传承，而对学习者也毫无创造空间可言。国家级的组织学专业研究项目很少，组织学专业文献锐减。这些学科衰落的征象确实令人担忧。

其次，组织学与胚胎学脱节。胚胎学研究内容由受精卵分裂开始，通过细胞的无性增殖、分化、聚集、迁移，从而完成器官乃至整个机体的构建，胚胎学发展呈现一片生机勃勃的景象。而一到组织学，其中的细胞、组织、结构突然一片沉寂，犹如一潭死水。20世纪中叶，许多世界著名研究机构都参与了心肌细胞何时停止分裂的研究，并涌现大量科研文献。研究结果有出生前20天、出生后7天、出生后3个月，争论多年。这足见"胚成论"对传统组织学影响之深。其实，心肌细胞何曾停止过分裂呢！研究成体的组织学与研究机体发育的胚胎学应该分开来看，细胞在组织学和胚胎学中的命运与行为犹如在两个完全不同的世界。

再次，组织学不能及时吸纳和整合细胞生物学研究的新成果。细胞生物学是组织学的基础，有意或无意长期拒绝细胞生物学来源的新知识，也使组织学不合理的静态结构框架日益僵化守旧，成为超稳定的知识结构。细胞分裂是细胞学的基本问题，也是组织学的基本问题。直接分裂在细胞生物学尚有简单论述，在组织学却被完全删除。近年，干细胞研究迅猛发展，干细胞巢的概念已逐步落实到成体组织结构中，但很难进入组织学教材。这与传统组织学静态观念的顽固抵抗有关，其中最大的障碍就是无视细胞直接分裂的广泛存在。

最后，组织学明显脱离临床实践。医学实践是医学生物学发展最强大的推动力。近年，受社会需求的拉动，各临床专业的基础研究迅猛发展。但许多临床上已通晓的基本知识、基本概念在组织学中还被列为禁区、被归为谬误。器官移植已在临床上广泛应用，组织学却不能为移植器官的长期存活提供任何理论支持，而仍固守移植器官细胞长寿之说。这样，组织学不能从临床实践寻找新的研究课题，使之愈发显得概念陈旧、内容干瘪，对临床实践很难起到指导、启迪作用。

二、顿悟与发掘

我重新燃起对组织学的兴趣缘于偶然。一次非常规操作显微镜，在油镜下观察封固标本，所用标本是PC12细胞（成年大白鼠肾上腺髓质嗜铬细胞瘤细胞系）的盖玻片培养物（经吉姆萨染色的封存片）。当我小心翼翼地调好焦距时，我被视野中的景象惊呆了！只见眼前的细胞色彩绚丽、千姿百态。令我惊异的是，本属同一细胞系的同质性细胞竟是千细胞千面、各不相同。这使我想到，要认识PC12细胞，除了认识其遗传决定的共同特征外，这些形态差异并非毫无意义、可以完全忽略的。究竟哪一个细胞才是真正典型的PC12细胞呢？

以往观察组织标本多用低倍或高倍物镜。受传统组织学追求简单化思路的引导，通常是在高倍镜下尽力寻找符合书本描述的典型细胞。由于认为同种细胞表型都是相同的，粗略的观察总是有意、无意地忽略细胞间的差异。而这次非常规观察，彻底改变了我数十年来形成的对细胞的刻板印象，使我顿悟到构成组织的细胞原来并不一样。正如世界上没有完全相同的两片树叶一样，机体也绝没有完全相同的两个细胞，因为每个细胞都是特定时空的唯一存在物。由此，我突破了对组织中细胞的质点思维樊篱，直面细胞个体，发现细胞的个体差异是随机性的，服从统计规律。随级差逐渐缩小，便有了"演化"的概念。进而发现组织并不是形状与颜色都相同的所谓典型细胞的集合体，而是充满个性、丰富多彩、相互有演化关联的细胞社会。当我观察盖玻片培养的BRL细胞（小白鼠肝细胞系）时，凑巧培养盖玻片一边有个小缺口，一群细胞像鱼儿逐食一样趋向缺口处。这给我带来了第二重震撼，使我突然领悟，原来这些细胞都是"活"的。以前，尽管理论上知道细胞是生命的基本单位，但长期以来我们看到的都是死细胞，是经过人工固定染色的细胞尸体，从来没去想过细胞在干什么。这种景象，不禁使我想到上古时陷入沼泽里的猛犸象。趋向缺口的细胞不正像被发现的猛犸象一样，都是其生前状态瞬时的摄影定格吗？正是这些细胞运动过程中细胞形态变化的瞬时定格图像组合，提示了这些细胞的运动方向与目的。细胞内部决定性和内外随机性共同影响着细胞的生、老、病、死过程。这是细胞"活"的内在本质。进而，我还有了第三重感悟，原来很不起眼的普通组织标本，竟是如此值得珍爱。这不仅在于小小的标本体现着千千万万细胞生命对科学殿堂的祭献，而且，似乎突然发现常规组织标本竟含有如此无限丰富的细胞信息。这说明，酸碱染料复合染色，如最普通的苏木素–伊红染色，能较全面而深刻地反映细胞生命过程的本质特征。对于细胞群体研究来说，任何高新技术，包括特定物质分子的测定及其更高分辨率观察结果分析，都离不开对研究对象具体细胞学的分析。高新技术只能在准确的细胞学分析基础上进行补缺、增强、校正，进一步明确化、精细化。之后，我在万用显微镜的油镜下重新观察教学用的全部组织学切片，更增强了上述获得的新观念。继而，又找出原河南医科大学近百年的全部库存组织学标本，甚至包括不适合教学的废弃标本，另外，还通过购买、交换从国内外不少兄弟单位获得很多组织切片。除此之外，我们也专门制作更适于组织动力学研究的标本。一般仍多采用常规酸碱染料复合染色。为提高发现不同器官、结构、组织和细胞之间的过渡类型的概率，专门制作的组织动力学切片的主要特点有：①尽量大；②尽量包括器官的被膜、门、蒂、茎及器官连接部；③最好是整个器官或大组织块的连续切片；④尽量多种属、多年龄段和多部位取材；⑤同一器官要有纵、横、矢三个方位切片。如此获得大量资料后，我夜以继日、废寝忘食地观察不同种属、不同年龄、不同方位的组织标本。这样的观察，从追求典型细胞与细胞同一性，到注重过渡性细胞和细胞的个性。通过观察发现，镜下视野里到处都是细胞的变化和运动。我如饥似渴地追寻感兴趣、有意义的观察对象，并做显微摄影。如此反复地观察数万张组织切片，大海捞针似的筛查有价值的观察目标，像追寻始祖鸟一样，寻觅存在率只有千万分之一的过渡性细胞。当最终找到预期的过渡性细胞时，我兴奋不已，彻夜难眠。如此数十年间，获得上万张有价值的显微照片。

三、理念与方法

从普通组织切片的僵死细胞中，怎么可能看出细胞的变化过程呢？为什么人们通常看不到这些变化？怎样才能观察到这些变化过程呢？其实，这在传统组织学中早有先例，人们从骨髓涂片的杂乱细胞群中就观察到红细胞系、粒单细胞系、淋巴细胞系及其变化规律。那么，肝细胞、心肌细胞、肾细胞、肺细胞、神经细胞乃至人体所有细胞，是否也都有相应的细胞系和类似的变化规律呢？

　　一个范式的观察者，不是那种只能看普通观察者之所看，只能报告普通观察者之所报告的人，二是那种能在熟悉的对象中看见别人前所未见的东西的人。这是因为任何观察都渗透着理论。观察者的观察活动必然植根于特定的认识背景之中，先前对观察对象的认识影响着观察过程。从骨髓涂片中之所以能看出各种血细胞系是因为在观察之前，我们就对血细胞有如下设定：①血细胞是有生有灭的；②骨髓涂片里存在这种生灭过程；③这种过程是可以被观察到的。这些预先设定，分别涉及动态观念、随机性和时空转换三个方面的问题。此外，从骨髓涂片中看出各种血细胞系，还有一个重要的经验性法则，即递次相似法则。递次相似法则又可用更精细化的模糊聚类方法来代替，以用作对观察结果更精确的分析。

（一）动态观念

　　"万物皆动"是既古老又现代的科学格言。"存在也是过程"的动态观念是新世纪思维革命的重要方面。胚胎学较好地体现了动态变化的观念，特别是早期胚胎发育中胚胎细胞不断演化，胚胎结构不断形成又消失；而到了组织学，似乎在胚胎发育某一时刻形成的细胞、组织、结构就不再变化（胚成论）。实则不然，出生后人体对胚体中进行的细胞、结构演化变动模式既有继承，也有抛弃。从骨髓涂片研究血细胞发生的前提是认知血细胞有生成、死亡的过程。那么，肝细胞和肝小叶、肺泡上皮细胞和肺泡、外分泌腺上皮细胞和腺泡、心肌细胞和心肌束、肾细胞和泌尿小管、神经细胞和脑皮质等，也会有类似演化与更新过程。承认这些过程存在可能性的动态观念，是研究组织动力学必须具有的基本观念。

（二）随机性

随机性是客观世界固有的基本属性。在小的时空尺度内，随机性影响具有决定性意义。主要作为复杂环境中介观存在的生命系统，有很强的外随机性，因为生命系统元素数量巨大，又有很多来自系统内部自身确定性的内随机性。希波克拉底（Hippocrates）做了人类最早的胚胎学实验。他将20个鸡蛋用5只母鸡同时开始孵化，而后每天打破一个鸡蛋，观察鸡胚发育情况。直至20天后，最后一个鸡蛋孵出小鸡。他按时间顺序整理每天的观察结果，总结出鸡胚发育过程与规律。然而，生命具有不可逆性和不可入性，如此毁灭性的实验方法所得结果并不能让人完全信服。因为，这样所观察到的第2天鸡胚的发育状态，并不是第1天观察到的那个鸡胚的第2天状态，而是另一个鸡胚的第2天的发育状态。后经无数人重复观察，不断对观察结果进行修正，才得到大家认可的关于鸡胚发育过程的近似描述。这是因为，重复试验无形中满足了大数法则，接近概率统计的确定性。用作组织学研究的组织切片就很像众多不同步发育的鸡胚发育实验。而在切片制作中，每个细胞、结构都在固定时同时死亡，所看到的组织切片中的每个细胞，都在其死亡时被"瞬间定格"。这些"瞬间定格"分别代表处于演化过程不同阶段细胞的瞬时存在状态。将这些众多不同状态，按时间顺序整理、归类、排序，就可得出细胞演化的整个动力学过程。组织动力学家与传统组织学家不同。传统组织学家偏好"求同"，极力从现存的类同个体中找出合乎要求的典型，并为此而满足；组织动力学家则偏重"求异"，其主要工作是寻觅可能存在于某组织标本中的过渡态，故永远感到不满足。因此，组织动力学家总是在近乎贪婪地搜集、观察组织标本，以寻求更多、更好的过渡态。

（三）时空转换

生命是其内在程序的时空展开过程。这里的时间与空间是指生物体的内部时间和内部空间。内部时间即生物体内部生命程序展开事件的先后次序。而生命的不可逆性和不可入性，使内部过程的时间顺序很难用外部时间标定。这就需要换用生命事件的可察迹象来排列事件的先后次序。这实际上就是简单的函数置换。若已知变化状态 S 是自变量时间 t 的函数，其他变量，如空间变量 l，也是时间 t 的函数，则可以l置换t作为状态s的自变量。

这一函数置换，实现了生物形态学领域习惯称谓的时空转换。这在胚胎学中经常用到，如在胚胎发育较早期，常以体长代替孕月数，表示胚胎发育状态。在组织学中，有了"时空转换"，许多空间量纲测度，如细胞及细胞核的形状、大小、长短、距离等差别都有了时间意义，都可以用来表征细胞演化进程。其他测度，如细胞特有成分的多少、细胞质与细胞核的嗜碱性/嗜酸性强度、细胞衰老指标等，也都可以代替时间作为判定细胞长幼序的依据。如此一来，所观察的标本中满目尽见移行变化，到处是过程的片段。骨髓涂片中，血细胞演化系主要就是依据细胞形状、细胞核质比、细胞质与细胞核的嗜碱性/嗜酸性强度及细胞质内特殊颗粒多少等参量来判定的。同理，也可以此来观测、判定心肌细胞系和肝细胞系等。

（四）模糊聚类分析

从骨髓切片或涂片中，运用判定红细胞系和白细胞系演化进程所遵循的递次相似法则时，如果评判指标较少，单凭经验就可以完成。但当所依据的评判指标众多时，特别是各指标又缺乏均衡性，单凭经验就显得困难。模糊聚类分析，可使递次相似法则更精细、更规范，细胞精确和模糊的特征参量，通过数据标准化，标定相似系数，建立模糊相似矩阵。在此基础上，根据一定的隶属度来确定其隶属关系。聚类分析的基本思想，就是用相似性尺度来衡量事物之间的亲疏程度，并以此来实现分类。模糊聚类分析方法，为组织动力学判定细胞系提供了有效的数学工具。

著者在观察中对研究对象认知的顿悟，正是在动态观念、随机性和时空转换预先的理性背景下发生的。三者也是整理观察结果的指导思想，可看作组织动力学的三个基本理念。

四、框架与范畴

对于归纳性科学的研究方法，卡尔·皮尔逊总结为：①仔细而精确地分类事实，观察它们的相关和顺序；②借助创造性想象发现科学定律；③自我批判和对所有正常构造的心智来说是同等有效的最后检验。有人更简单归结为搜集事实和排列次序两件事。据此，著者对已获得的大量图片资料，依据上述理念与方法归纳整理，得到人体结构的动态框架。

组织动力学（histokinetics），按字面意思理解是研究机体组织发生、发展、消亡、相互转化的科学，但更准确的理解应该是organization dynamics，是研究正常机体自组织过程及其规律的科学，包括细胞动力学和各器官系统组织动力学，后者涵盖各种器官、结构、组织的形成、维持、转化与衰亡等演化规律。组织动力学的逻辑框架主要由细胞、细胞系、结构、器官和机体5个基本范畴构建而成。

（一）细胞

细胞是组成人体系统的基本元素，是机体生命的基本单位，也是组织动力学研究的基本对象。组织动力学认为，细胞是有生命的活体，其生命特征包括繁殖、新陈代谢、运动和死亡。

1．**细胞繁殖**　细胞繁殖是细胞生命的本质属性，是细胞群体生存的根本性条件。细胞分裂繁殖取决于细胞核。细胞分裂能力取决于超循环生命分子复合体自复制、自组织能力。人和高等动物的细胞分裂是直接分裂，早期、中期和晚期直接分裂的方式和效率明显不同。早期直接分裂，由一个细胞分裂形成众多子代细胞；中期直接分裂，由一个母细胞分裂产生数个子细胞；晚期直接分裂，是一个母细胞一般产生两个子细胞，多为隔膜型与横缢型直接分裂。

2．**细胞新陈代谢**　新陈代谢是细胞的又一本质属性。新陈代谢是细胞个体生存的根本性条件，是生命分子复合体超循环系统运转时需要物质、能量、信息交换的必然。为获得生存条件，细胞具有侵略性，可侵蚀或侵吞别的细胞或细胞残片，通常是低分化细胞侵蚀或侵吞高分化细胞。细胞又有感应性，细胞要获得营养物质、避开有害物质，必须感应这些物质的存在，还必须不断与外界进行信息交流。细胞还具有适应性，需要与环境进行稳定有序交换、互应、互动，包括细胞组分之间彼此合作与竞争、互应与互动。

3．**细胞运动**　运动也是动物细胞的本质特征。运动是与细胞繁殖和维持新陈代谢密切相关的细胞功能。细胞运动包括细胞生长性位移、被动运动和主动运动，伴随细胞分裂增殖，细胞位置发生改变，可谓细胞的生长性位移，是最普遍的细胞运动。血细胞随血流移动属被动运动，细胞趋化移动则为主动运动。细胞主动运动的主导者是细胞核，神经细胞运动更是如此。

4．细胞死亡 细胞死亡的一般定义是细胞解体，细胞生命停止。细胞死亡也是细胞的本质属性。细胞的自然死亡是超循环分子生命复合体生命原动力衰竭的结果。一般细胞死亡可分细胞衰亡和细胞夭亡两大类。细胞衰亡是演化成熟细胞自然衰老死亡；细胞夭亡是细胞接受机体内部死亡信息，未及演化成熟而早亡，或是在物理、化学及生物危害因子作用下导致的细胞早亡。

（二）细胞系

细胞系（cell line）是借用细胞培养中的一个术语，原指一类在体外培养中可以较长时间分裂传代的细胞。组织动力学中，细胞系是指特定干细胞及其无性繁殖所产生的后代细胞的总体。传统组织学也偶用此术语，如红细胞系、粒细胞系、淋巴细胞系等，但对组成大多数器官结构的细胞群体多用组织来描述。组织（tissue）原意为织物，意指构成机体的材料。习惯将组织定义为"细胞和细胞间质组成"，这一定义模糊了细胞的主体性。另有将组织定义为"一种或几种细胞集合体"，这又忽略了细胞群内细胞的时空次序，这样的组织实际缺乏组织性。传统组织概念传达的信息量很小，其概念效能随着机体结构的微观研究日益深入而逐渐降低。组织并非一个很完善的专业概念，首先，其没有明确的时空界定；其次，其内涵与外延都不严整；再者，其解理能力较弱。在细胞与器官两个实体结构系统层次之间，夹之以不具体的、系统性极弱的结构层次，显得明显不对称。僵化、静态的组织概念严重阻碍显微形态学研究的深入开展。而细胞系，是一个内涵较丰富、有较明确的时空四维界定的概念，所指的是有一定亲缘关系的细胞社会群体。一个细胞系就是一个细胞家族，是细胞社会的最基本组织形式。同一细胞系里的细胞，相互之间都有不同的时空及世代亲缘关系。

（三）结构

这里专指亚器官结构。结构是细胞系的存在形式与形成物，大致可分6类。

1. **细胞团和细胞索** 细胞系无性增殖产生的后代细胞群称为细胞克隆。细胞团和细胞索是细胞克隆的初级形成物。细胞团是细胞克隆在较自由空间的最基本存在形式，细胞索则是细胞克隆在横向空间受限时的存在形式。

2. **囊和管** 是细胞克隆的次级形成物。囊是细胞团中心细胞死亡的结果，管则是细胞索中心细胞死亡而形成的。中心细胞死亡是由机体发育程序决定的，而且是通过细胞自组织法则调控的结果，而且生存条件被剥夺也起重要作用。

3．板和网 是细胞团、细胞索形成的囊和管因其他细胞参与致细胞群体形态显著改变而成。细胞板相互连接成网，如肝板和犬肾上腺髓质。

4．细胞束 受牵拉应力作用，细胞呈长柱状、长梭形，细胞群形成梭形束状结构，如心肌束、骨骼肌束、平滑肌束等。

5．腱、软骨和骨 这些结构的细胞之间有大量间质成分。骨则是由骨细胞与固体间质构成的骨单位这种特殊结构组成的。

6．脑和神经 脑内神经细胞以其特有的突触连接方式及细胞间桥共同组成神经网，神经是神经细胞从中枢神经系统向靶器官迁移的通道。

（四）器官

器官是机体的一级组件，具有特定的形态、结构和功能。器官的大小、位置和结构模式由遗传决定，成体的器官组织场胚胎期已形成器官雏形。成体的器官也有组织场（organizing field）。成体器官组织场是居住细胞与微环境相互作用的结果，由物理因素、化学因素和生物因素组成。成体器官组织场承袭其各自的胚胎场而来。场效应主要表现为诱导干细胞演化形成特定细胞。成体的器官组织场，除保留雏形器官原有干细胞来源途径，还常增加另外的多种干细胞来源途径。在各种生理与病理条件下，机体能更经济地调动适宜的干细胞资源，以保证这些结构的完整性和正常功能。

（五）机体

机体是由不同器官组成的整体。其整体性不只在于中枢神经系统与内分泌系统指挥和调控下的功能统一性，还在于由干细胞的流通与配送实现的全身结构统一性。血源性干细胞借血流这种公交性渠道到达各器官，经双向选择成为该器官的干细胞；中枢神经系统通过外周神经这种专线运送干细胞直达各器官，为其提供大量干细胞；淋巴系统是干细胞回流的管道系统，逃逸、萃聚或出胞的裸核循淋巴管，经淋巴结逐级组织相容性检查并扩增后补充机体干细胞总库，或就近迁移并补充局部干细胞群。如此，机体才成为真正意义上的结构和功能统一的整体。

五、规划与憧憬

是否将所积累的资料与思考公开发表，我犹豫再三。每想到用如此普通、如此简单的研究方法要解决那么多具有挑战性的问题，得出如此众多颠覆性的结论，提出如此多的新概念与新观点，内心总觉唐突。几经踌躇，终在我父亲一生务实、创新精神的激励下，决心以"图说组织动力学"为丛书名陆续出版。这是因为我相信"事实是科学家的空气"这句箴言。我所提供的全部是亲自观察拍摄的真实图像，都是第一手的原始照片。对于不愿接受组织动力学理念的显微形态学研究者，一些资料可填补传统组织学中某些空缺的细节描述。要知道，其中一些图像被发现的概率极小，它们是通过大海捞针式的工作才被捕获到的！对于愿意探索组织动力学的读者，若能起到抛砖引玉的作用，引起更多学者注意和讨论，也算是我对从事过的专业所能尽的一点心意。

本书以模型动物组织动力学为参照，汇集人和多种哺乳动物的组织动力学资料，内容包括多种动物细胞动力学和各种器官、结构、组织的形成、维持、转化与衰亡等演化规律，但尽量以正常成人细胞、结构、器官层次的自组织过程为主，以医学应用为归宿。

图说是一种新文体，意思是以图说话。但本书不是普通的组织图谱，而是用一组图说明一段情节，相关情节组合在一起构成一个演化过程。图片所含信息量大，再辅以图片注解，形象易懂。图像显示结构层次多、形态复杂。为便于理解，本书采用多种符号标示观察目标：★表示结构；※表示细胞群或多核细胞等；不同方向的实箭头指示细胞、细胞器、层状或条索状结构及小腔隙等；虚箭头表示细胞迁移方向或细胞流方向；不同序号①、②、③……表示相关联的结构、细胞或结构层次等。

现有资料涉及全身各主要器官系统，但不是全部。血液和骨骼在组织学中已有初步的动力学研究，故暂不列入。因组织标本来源繁杂，染色质量不一，致使图像质量也良莠不齐。现择其图像较清晰，说明问题较系统、较充分的部分收编成册，首批包括《图说心脏组织动力学》《图说血管组织动力学》《图说内分泌系统组织动力学》《图说神经系统组织动力学》《图说耳和眼组织动力学》《图说消化系统组织动力学》《图说呼吸系统组织动力学》《图说泌尿系统组织动力学》《图说生殖系统组织动力学》《图说细胞动力学》，共计10卷。

组织动力学是一门新的学科，主要研究机体内细胞、组织之间的演化动力学过程。组织动力学沿用了不少传统组织学的概念、名词，但将组织动力学内容完全纳入从宏观到微观的还原分析路线而来的传统组织学的静态结构框架实为不妥，会造成内部逻辑混乱而不能自洽。因为传统组织学崇尚的是概念明晰（其实很难做到），而组织动力学要处理的多为模糊对象。从逻辑上讲，组织动力学与从微观到宏观的人体发生学关系密切，组织动力学可以看作胚胎学各论的延伸。这种思想在我们编著的《人体组织学》（2002年郑州大学出版社出版）中已有提及。该书中增加了不少研究组织动力学的内容，但仍被误当作描述人体构造材料学的普通组织学。因此，将研究人体结构系统维生期的组织动力学过程的学科独立出来是顺理成章的。这也为容纳更多对人体结构的系统学研究内容留有更大空间，为人体结构数字化开辟道路。从这个意义上讲，人体组织学刚从潜科学转为显科学，是一个襁褓中的婴儿，又如一个蕴藏丰富的矿藏尚待开发。可见，认为组织学已经衰退、已无可作为的悲观看法，若是针对传统组织学而言是可以理解的，而对于组织动力学来说则是杞人忧天。组织动力学研究，不但有利于科学人体观的建立，而且必将对原有临床病理和治疗理论基础带来巨大冲击，并迎来临床基础研究的新高潮。传统组织学曾经在探究人体结构奥秘的过程中取得辉煌成就，许多成果已载入生物医学发展史册，至今仍普惠于人类。目前，在学习人体结构的初级阶段，传统组织学仍有一定的认识功能。但传统组织学名实不符，宜正名为显微解剖学，将其纳入人体解剖学更为合理。

建立组织动力学这一新的学科是一项宏大的工程，是需要千百万人的积极参与才能完成的艰巨任务，困难是不言而喻的。首先，图到用时方恨少，一动手编写，才发现现有资料并不十分完备。若全部按组织动力学要求重新制作并观察不同种属、不同品系、不同个体所有器官有代表性部位的连续切片，其工作量十分浩大，绝非少数人之力所能完成。现有组织学标本重复性较高，要寻找所预期的有价值的观察目标十分困难。而且所求索图像的意义越大，遇到的概率越小。这种资料搜集是一种永无止境的工作。其次，缺少讨论群体，有价值的学术思想往往是在激烈争论中产生并成熟的。组织动力学涉及医学生物学许多重大问题，又有许多新思想、新概念，正需要医学形态学广大师生与科研工作者、系统科学家、生物学家、细胞生物学家、生理学家及相关临床专家的共同参与、争论和批评，才能逐步明晰与完善。

在等待本书出版期间，显微形态学领域又取得了许多重要科研成果。干细胞研究更加深入，成体器官多发现有各自的干细胞，干细胞概念就是组织动力学的基石。特别是最近又发现许多器官干细胞巢和侧群细胞，更巩固了组织动力学的基础，因为组织动力学就是研究干细胞到成熟实质细胞的演化过程。成体器官干细胞与干细胞巢的证实有力地推动了组织动力学研究，组织动力学已经走上不可逆转的发展道路。相信组织动力学研究热潮不久就会到来，一门更成熟、更丰富、更严谨的组织动力学必将出现。

作者自知学识粗浅，勉力而成，书中谬误与疏漏在所难免，恳请广大读者不吝批评指教。

史学义

2013年12月于河南郑州

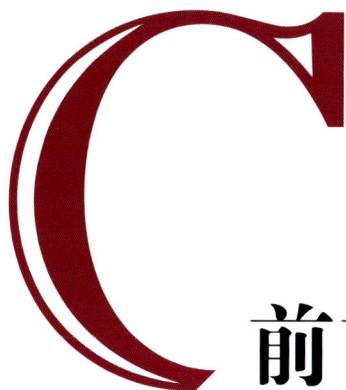

前言

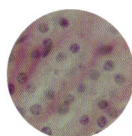

　　肾再生、肾干细胞与肾小管上皮细胞−间充质细胞转化研究进展有力地促进肾组织动力学研究。肾组织动力学认为构成肾实质的主要是肾细胞系，包括远端小管细胞和近端小管细胞，肾小体属于肾细胞系的特殊衍生结构。肾细胞系主要演化来源是被膜源干细胞−肾细胞演化系和肾乳头源干细胞−肾细胞演化系，二者相互诱导、相互竞争，血管源干细胞−肾细胞演化系、干细胞巢−肾细胞演化系和神经源干细胞−肾细胞演化系也是肾细胞系的补充演化来源。肾小体是由有关肾细胞系细胞通过肾小体原基和肾小管套突两种方式演化形成。"低演化细胞侵蚀高演化细胞" 和 "腔道结构随机接通" 是组织动力学的基本原理，这在肾组织动力学过程中有充分体现，"细胞索中空形成管状结构" 的形态发生原理在此也有大量佐证。具有高直接分裂指数的膀胱肌层内缘平滑肌细胞可为研究直接分裂机制提供良好模型。

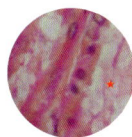

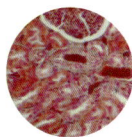

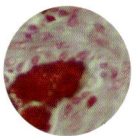

　　本书得以完成，首先感谢吴景兰教授对本研究前期工作的启迪与指导。感谢付士显教授帮我突破理论与实践之间的屏障，走上从对组织学标本的实际观察中研究组织学的道路。感谢原河南医科大学党委书记宗安民教授对组织动力学研究的关注和热情帮助。感谢任知春、阎爱华高级实验师对有关实验研究的参与和帮助。感谢孙芸老师在本卷部分资料整理工作中给

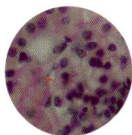

1

予的热情帮助。感谢张娓、王一菱、乐晓萍高级实验师提供丰富的观察标本。

　　本书得以出版有赖于国家出版基金的资助，感谢国家新闻出版广电总局有关领导与专家、郑州大学和郑州大学出版社有关领导的关注与支持。感谢郑州大学出版社有关编辑、复审、终审和校对工作者的辛勤工作。特别感谢郑州大学出版社杨秦予副总编对此创新项目的选题、策划和组织方面所做的艰苦努力以及在书稿编校、刊印中付出辛勤而精细的劳作。

作　者
2013年12月

目录

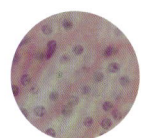

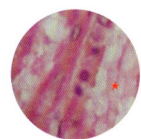

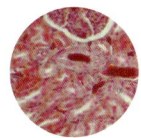

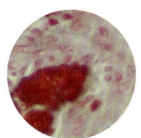

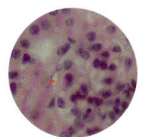

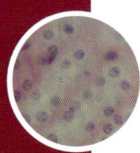

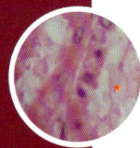

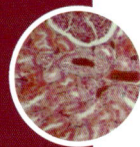

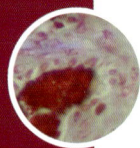

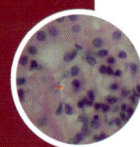

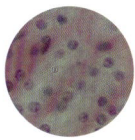
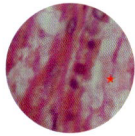
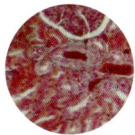
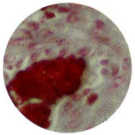

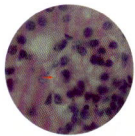

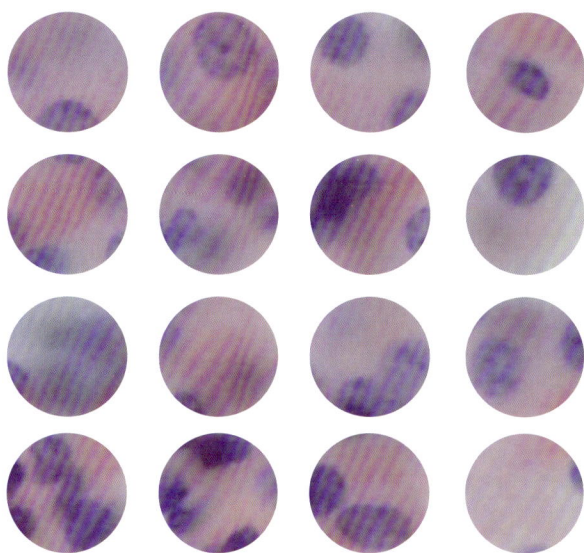

第一章
肾组织动力学

第一节　大白鼠肾组织动力学

　　肾细胞是构建肾脏的基础细胞，肾实质主要由肾细胞系构成，肾小体是由肾细胞演化形成的特殊结构。

一、大白鼠肾细胞系

　　培养的大白鼠肾细胞系（NRK细胞）显示有成管倾向（图1-1、图1-2）。成体大白鼠肾细胞亦然，首先形成远端肾小管（图1-3），远端肾小管上皮细胞可逐渐嗜酸化（图1-4~图1-6），经过渡性肾小管演变为细胞质嗜酸性的近端肾小管（图1-7~图1-10），其间可见肾小管细胞直接分裂象（图1-7、图1-8）。近端肾小管上皮细胞胞质嗜酸性也逐渐增强（图1-11），功能成熟期近端肾小管纹状缘整齐、明显（图1-12），过成熟近端肾小管纹状缘紊乱（图1-13），衰老肾小管显示管壁细胞稀疏、多个细胞核褪色等衰退的形态特征（图1-14）。

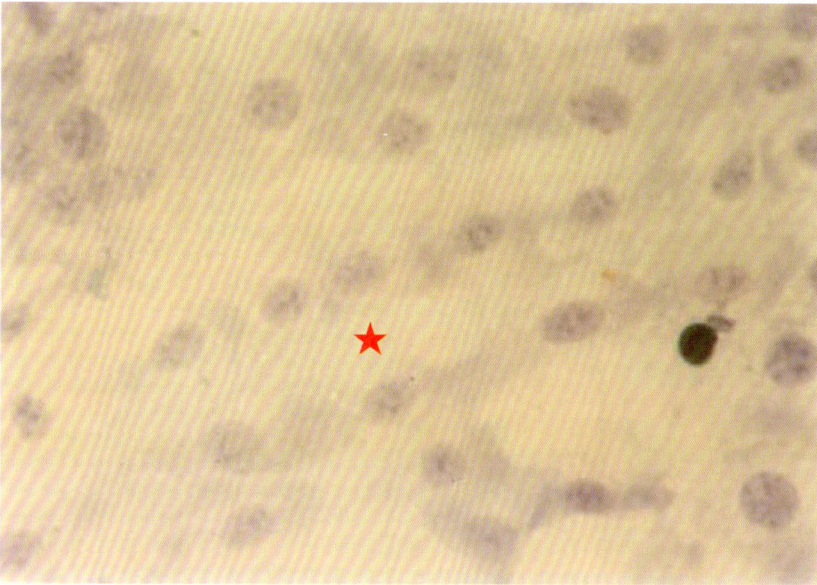

■ 图1-1 NRK细胞系（1）

苏木素染色 ×400

★示培养NRK细胞成管倾向（相当于纵切面）。

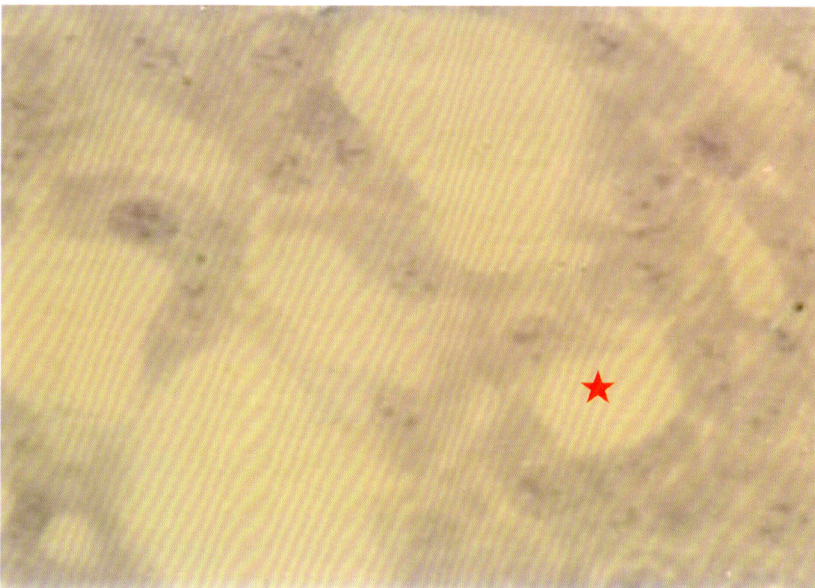

■ 图1-2 NRK细胞系（2）

苏木素染色 ×400

★示培养NRK细胞成管倾向（相当于横切面）。

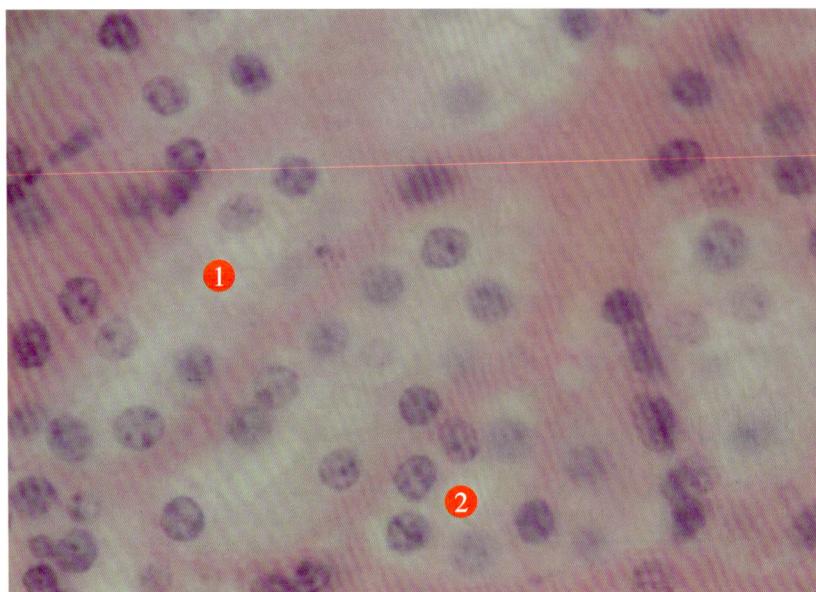

■ 图1-3 大白鼠肾细胞系（1）

苏木素-伊红染色　×400

❶示纵切远端肾小管；❷示横切远端肾小管。

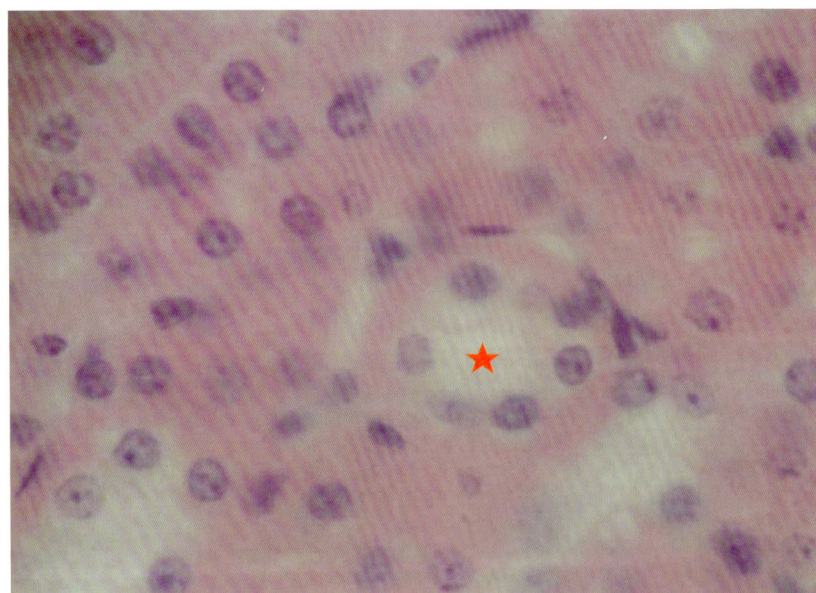

■ 图1-4 大白鼠肾细胞系（2）

苏木素-伊红染色　×400

★示开始嗜酸化的远端肾小管。

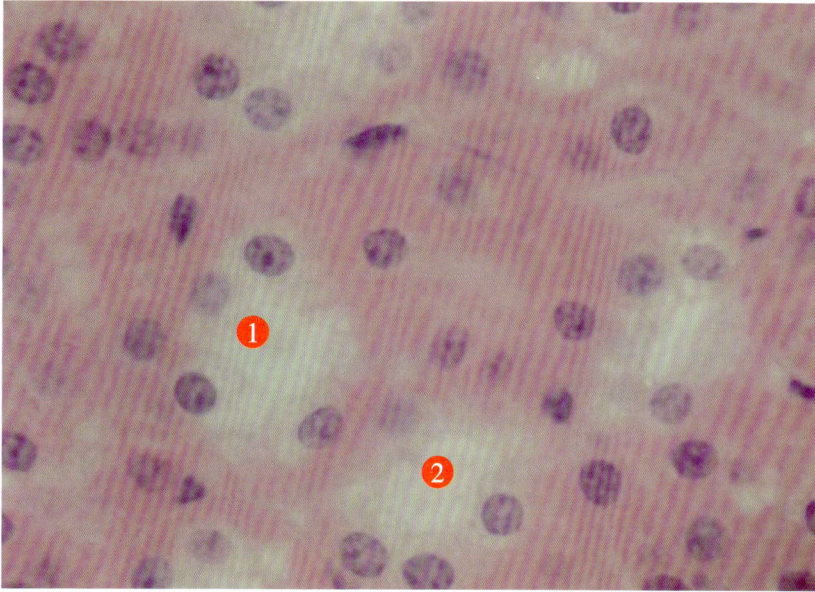

■ 图1-5　大白鼠肾细胞系（3）

苏木素-伊红染色　×400

❶和❷示嗜酸化程度不同的远端肾小管。

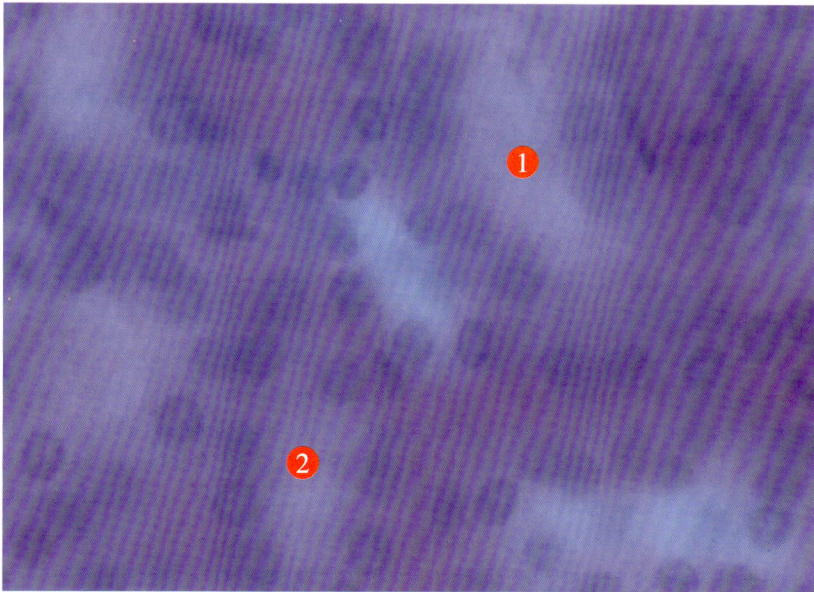

■ 图1-6　大白鼠肾细胞系（4）

苏木素-伊红染色　×400

❶和❷示嗜酸化程度不同的远端肾小管。

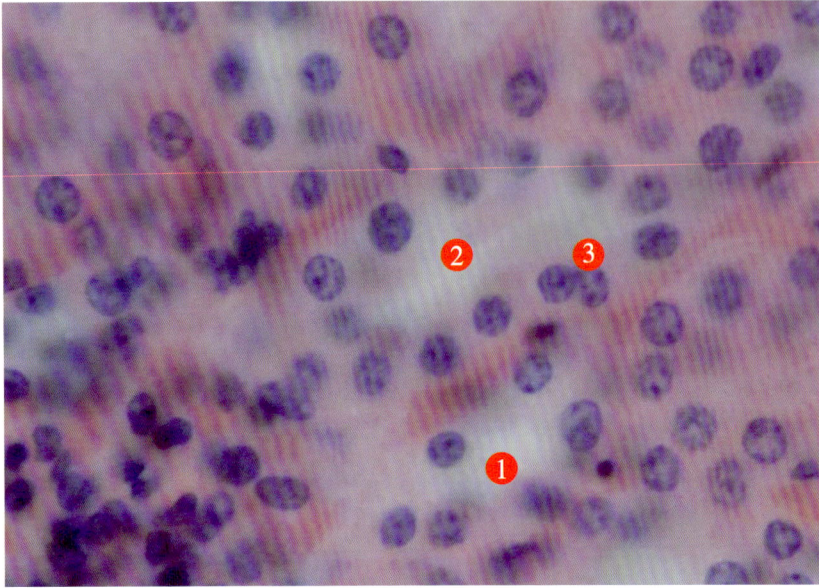

■ 图1-7 大白鼠肾细胞系（5）

苏木素-伊红染色 ×400

❶和❷示嗜酸化程度不同的远端肾小管；❸示肾细胞直接分裂。

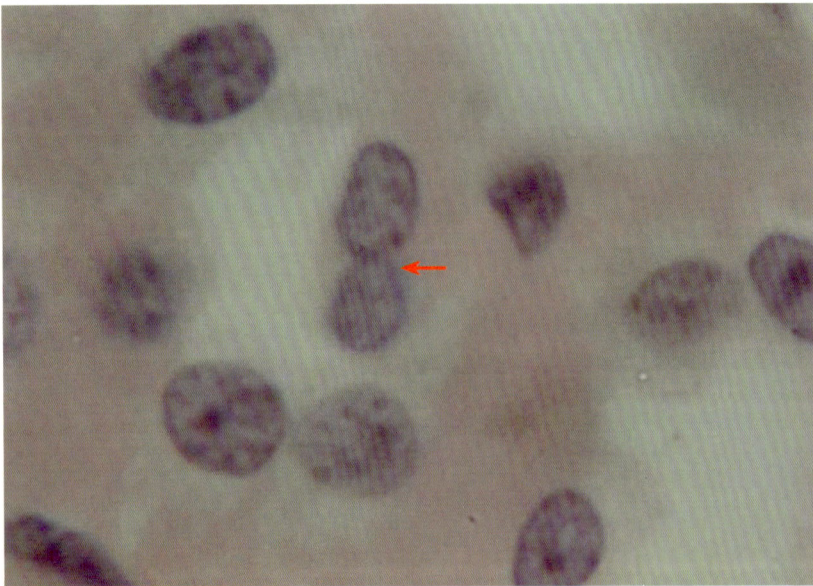

■ 图1-8 大白鼠肾细胞系（6）

苏木素-伊红染色 ×1 000

←示肾细胞直接分裂象。

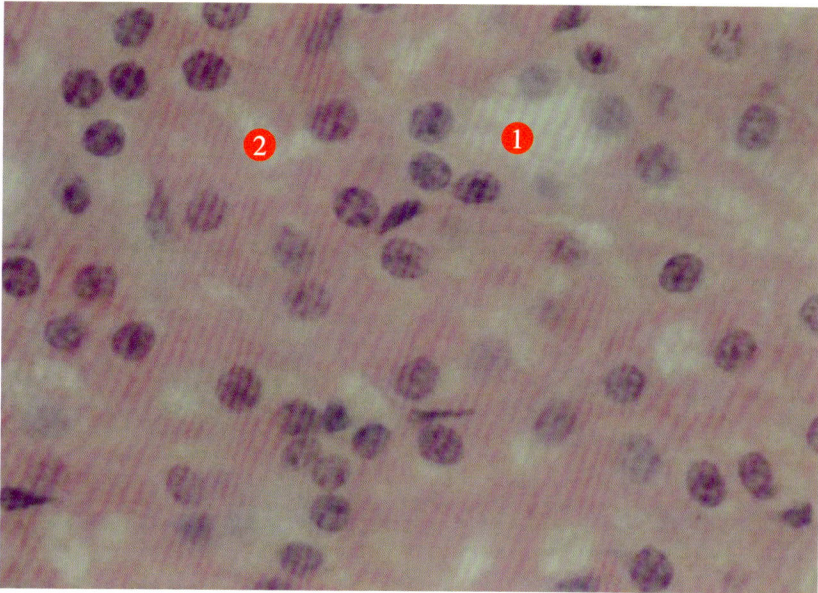

■ 图1-9　大白鼠肾细胞系（7）

苏木素–伊红染色　×400

❶示过渡性肾小管；❷示嗜酸化的近端肾小管。

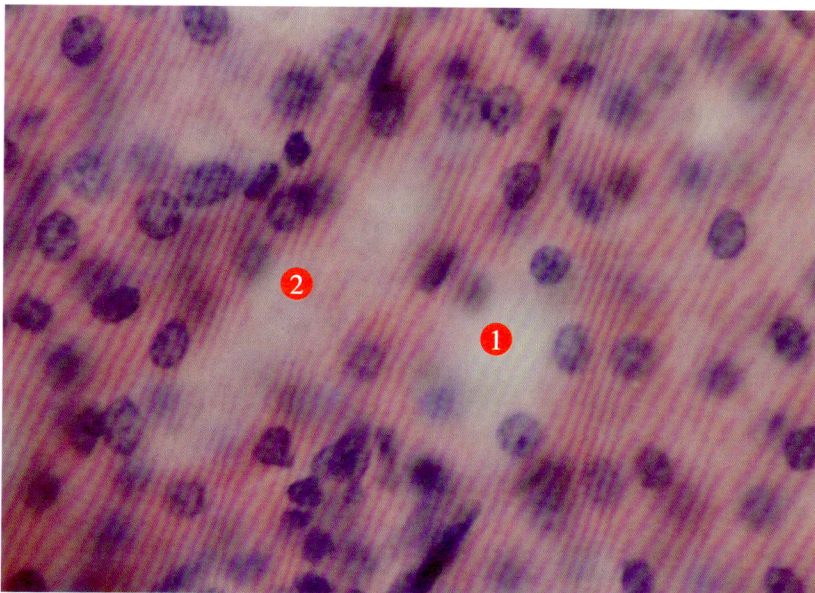

■ 图1-10 大白鼠肾细胞系（8）

苏木素–伊红染色　×400

❶示过渡性肾小管；❷示明显嗜酸化的近端肾小管。

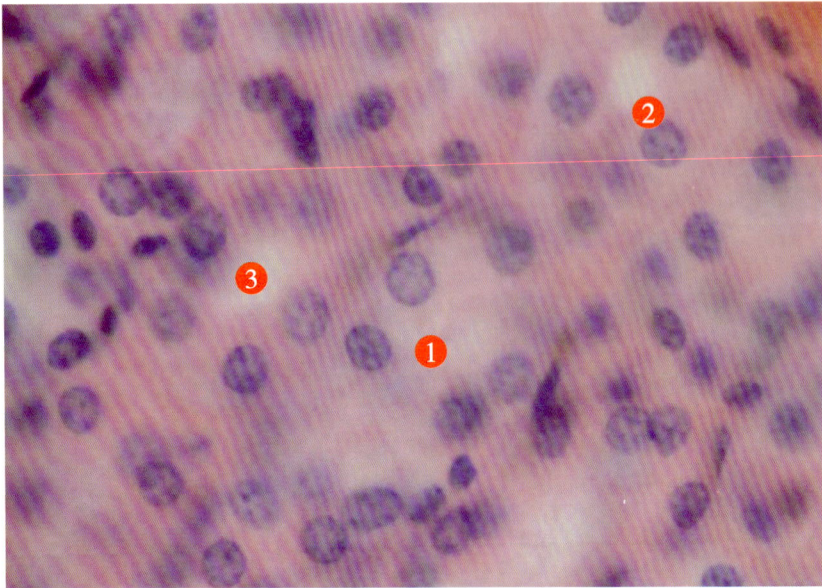

■ 图1-11　大白鼠肾细胞系（9）

苏木素–伊红染色　×400

❶、❷和❸示嗜酸化程度不同的近端肾小管。

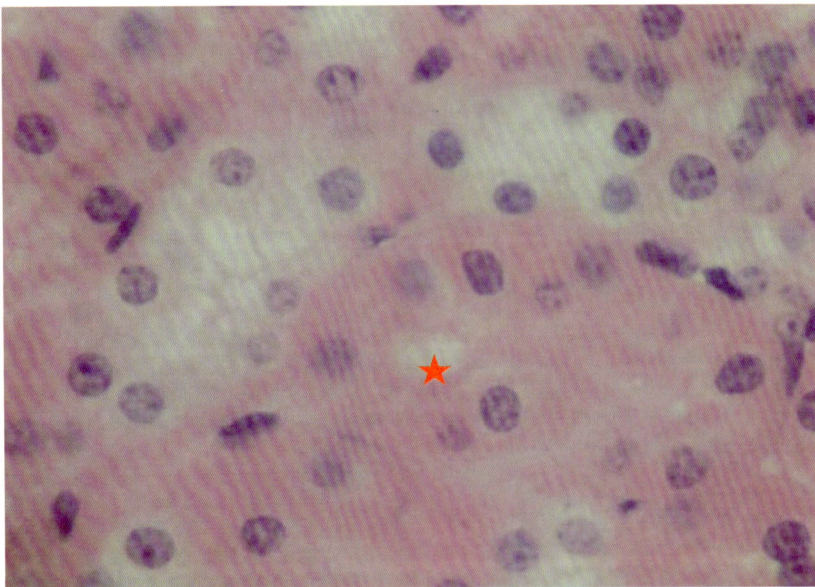

■ 图1-12　大白鼠肾细胞系（10）

苏木素–伊红染色　×400

★示成熟近端肾小管（横切面）。

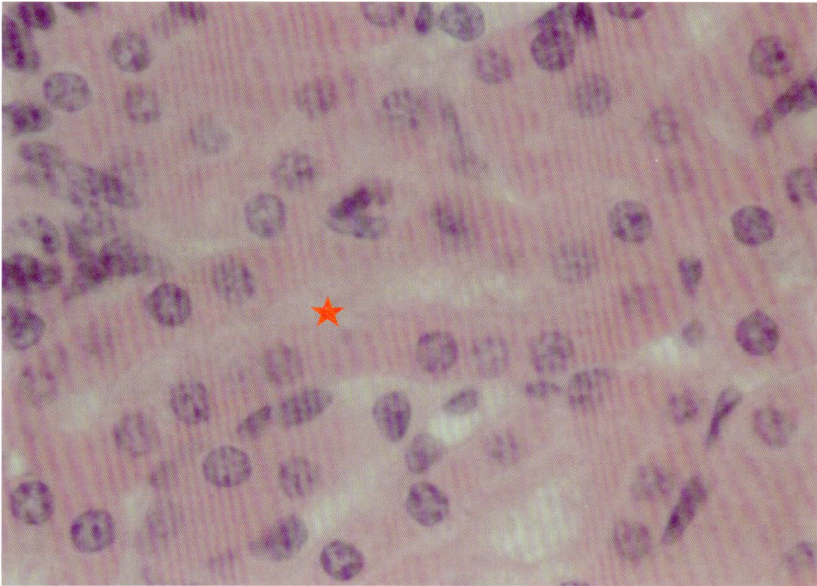

■ **图1-13 大白鼠肾细胞系（11）**

苏木素-伊红染色 ×400

★ 示过成熟近端肾小管（纵切面）。

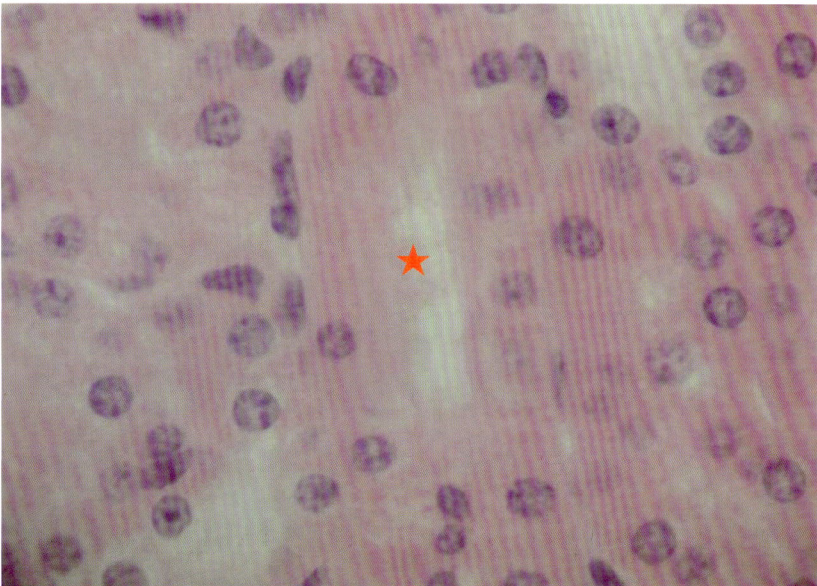

■ **图1-14 大白鼠肾细胞系（12）**

苏木素-伊红染色 ×400

★ 示多个上皮细胞核褪色的衰退近端肾小管。

二、大白鼠肾细胞演化来源

成体大白鼠肾细胞主要来源于被膜细胞-肾细胞演化系、脂源干细胞-肾细胞演化系、肾乳头源干细胞-肾细胞演化系、血管源干细胞-肾细胞演化系和肾干细胞巢-肾细胞演化系。

（一）肾被膜细胞-肾细胞演化系

大白鼠肾大部由纤维性被膜包被，但较人肾被膜薄，其被膜细胞-肾细胞演化序远较人的演化序短促（图1-15～图1-17），大白鼠肾静息被膜细胞被激发经过渡性细胞、成肾细胞，演化形成肾细胞（图1-18～图1-20），有时大白鼠肾被膜更薄，仅见过渡性被膜细胞直接演化成为成肾细胞与肾细胞（图1-21）。成肾细胞可增生成团（图1-22），而后中空形成远端小管（图1-23），远端小管逐渐嗜酸化，逐步具有近端小管特征（图1-24）。

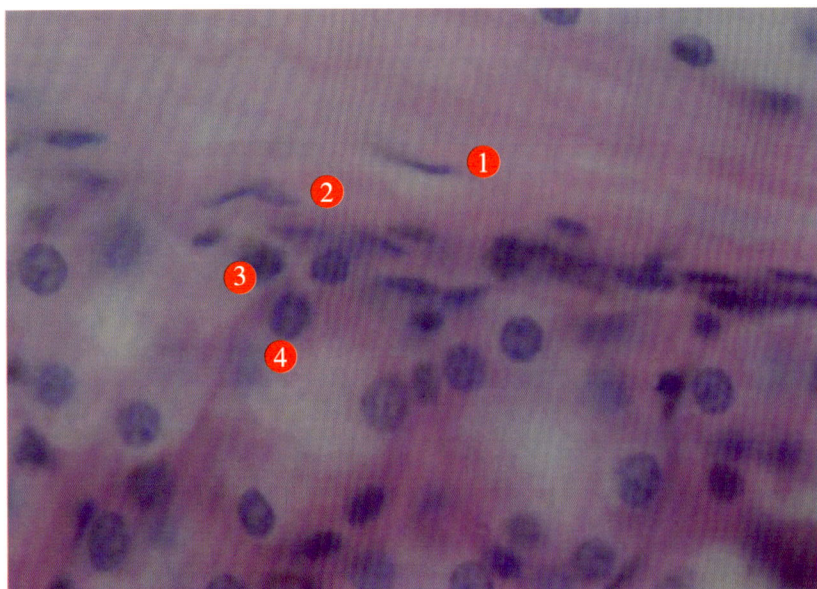

■ **图1-15 大白鼠被膜细胞-肾细胞演化系（1）**
苏木素-伊红染色 ×400
❶示静息被膜细胞；❷示激发被膜细胞；❸示成肾细胞；❹示肾细胞。

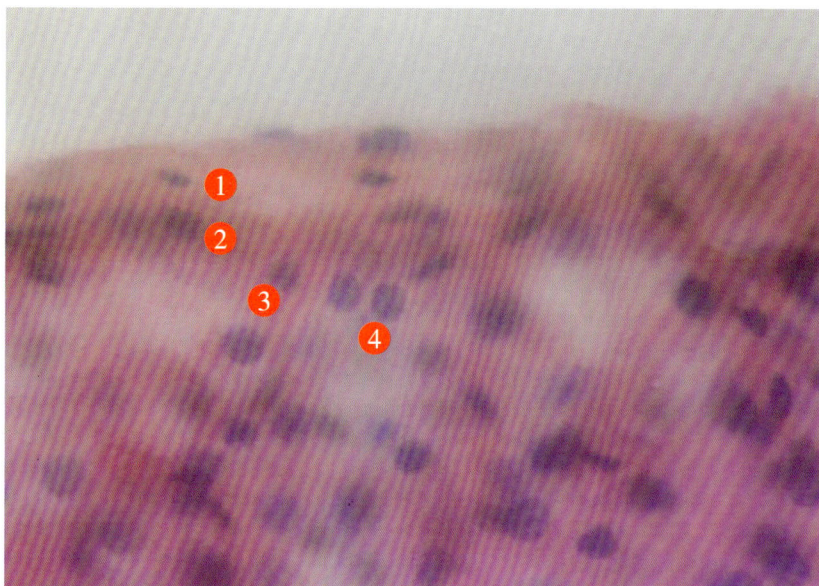

■ 图1-16　大白鼠被膜细胞-肾细胞演化系（2）

苏木素-伊红染色　×400

❶示静息被膜细胞；❷示激发被膜细胞；❸示成肾细胞；❹示肾细胞。

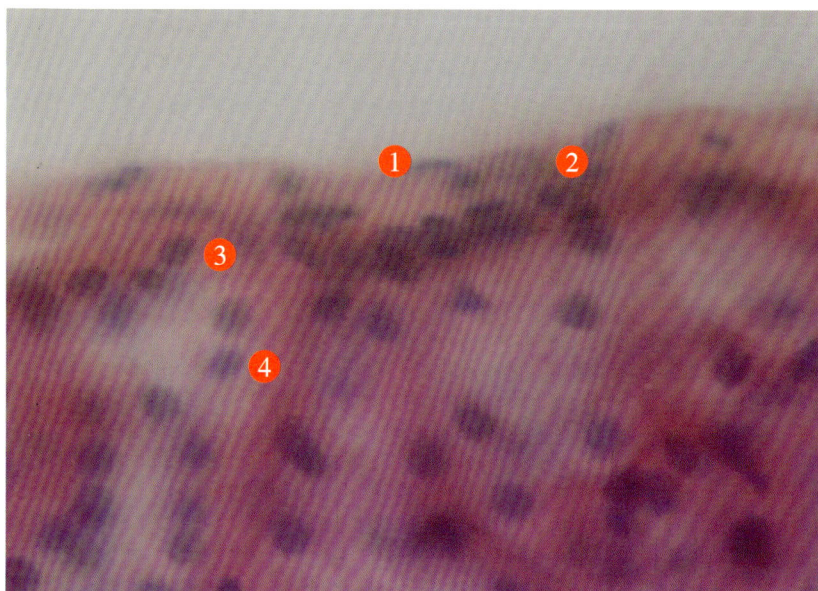

■ 图1-17　大白鼠被膜细胞-肾细胞演化系（3）

苏木素-伊红染色　×400

❶示静息被膜细胞；❷示激发被膜细胞；❸示成肾细胞；❹示肾细胞。

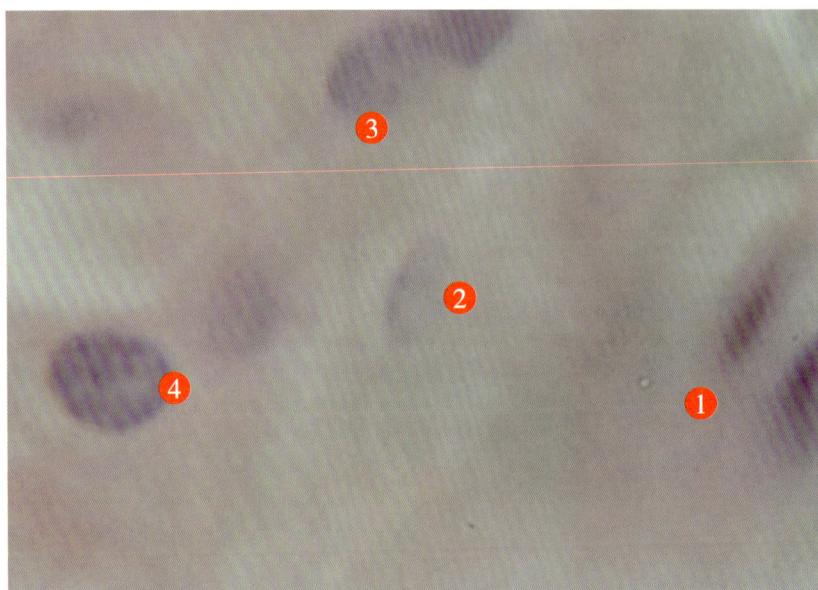

■ 图1-18　大白鼠被膜细胞-肾细胞演化系（4）

苏木素-伊红染色　×1 000

❶示静息被膜细胞；❷示激发被膜细胞；❸示成肾细胞；❹示肾细胞。

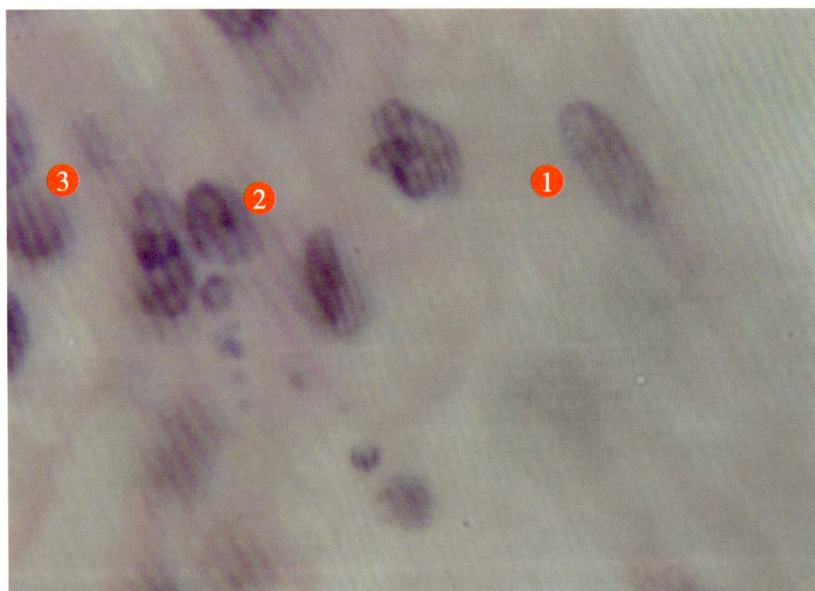

■ 图1-19　大白鼠被膜细胞-肾细胞演化系（5）

苏木素-伊红染色　×1 000

❶示激发被膜细胞；❷示过渡性细胞；❸示成肾细胞。

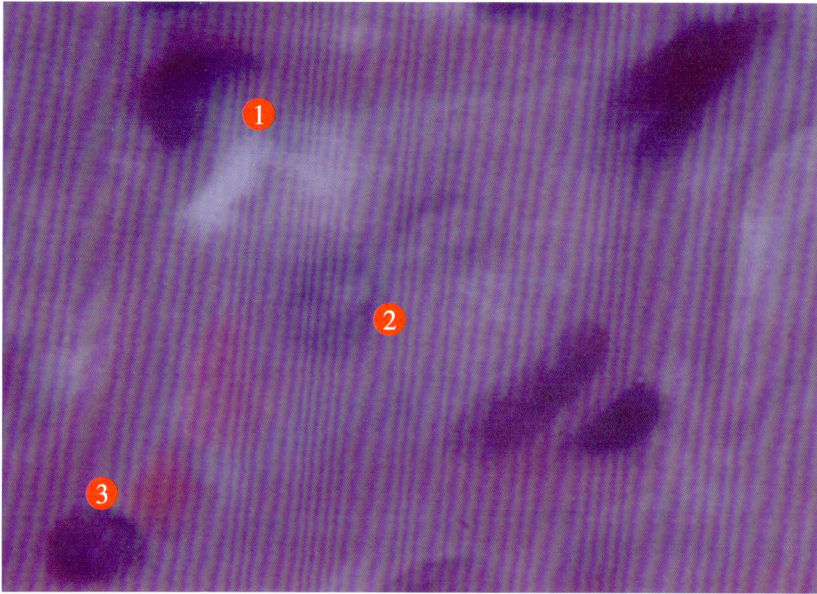

■ 图1-20 大白鼠被膜细胞–肾细胞演化系（6）

苏木素–伊红染色 ×1 000

❶示激发被膜细胞；❷示过渡性细胞；❸示成肾细胞。

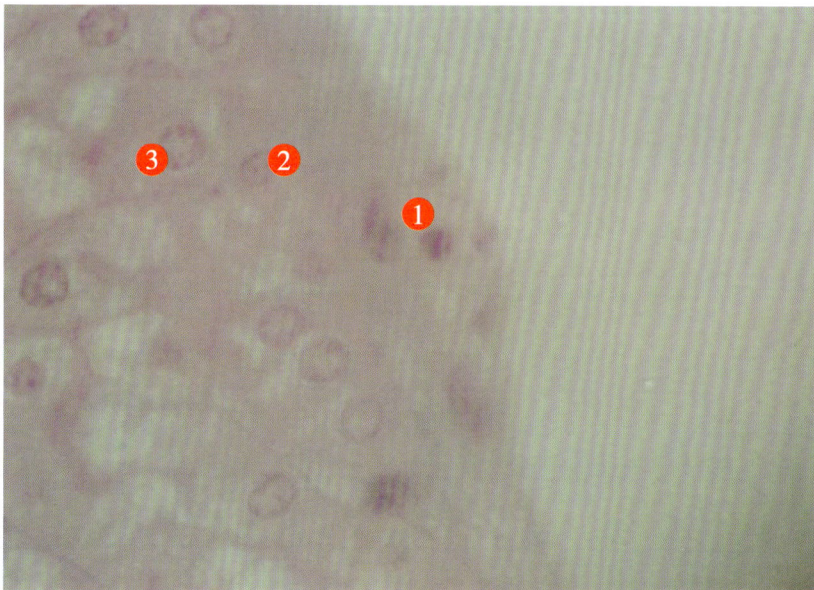

■ 图1-21 大白鼠被膜细胞–肾细胞演化系（7）

苏木素–伊红染色 ×400

❶示被膜过渡性细胞；❷示成肾细胞；❸示肾细胞。

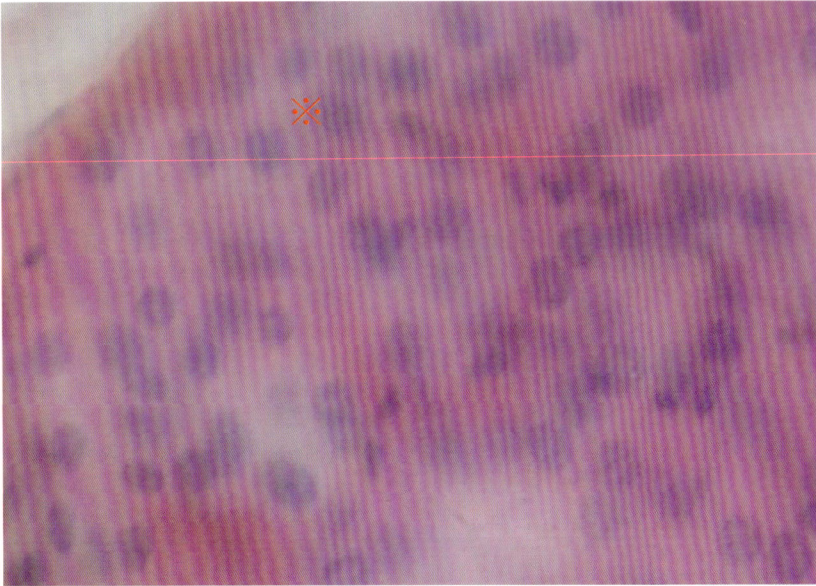

■ 图1-22　大白鼠被膜细胞–肾细胞演化系（8）

苏木素–伊红染色　×400

※示成肾细胞增生。

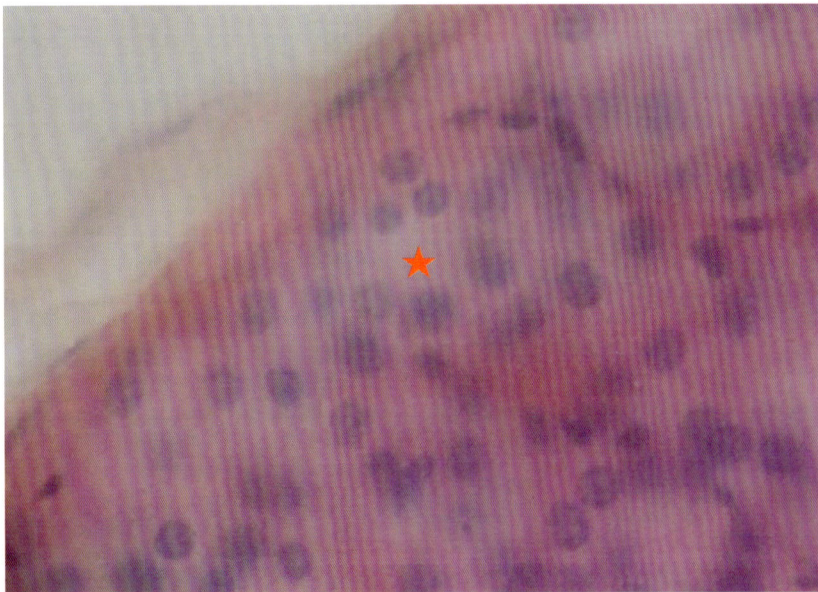

■ 图1-23　大白鼠被膜细胞–肾细胞演化系（9）

苏木素–伊红染色　×400

★示成肾细胞团逐渐中空形成远端肾小管。

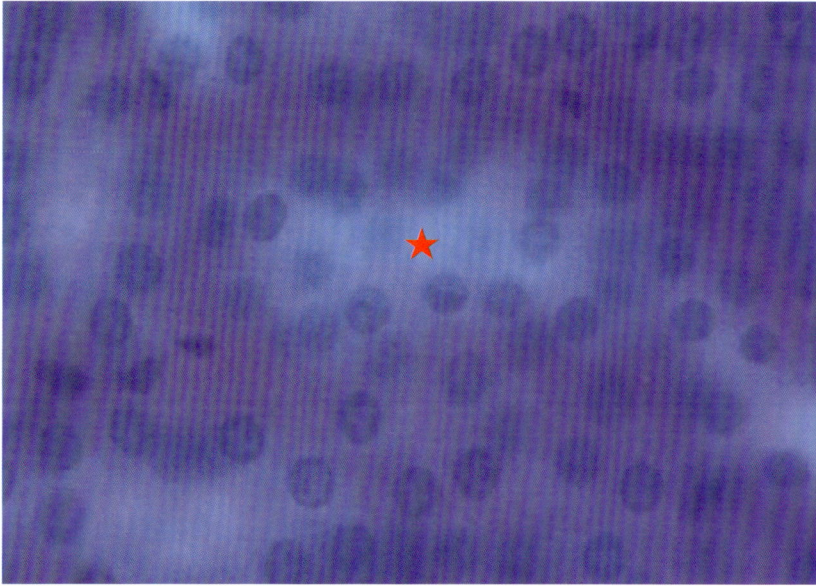

■ 图1-24 大白鼠被膜细胞-肾细胞演化系 （10）

苏木素-伊红染色 ×400

★ 示远端肾小管上皮细胞开始嗜酸化，向近端肾小管演变。

（二）脂源干细胞-肾细胞演化系

大白鼠肾局部由薄厚不等的脂肪性被膜所包裹（图1-25、图1-26），脂肪干细胞可演化形成成肾细胞、肾细胞（图1-27～图1-29），脂肪干细胞可经过渡性细胞直接演化为成肾细胞与肾细胞（图1-30～图1-32），也可经类纤维细胞间接演化形成成肾细胞（图1-33、图1-34），也可经单层纤维性被膜细胞（图1-35），甚至多层纤维性被膜细胞再演化形成成肾细胞、肾细胞（图1-36、图1-37）。

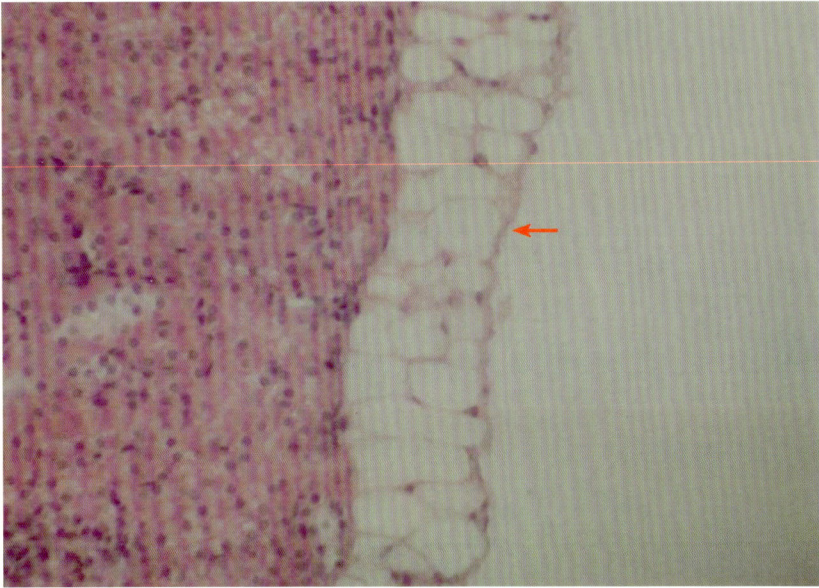

■ 图1-25 大白鼠肾脂肪性被膜（1）
苏木素–伊红染色 ×100
←示较薄脂肪性被膜。

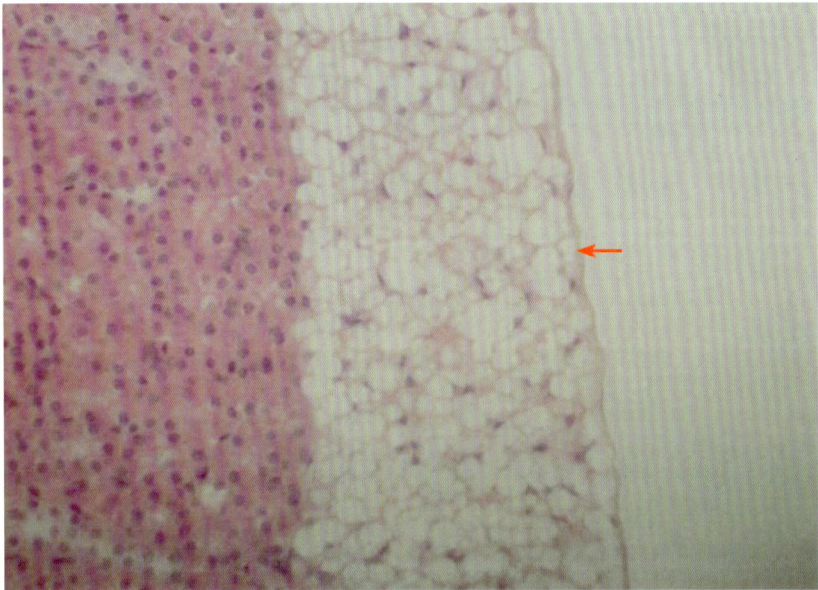

■ 图1-26 大白鼠肾脂肪性被膜（2）
苏木素–伊红染色 ×100
←示较厚脂肪性被膜。

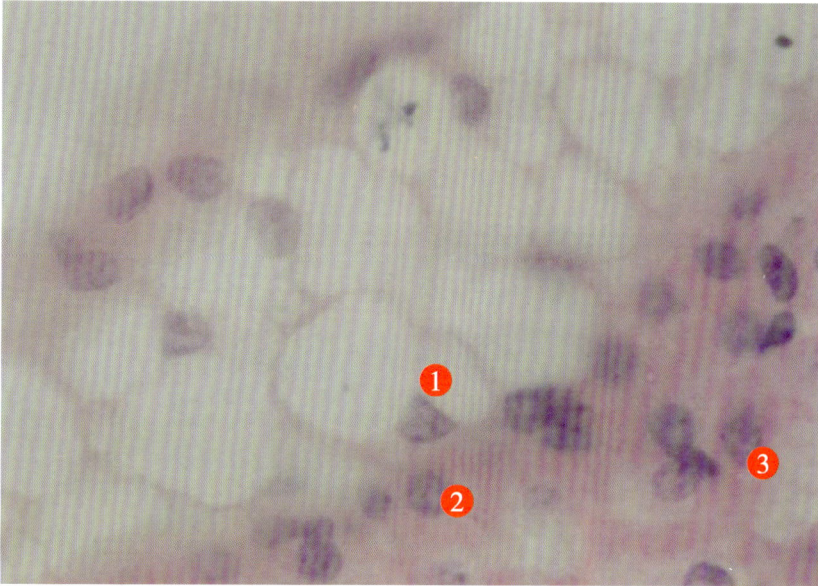

■ 图1-27　大白鼠脂源干细胞-肾细胞演化系（1）

苏木素-伊红染色　×400

❶示脂源干细胞；❷示成肾细胞；❸示肾细胞。

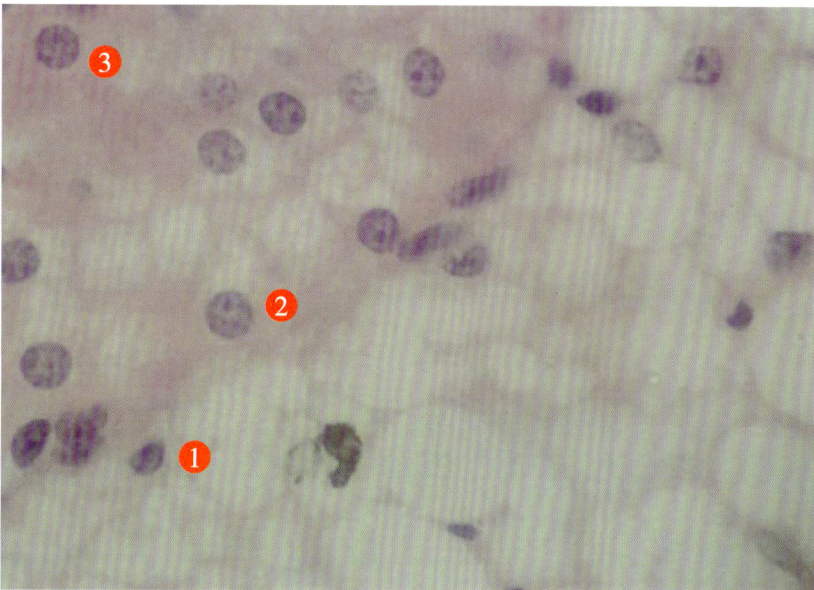

■ 图1-28　大白鼠脂源干细胞-肾细胞演化系（2）

苏木素-伊红染色　×400

❶示脂源干细胞；❷示成肾细胞；❸示肾细胞。

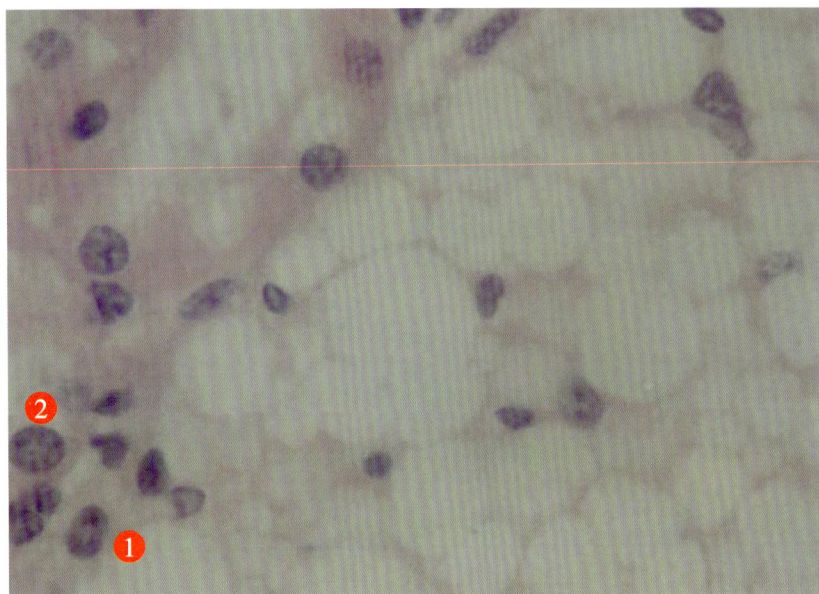

■ 图1-29　大白鼠脂源干细胞-肾细胞演化系（3）

苏木素-伊红染色　×400

❶示脂源干细胞；❷示成肾细胞。

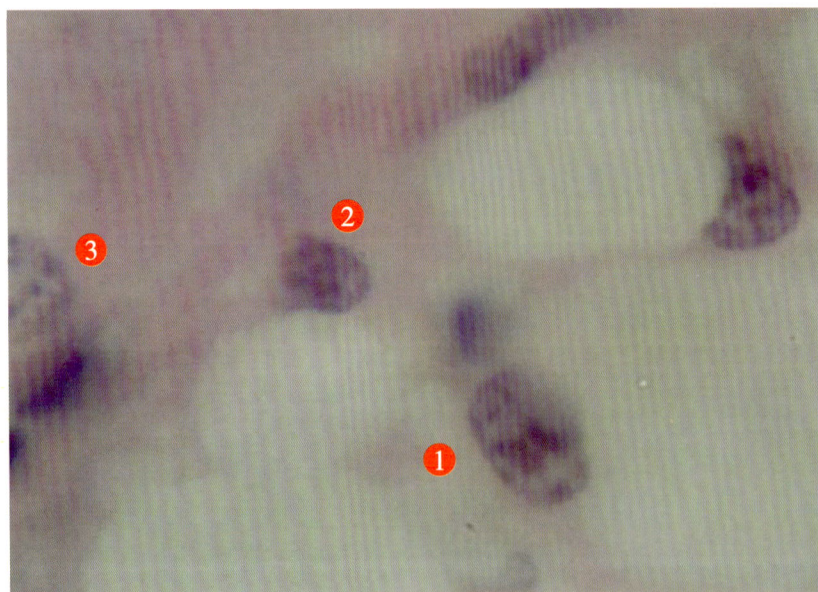

■ 图1-30　大白鼠脂源干细胞-肾细胞演化系（4）

苏木素-伊红染色　×1 000

❶示脂源干细胞；❷示过渡性细胞；❸示成肾细胞。

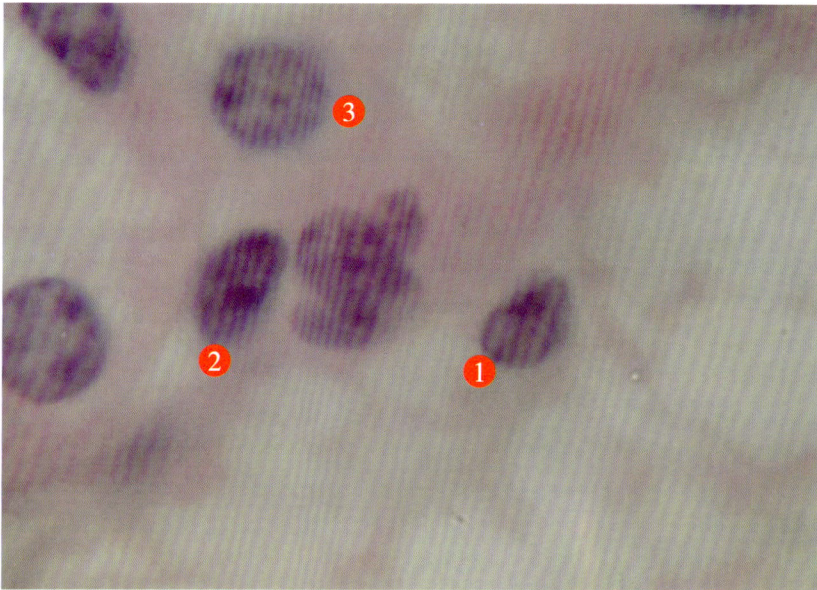

■ 图1-31　大白鼠脂源干细胞–肾细胞演化系（5）
苏木素–伊红染色　×1 000
❶示脂源干细胞；❷示过渡性细胞；❸示成肾细胞。

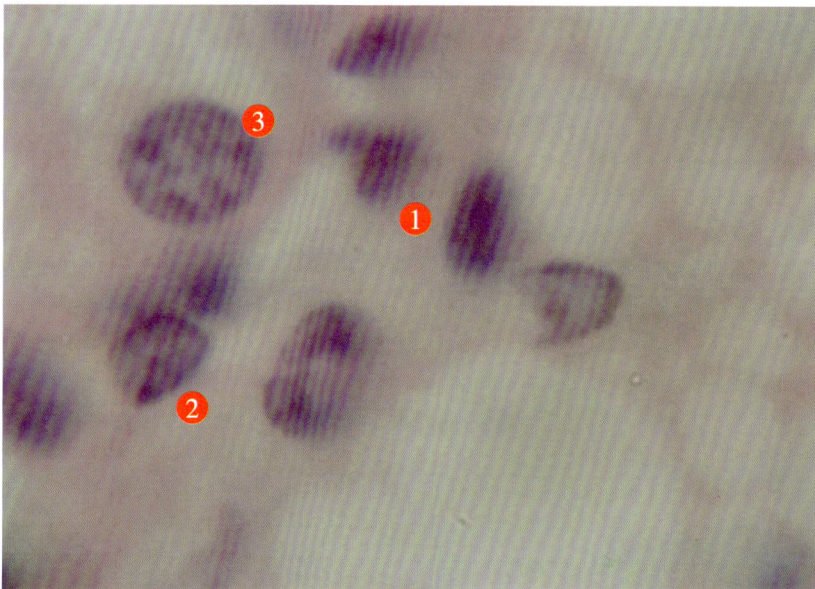

■ 图1-32　大白鼠脂源干细胞–肾细胞演化系（6）
苏木素–伊红染色　×1 000
❶示脂源干细胞；❷示过渡性细胞；❸示成肾细胞。

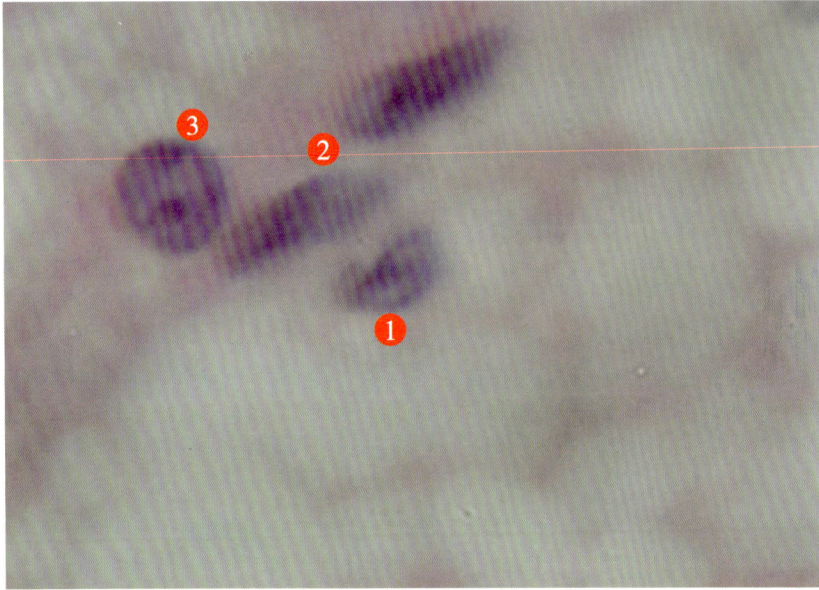

■ 图1-33 大白鼠脂源干细胞-肾细胞演化系（7）

苏木素-伊红染色 ×1 000

❶示脂源干细胞；❷示类纤维细胞；❸示成肾细胞。

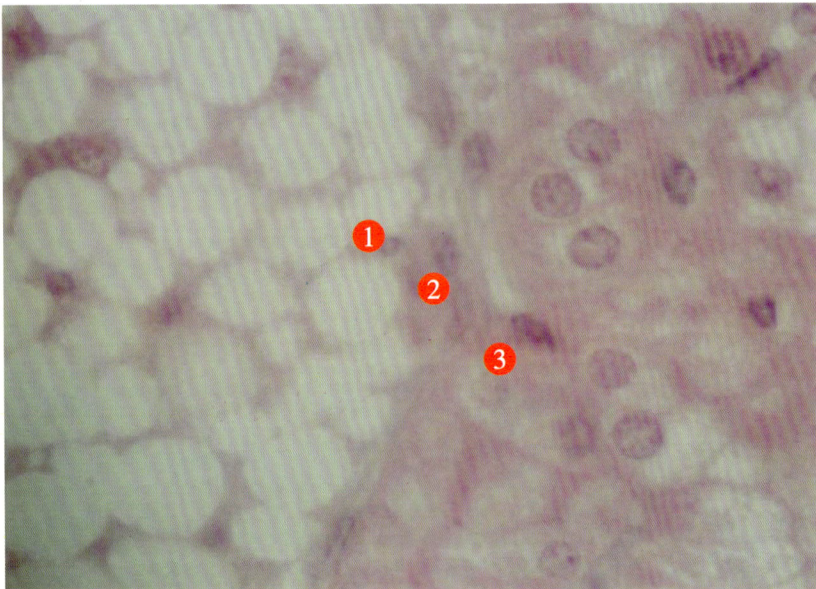

■ 图1-34 大白鼠脂源干细胞-肾细胞演化系（8）

苏木素-伊红染色 ×400

❶示脂肪干细胞；❷示类纤维性被膜细胞；❸示成肾细胞。

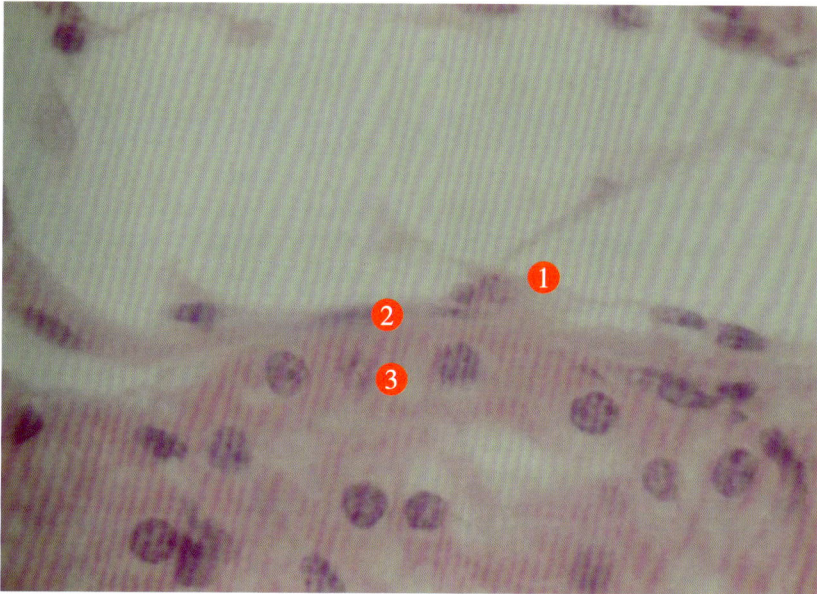

■ 图1-35　大白鼠脂源干细胞-肾细胞演化系（9）

苏木素-伊红染色　×400

❶示脂肪干细胞；❷示单层纤维性被膜细胞；❸示成肾细胞。

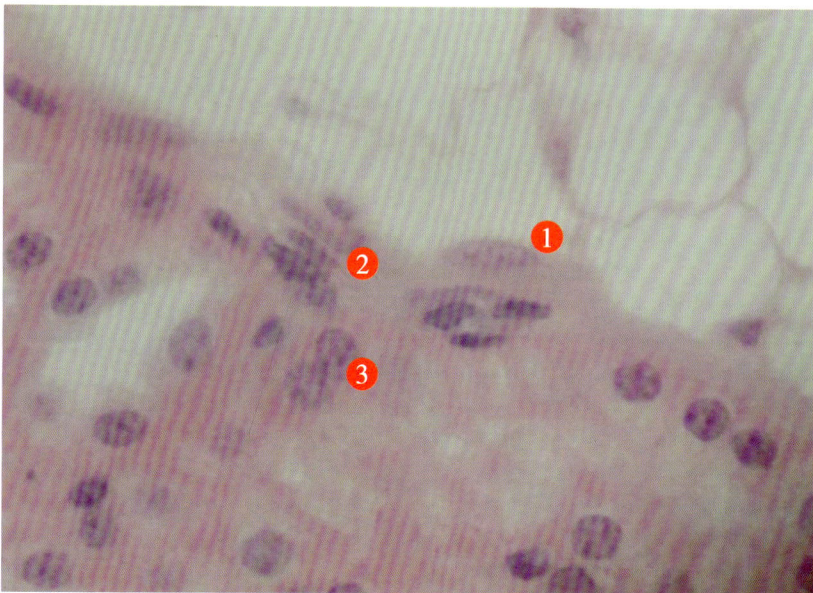

■ 图1-36　大白鼠脂源干细胞-肾细胞演化系（10）

苏木素-伊红染色　×400

❶示脂肪干细胞；❷示多层纤维性被膜细胞；❸示成肾细胞。

21

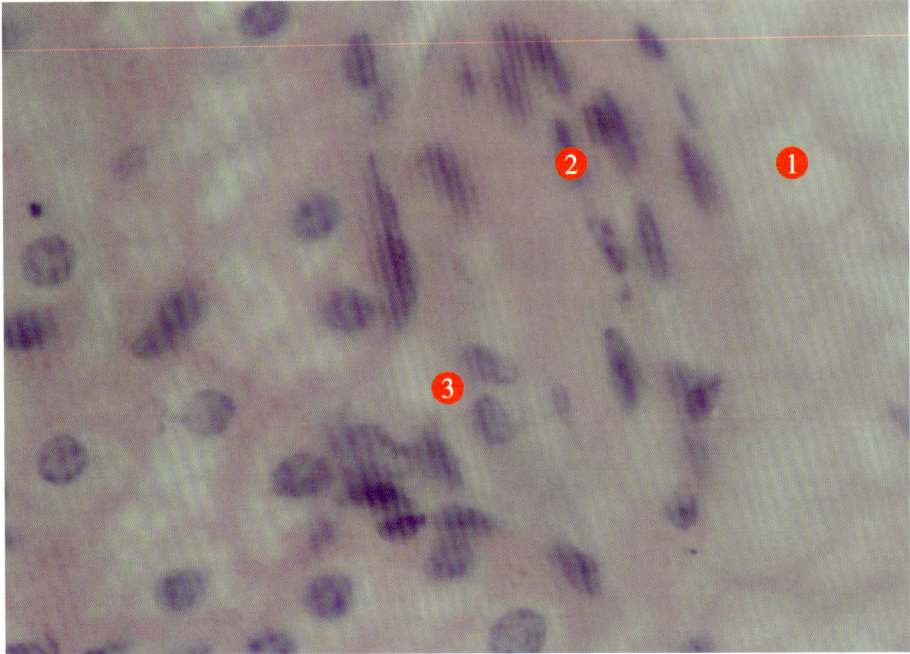

■ 图1-37　大白鼠脂源干细胞-肾细胞演化系（11）

苏木素-伊红染色　×400

❶示脂肪组织；❷示较厚纤维性被膜；❸示成肾细胞。

（三）肾乳头源干细胞-肾细胞演化系

　　肾乳头表面即肾小盏腔面可衬覆厚薄不等的移行上皮（图1-38），双层细胞的移行上皮外类平滑肌细胞可演化成为成肾细胞（图1-39、图1-40），有时肾盏上皮只有一层细胞，其外类平滑肌细胞也演化形成成肾细胞（图1-41、图1-42），生长旺盛部位肾乳头源干细胞呈纵行向上生长，并形成管状结构，其间很少间质成分（图1-43、图1-44）。

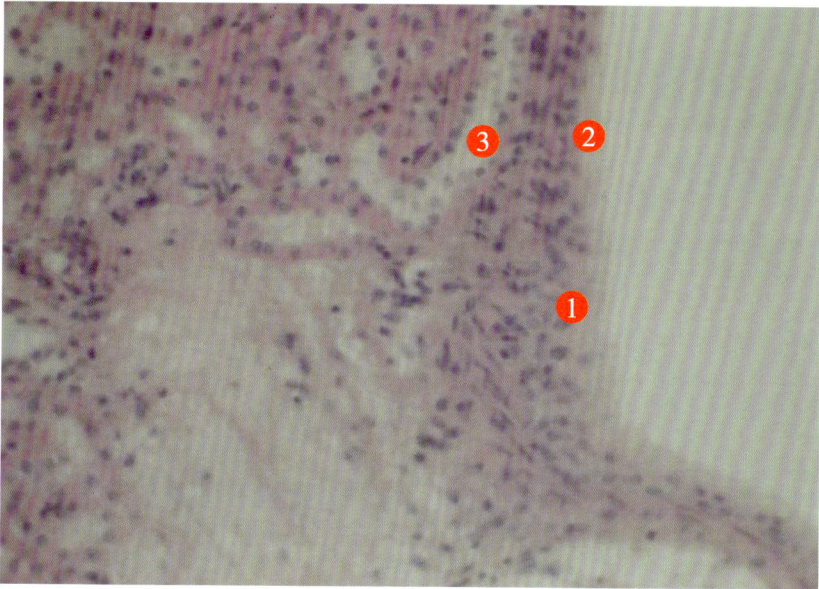

■ 图1-38　大白鼠肾盏移行上皮

苏木素-伊红染色　×100

❶示较厚肾盏移行上皮；❷示较薄肾盏移行上皮；❸示远端肾小管。

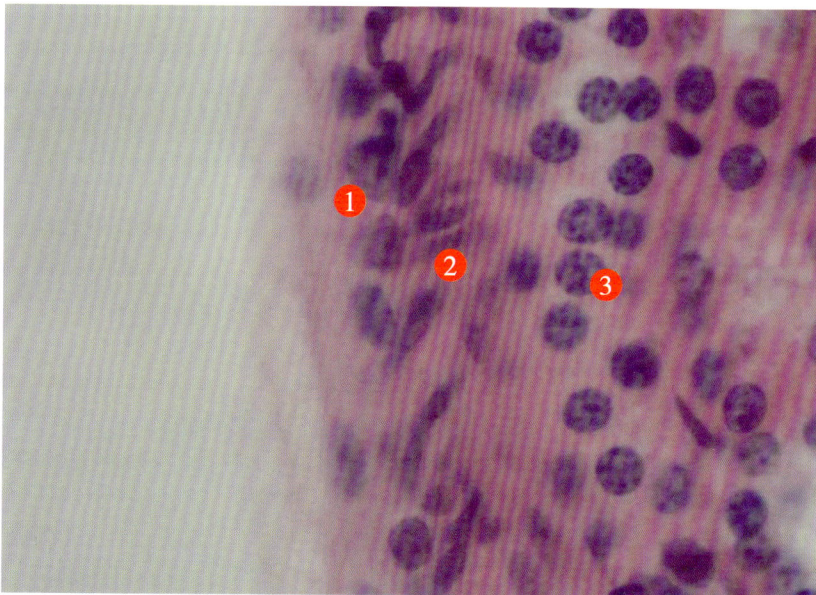

■ 图1-39　大白鼠肾乳头源干细胞-肾细胞演化系（1）

苏木素-伊红染色　×400

❶示较薄肾盏移行上皮；❷示类平滑肌细胞；❸示成肾细胞。

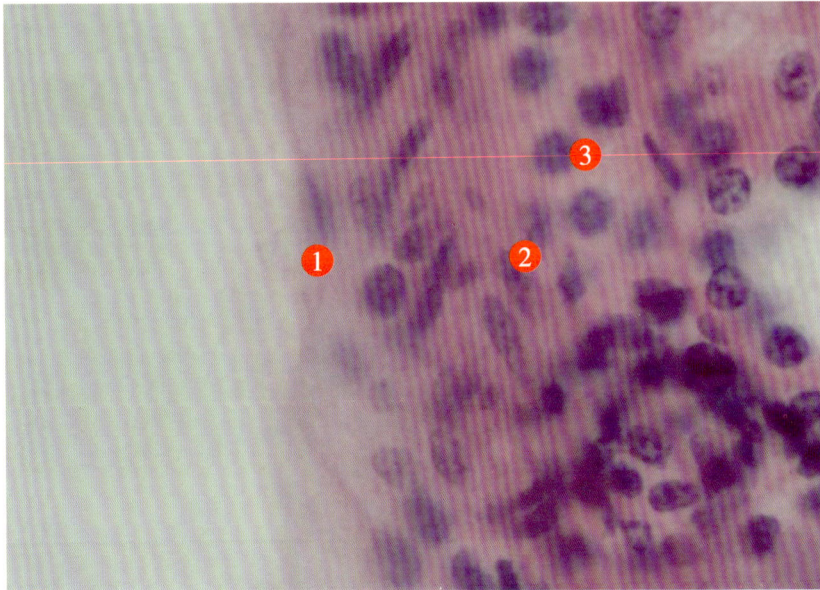

■ **图1-40 大白鼠肾乳头源干细胞-肾细胞演化系（2）**
苏木素-伊红染色 ×400

❶示表层扁平的肾盏移行上皮；**❷**示类平滑肌细胞；**❸**示成肾细胞。

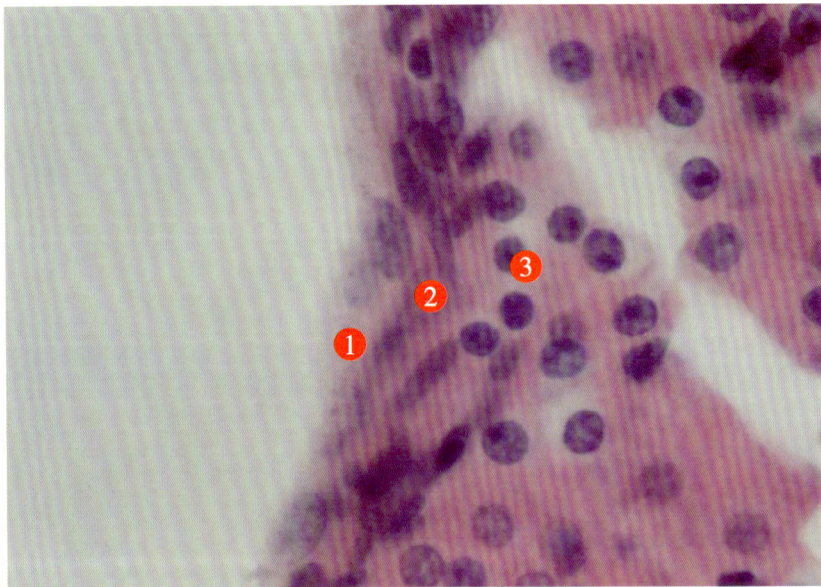

■ **图1-41 大白鼠肾乳头源干细胞-肾细胞演化系（3）**
苏木素-伊红染色 ×400

❶示几为单层的肾盏移行上皮；**❷**示类平滑肌细胞；**❸**示成肾细胞。

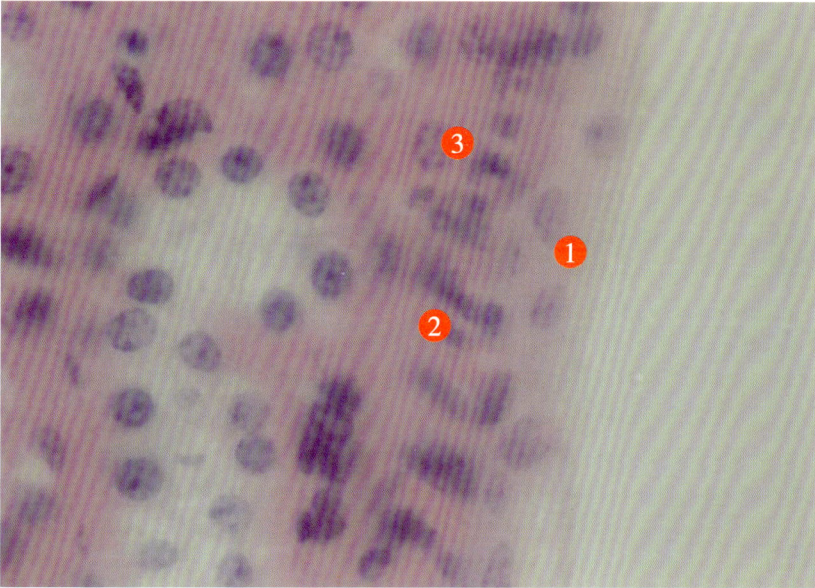

■ 图1-42 大白鼠肾乳头源干细胞-肾细胞演化系（4）

苏木素-伊红染色 ×400

❶示几为单层的肾盏移行上皮；❷示类平滑肌细胞；❸示成肾细胞。

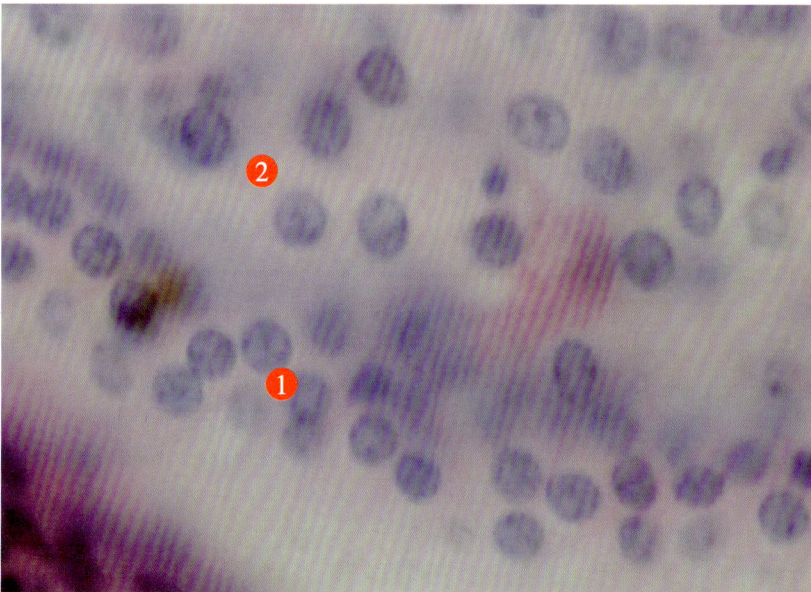

■ 图1-43 大白鼠肾乳头源干细胞-肾细胞演化系（5）

苏木素-伊红染色 ×400

❶示肾盏移行上皮及其干细胞；❷示向上生长、迁移的干细胞。

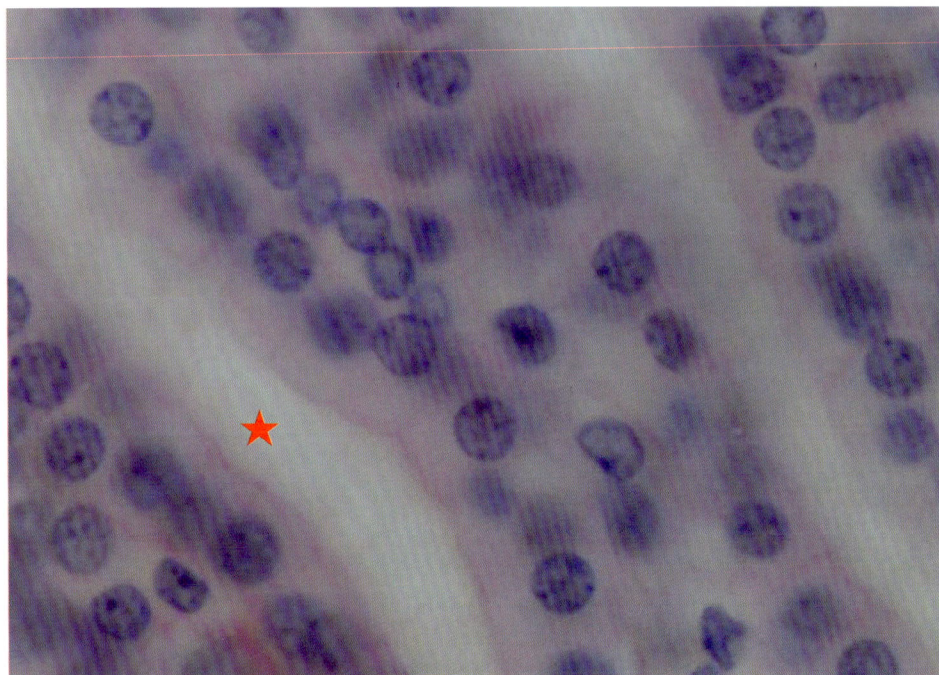

■ 图1-44　大白鼠肾乳头源干细胞−肾细胞演化系（6）

苏木素−伊红染色　×400

★示向上生长的干细胞形成管状结构。

（四）血管源干细胞−肾细胞演化系

　　肾血管是一个由血管源干细胞不断从内向外演化、添加并外推的动力学系统，其管壁外层细胞可离散形成间质干细胞（图1-45～图1-47），进一步演化为成肾细胞及肾细胞（图1-48），间质干细胞及过渡性细胞可见直接分裂象（图1-49、图1-50）。

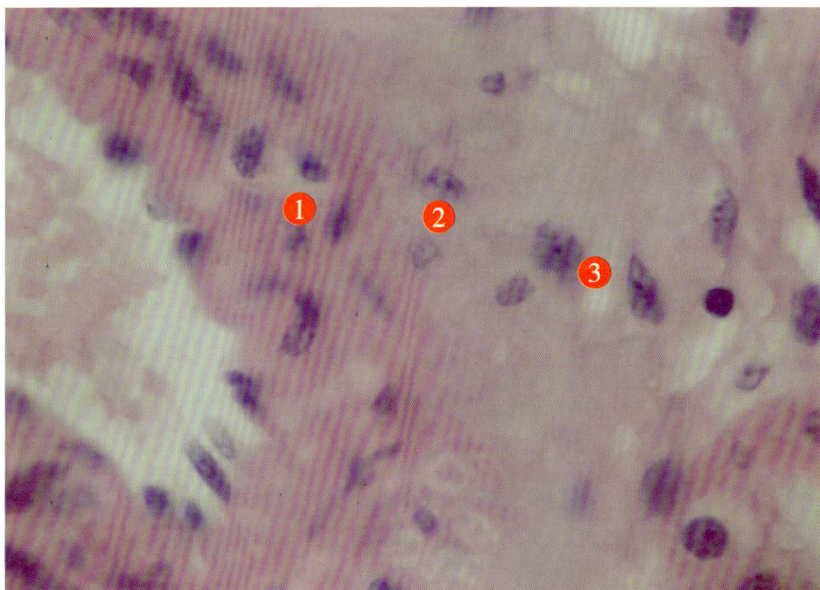

■ 图1-45　大白鼠血管源干细胞-肾细胞演化系（1）

苏木素-伊红染色　×400

❶示血管壁细胞；❷示离散血管壁细胞；❸示间质干细胞。

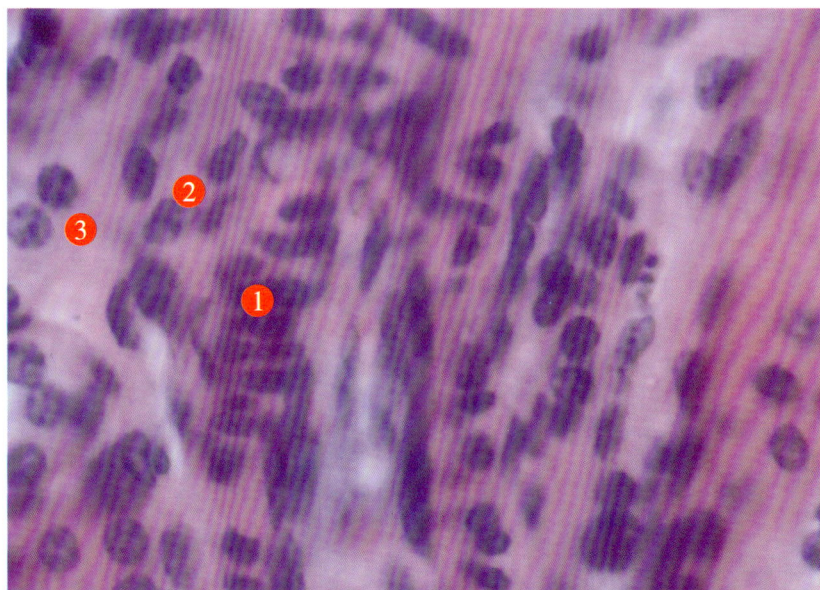

■ 图1-46　大白鼠血管源干细胞-肾细胞演化系（2）

苏木素-伊红染色　×400

❶示血管壁细胞；❷示离散血管壁细胞与间质干细胞；❸示成
肾细胞。

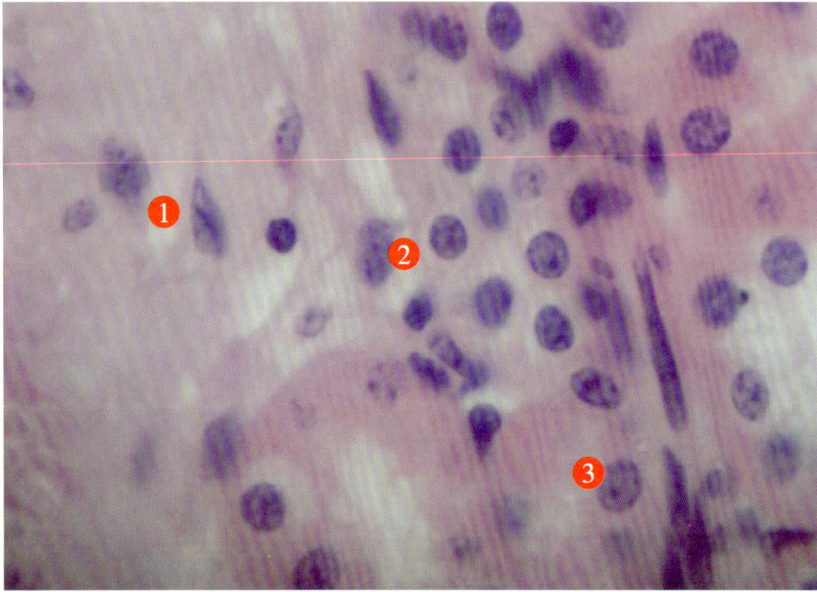

■ 图1-47 大白鼠血管源干细胞-肾细胞演化系（3）

苏木素-伊红染色 ×400

❶示间质干细胞；❷示成肾细胞；❸示肾细胞。

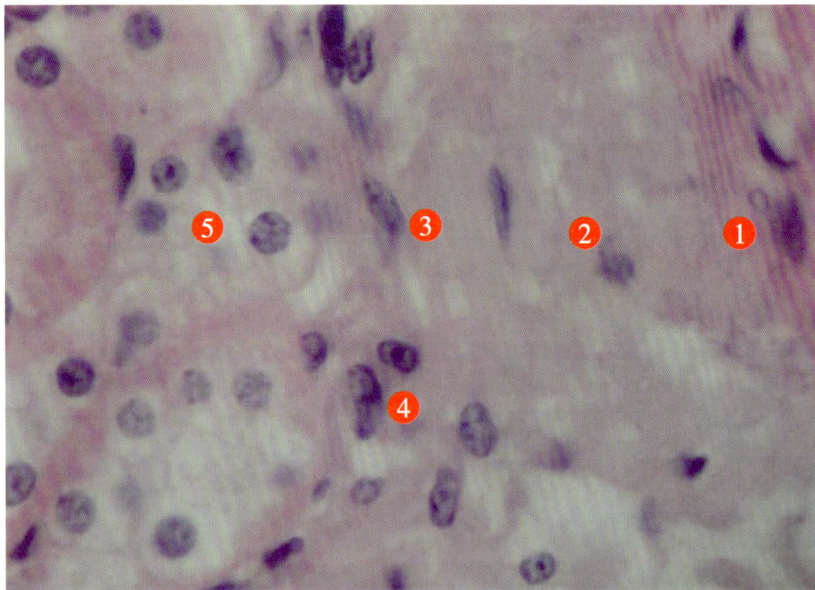

■ 图1-48 大白鼠血管源干细胞-肾细胞演化系（4）

苏木素-伊红染色 ×400

❶示血管壁细胞；❷和❸示间质干细胞；❹示成肾细胞；❺示肾细胞。

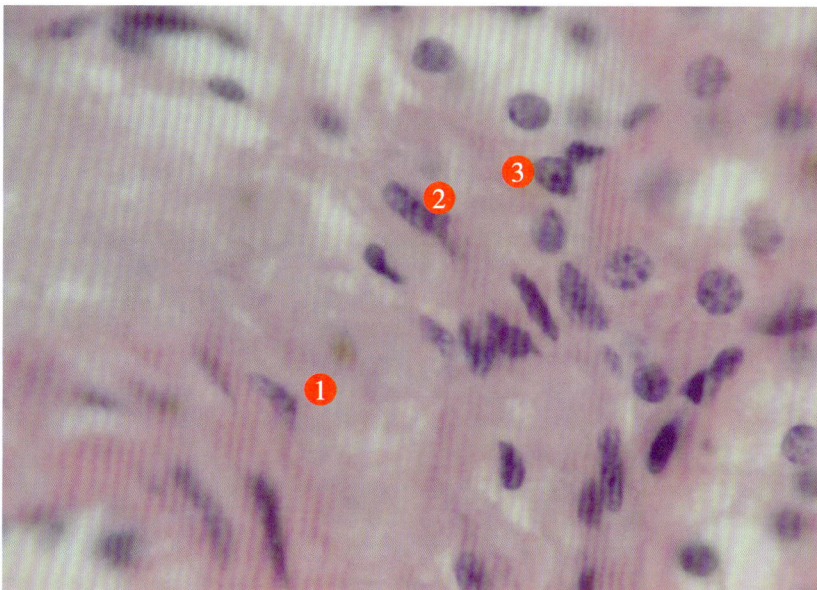

■ 图1-49　大白鼠血管源干细胞-肾细胞演化系（5）
苏木素-伊红染色　×400
❶示血管壁细胞；❷示直接分裂中的间质干细胞；❸示成肾细胞。

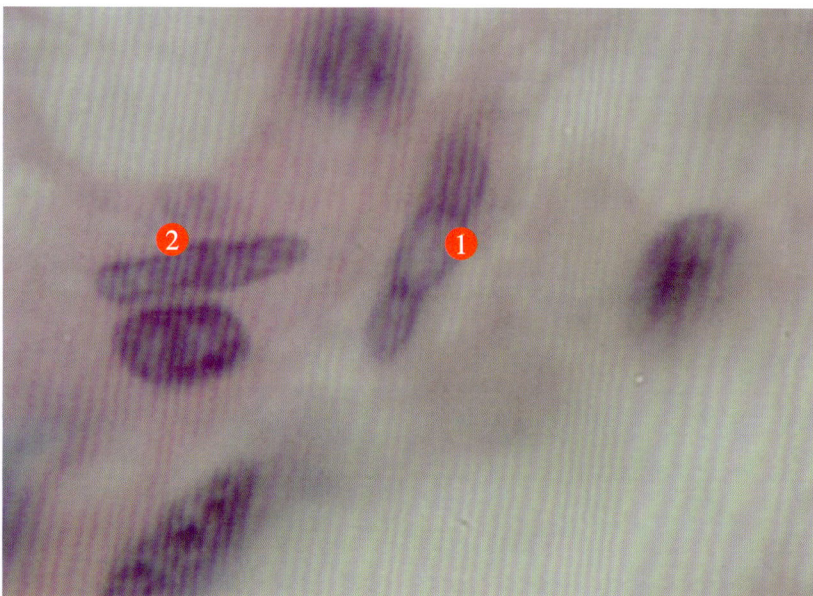

■ 图1-50　大白鼠血管源干细胞-肾细胞演化系（6）
苏木素-伊红染色　×1 000
❶和❷示过渡性细胞横隔式直接分裂象。

（五）干细胞巢-肾细胞演化系

肾血管旁干细胞巢的干细胞也可演化形成肾细胞（图1-51、图1-52）。

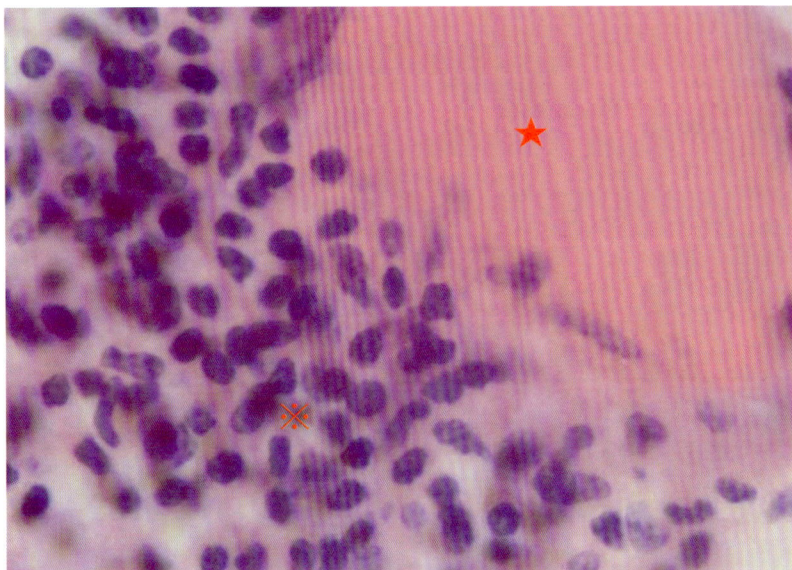

■ 图1-51　大白鼠干细胞巢-肾细胞演化系（1）

苏木素-伊红染色　×400

★示血管腔。※示血管旁干细胞巢。

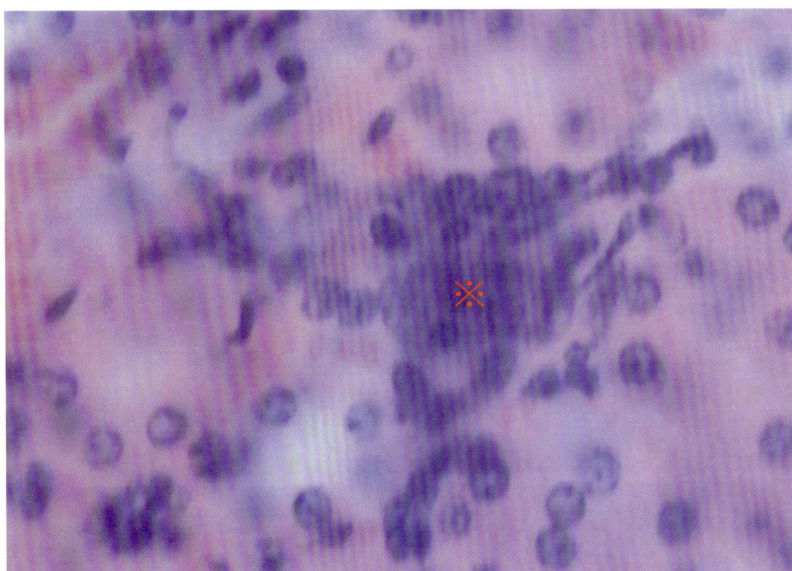

■ 图1-52　大白鼠干细胞巢-肾细胞演化系（2）

苏木素-伊红染色　×400

※示肾干细胞巢。

三、大白鼠肾小体结构动力学

大白鼠肾小体结构动力学可分肾小体形成、肾小体成熟和肾小体衰亡三个阶段。

（一）肾小体形成阶段

大白鼠肾小体以原基原位方式形成，形成肾小体原基诱导周围幼稚肾细胞聚集，逐渐形成环绕原基幼稚肾细胞环（图1-53～图1-55），局部幼稚肾细胞与邻近肾细胞之间出现间断裂隙与空泡（图1-56～图1-59），间断裂隙与空泡逐渐遍布肾小体原基四周（图1-60、图1-61），在肾小体演化早期即可见明显的致密斑（图1-62、图1-63），这些间断裂隙与空泡可相互连通（图1-64～图1-69），最后形成几乎环绕整个血管球的肾小囊间隙（图1-70～图1-72）。

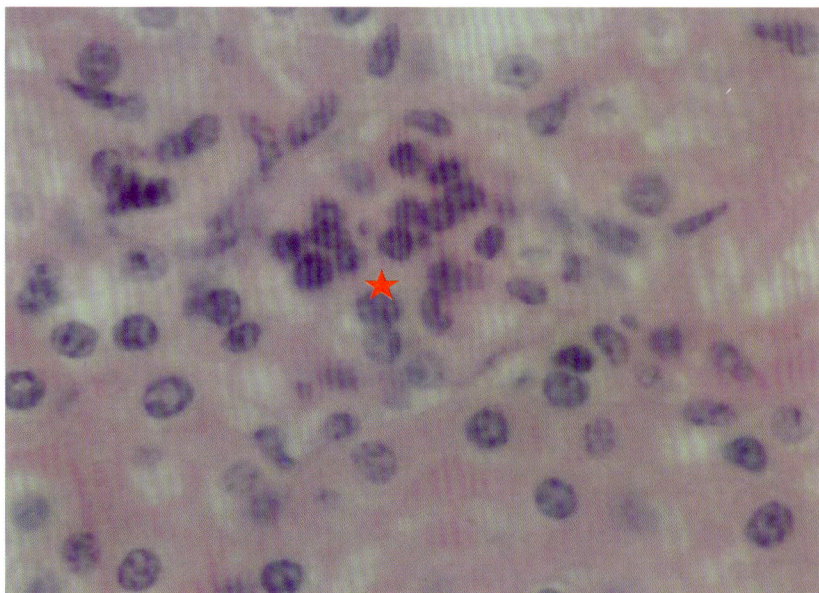

■ 图1-53 大白鼠肾小体形成（1）

苏木素-伊红染色 ×400

★示逐渐吸引幼稚肾细胞聚集的肾小体原基。

31

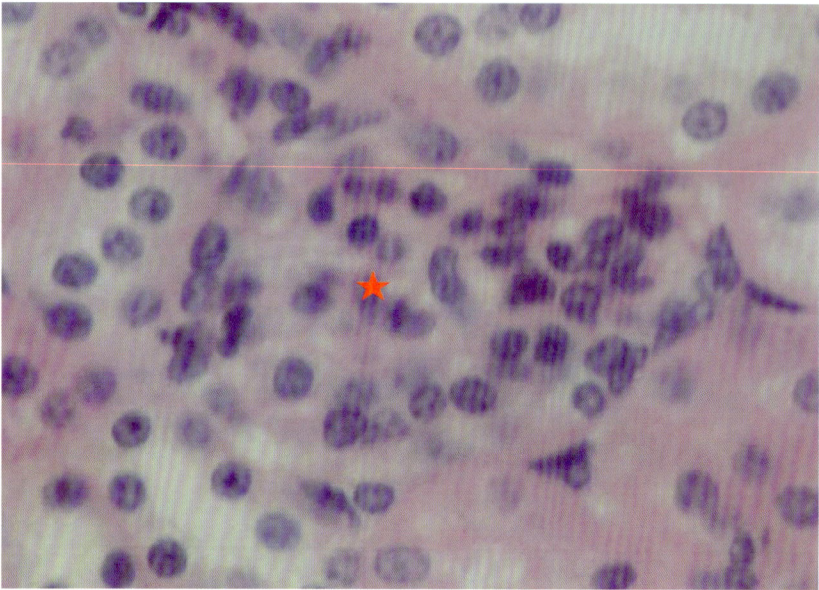

■ 图1-54 大白鼠肾小体形成（2）

苏木素-伊红染色 ×400

★ 示逐渐吸引幼稚肾细胞聚集的肾小体原基。

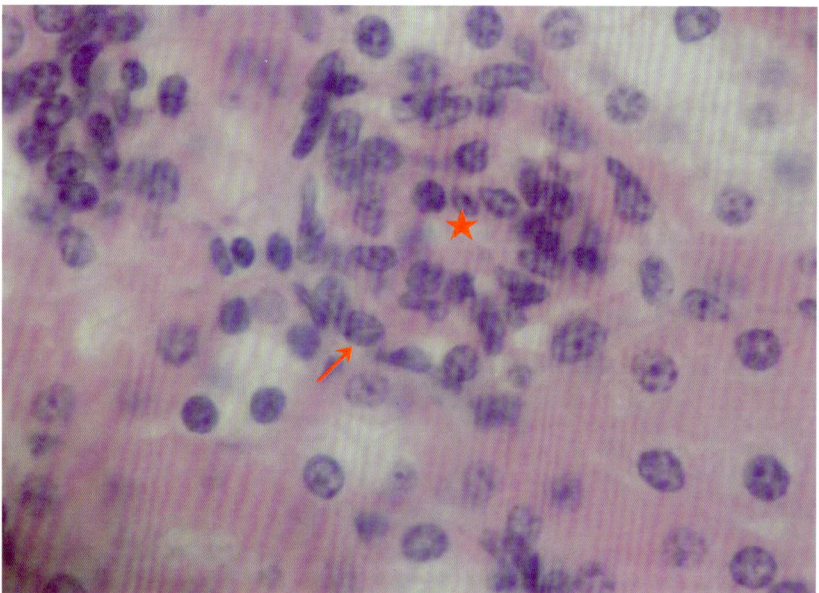

■ 图1-55 大白鼠肾小体形成（3）

苏木素-伊红染色 ×400

★ 示逐渐吸引幼稚肾细胞聚集的肾小体原基；↗ 示环绕肾小体原基的幼稚肾细胞环。

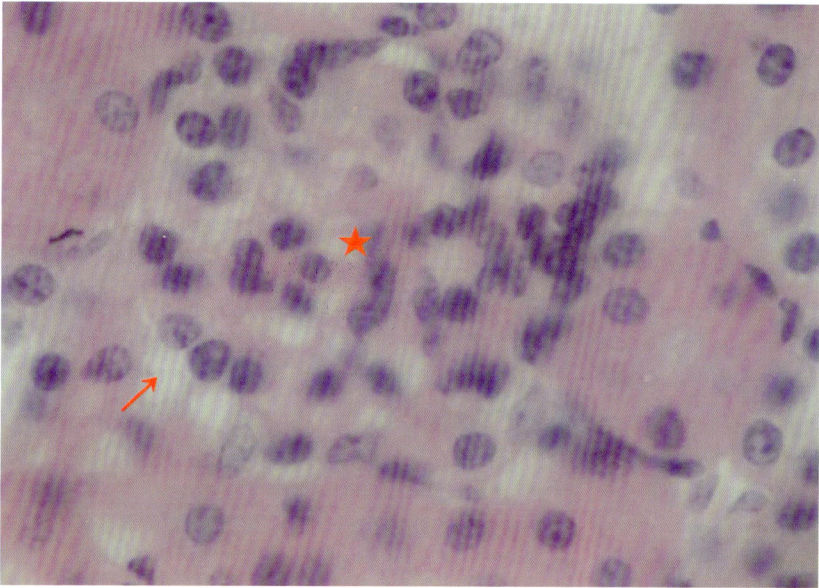

■ 图1-56　大白鼠肾小体形成（4）

苏木素-伊红染色　×400

★示肾小体原基；↗示肾小体原基周围空泡与裂隙。

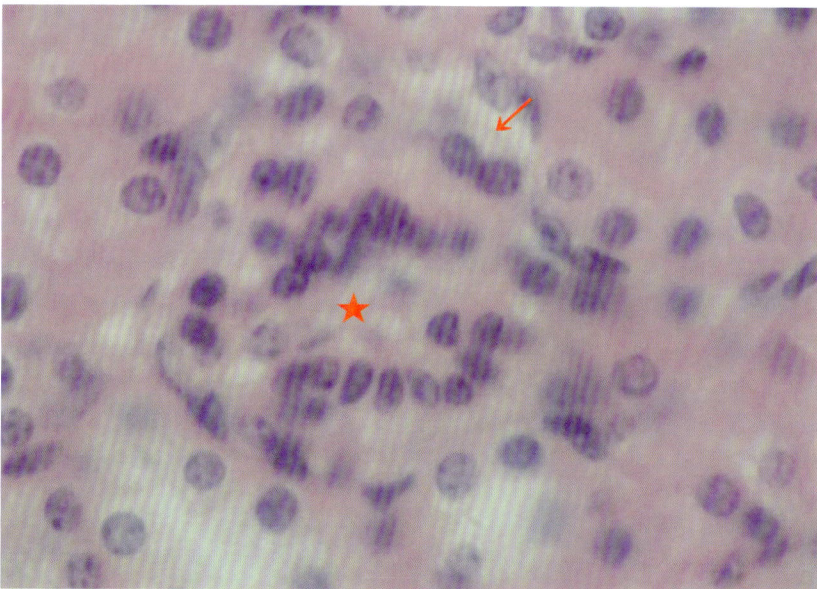

■ 图1-57　大白鼠肾小体形成（5）

苏木素-伊红染色　×400

★示肾小体原基；↙示肾小体原基周围空泡与裂隙。

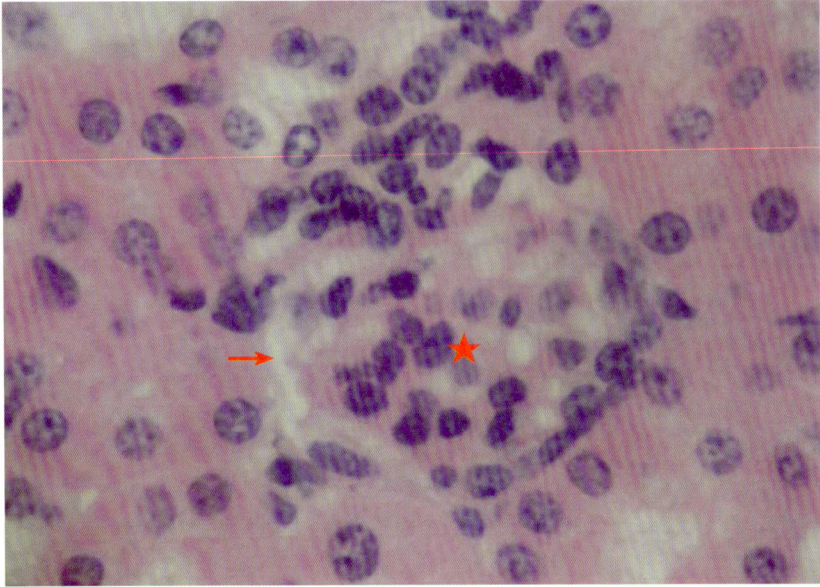

■ **图1-58 大白鼠肾小体形成（6）**

苏木素-伊红染色 ×400

★示肾小体原基；➡️示肾小体原基周围空泡与裂隙。

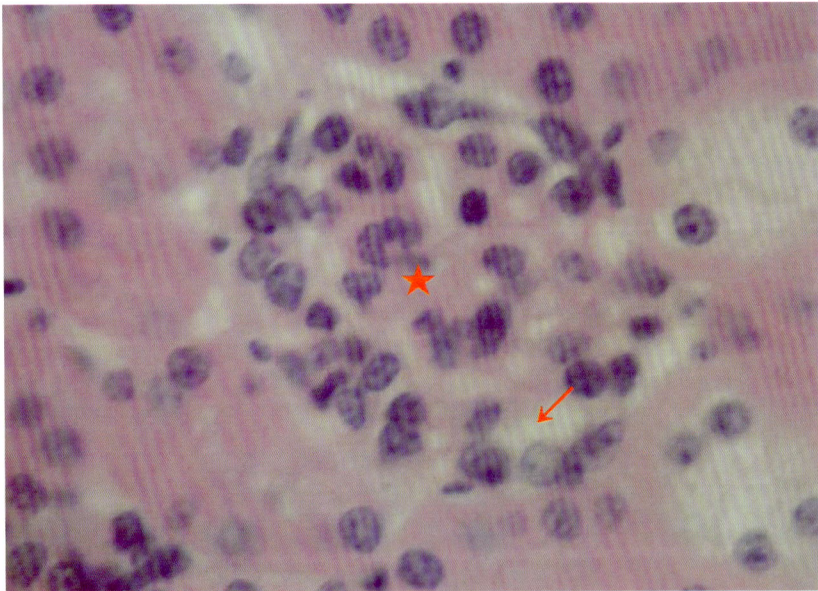

■ **图1-59 大白鼠肾小体形成（7）**

苏木素-伊红染色 ×400

★示肾小体原基；↙示肾小体原基周围的空泡与裂隙。

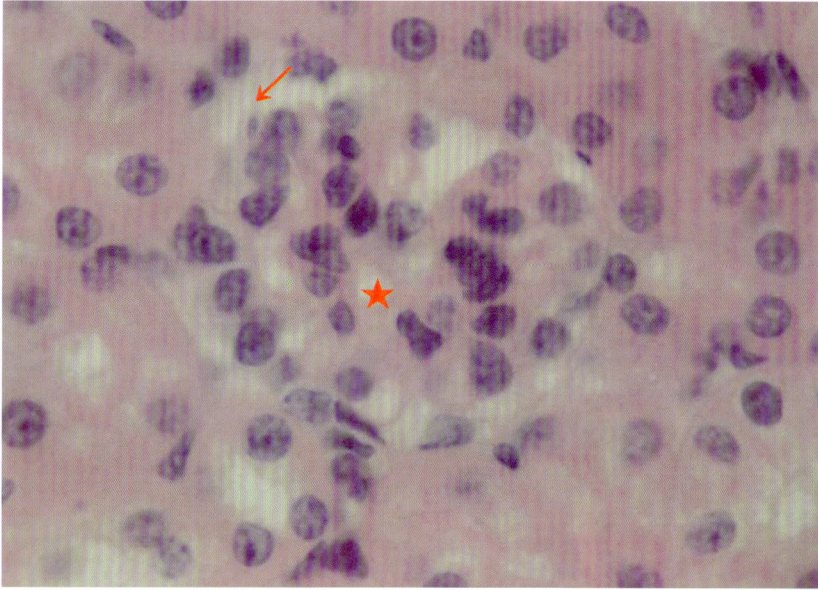

■ 图1-60 大白鼠肾小体形成（8）

苏木素-伊红染色 ×400

★示肾小体原基；✦示肾小体原基周围的空泡与裂隙。

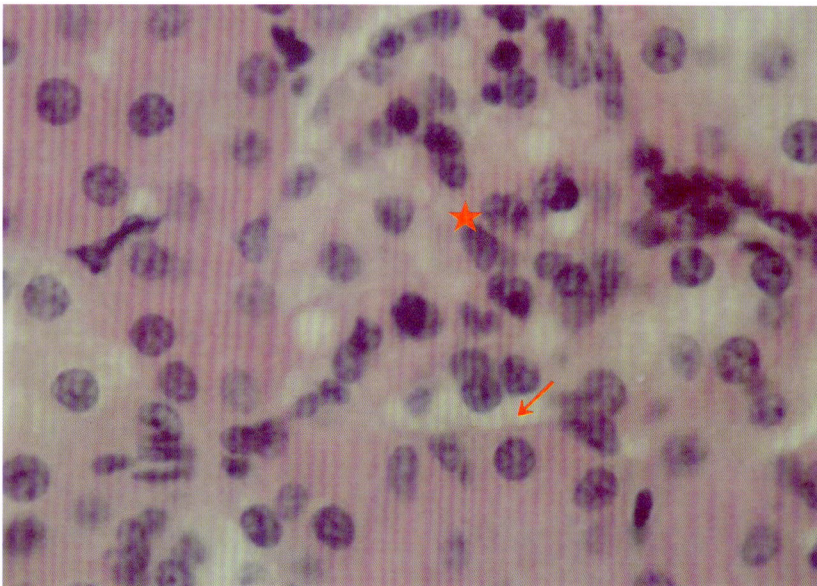

■ 图1-61 大白鼠肾小体形成（9）

苏木素-伊红染色 ×400

★示肾小体原基；✦示肾小体原基周围的空泡与裂隙。

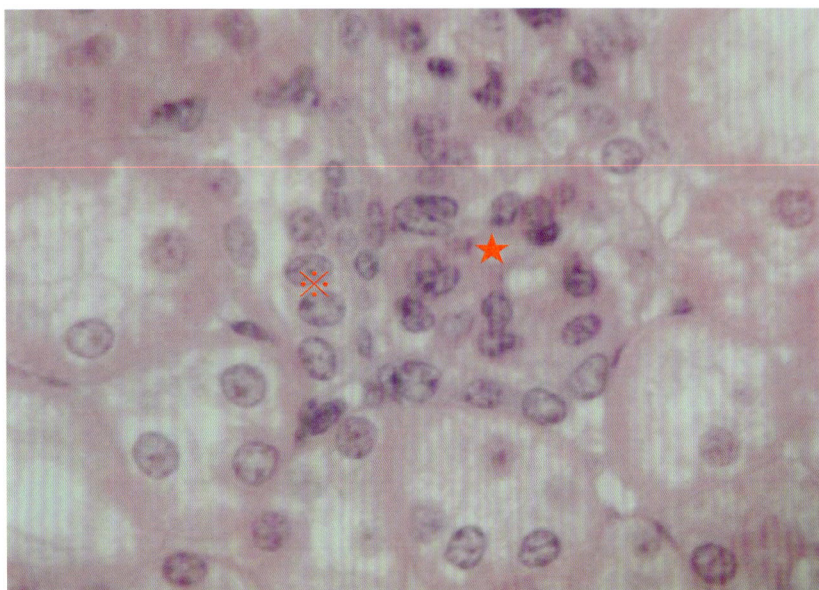

■ 图1-62　大白鼠肾小体形成（10）
苏木素–伊红染色　×400
★示肾小体原基；※示致密斑。

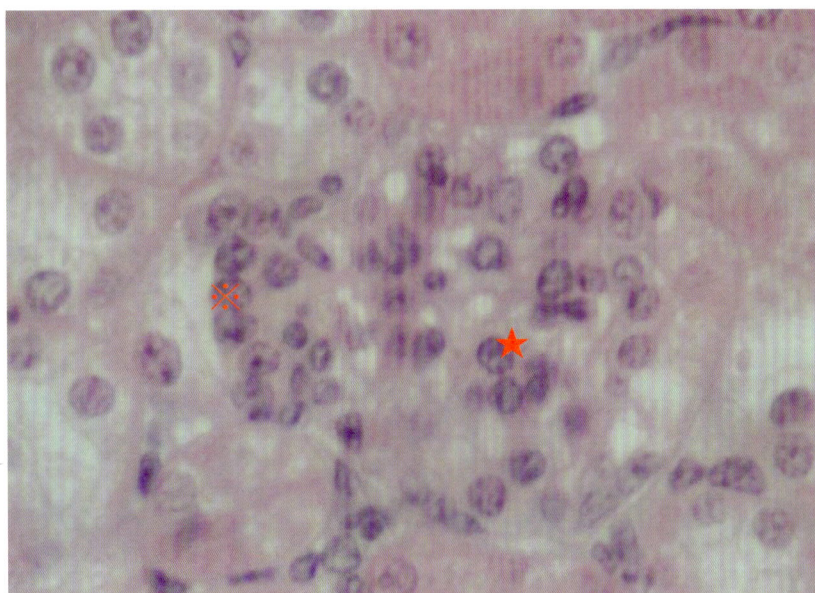

■ 图1-63　大白鼠肾小体形成（11）
苏木素–伊红染色　×400
★示肾小体原基；※示致密斑。

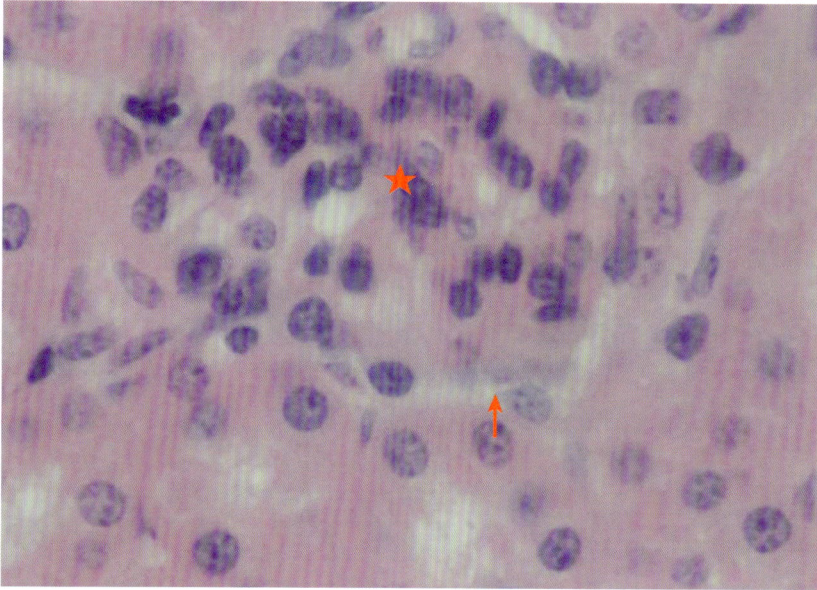

■ 图1-64 大白鼠肾小体形成（12）

苏木素-伊红染色 ×400

★示肾小体原基；↑示间断裂隙相互通连。

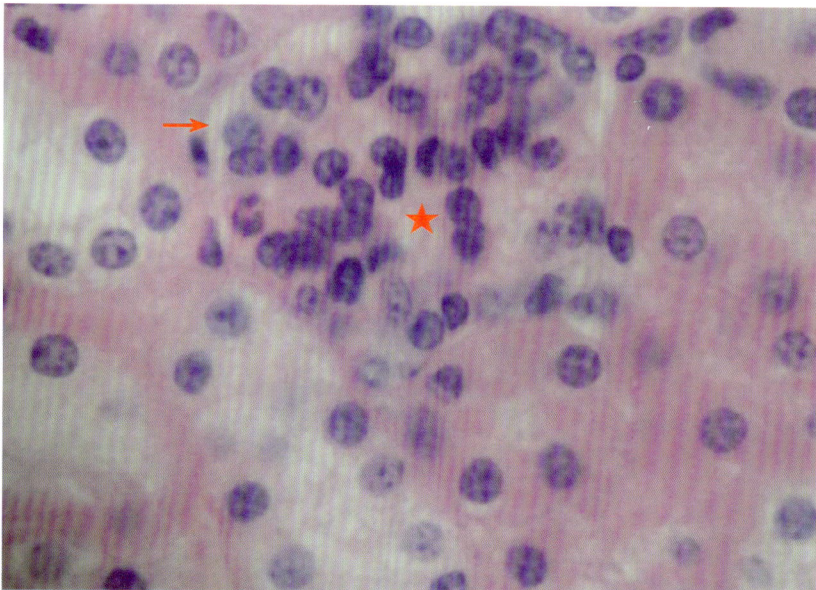

■ 图1-65 大白鼠肾小体形成（13）

苏木素-伊红染色 ×400

★示肾小体原基；→示间断裂隙相互通连。

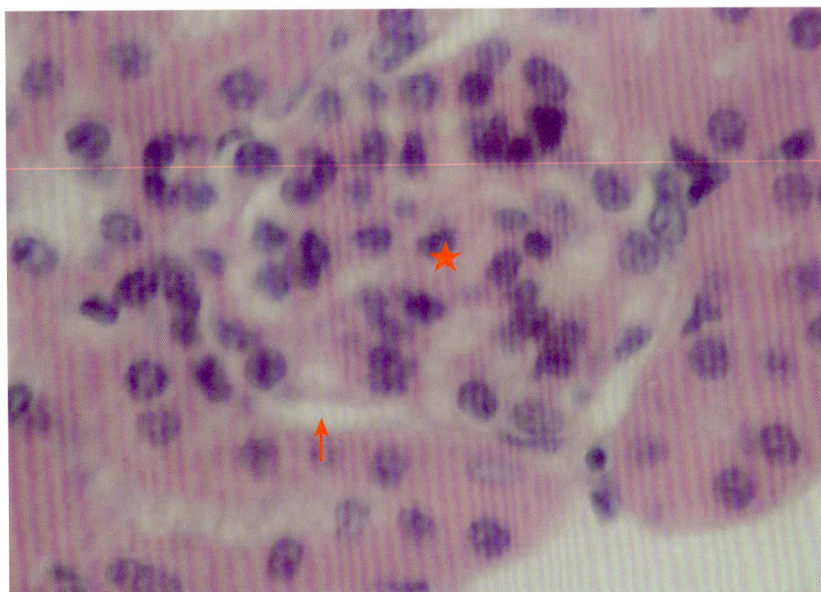

■ 图1-66　大白鼠肾小体形成（14）

苏木素-伊红染色　×400

★ 示肾小体原基；↑ 示间断裂隙相互通连。

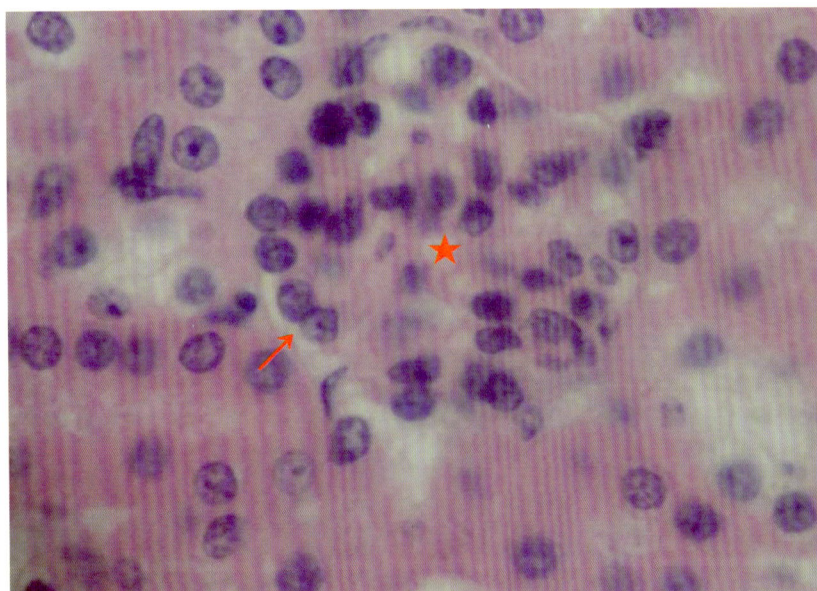

■ 图1-67　大白鼠肾小体形成（15）

苏木素-伊红染色　×400

★ 示肾血管球；↗ 示间断裂隙相互通连。

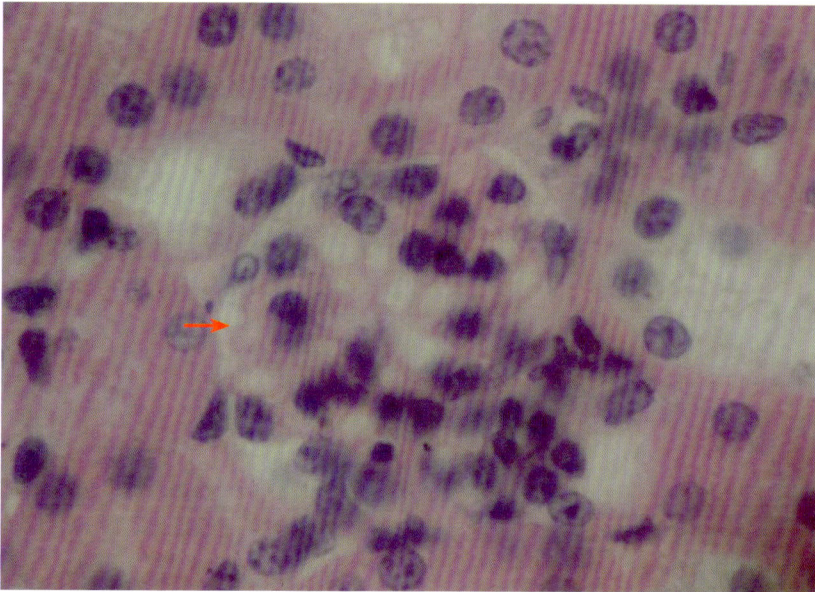

■ 图1-68　大白鼠肾小体形成（16）

苏木素-伊红染色　×400

→示间断裂隙相互通连。

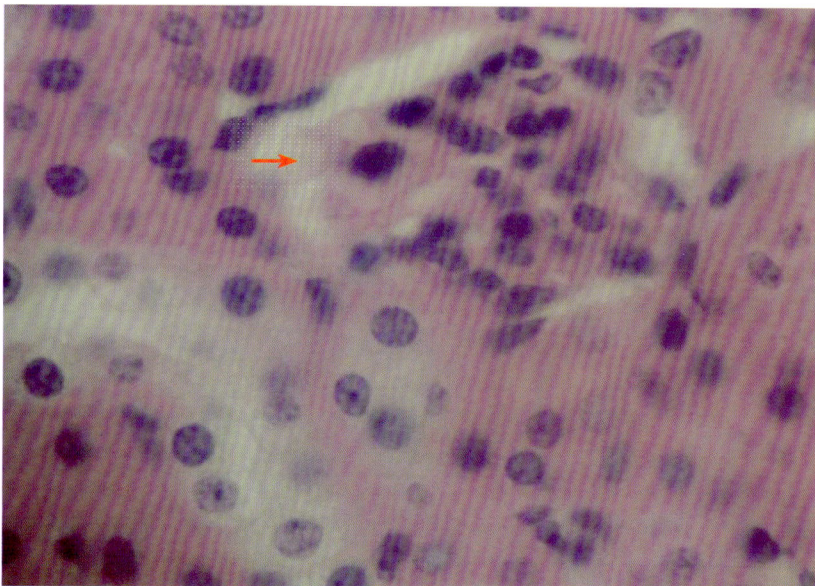

■ 图1-69　大白鼠肾小体形成（17）

苏木素-伊红染色　×400

→示间断裂隙相互融合、通连。

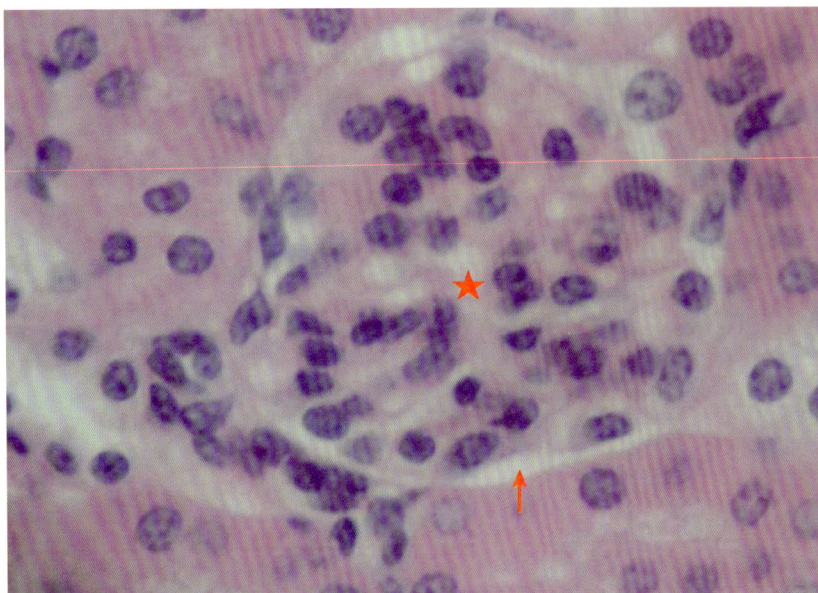

■ 图1-70 大白鼠肾小体形成（18）

苏木素-伊红染色　×400

★示肾血管球；↑示几乎包绕整个血管球的肾小囊腔。

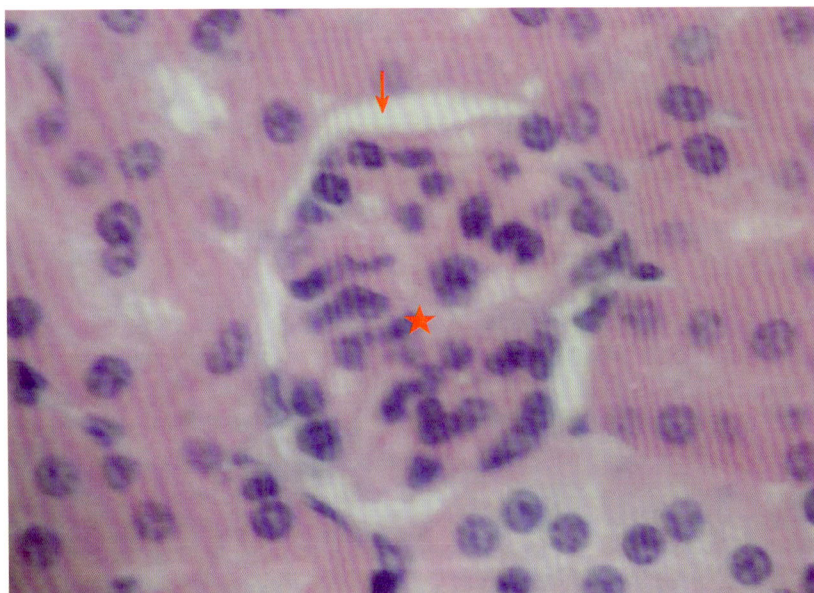

■ 图1-71 大白鼠肾小体形成（19）

苏木素-伊红染色　×400

★示肾血管球；↓示几乎包绕整个血管球的肾小囊腔。

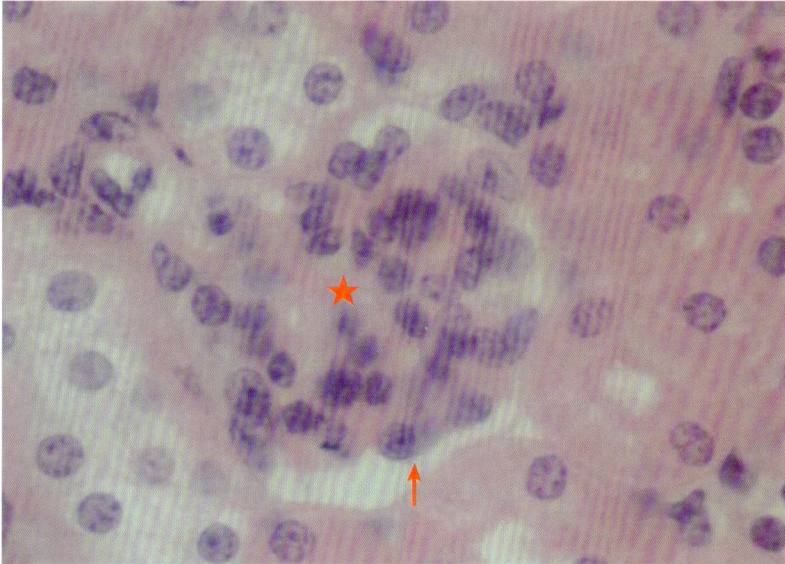

■ 图1-72　大白鼠肾小体形成（20）

苏木素–伊红染色　×400

★ 示肾血管球；↑ 示几乎包绕整个血管球的肾小囊腔。

（二）肾小体成熟阶段

成熟肾小体的肾小囊腔呈窄隙状，血管球细胞核固缩较少（图1-73～图1-75）。

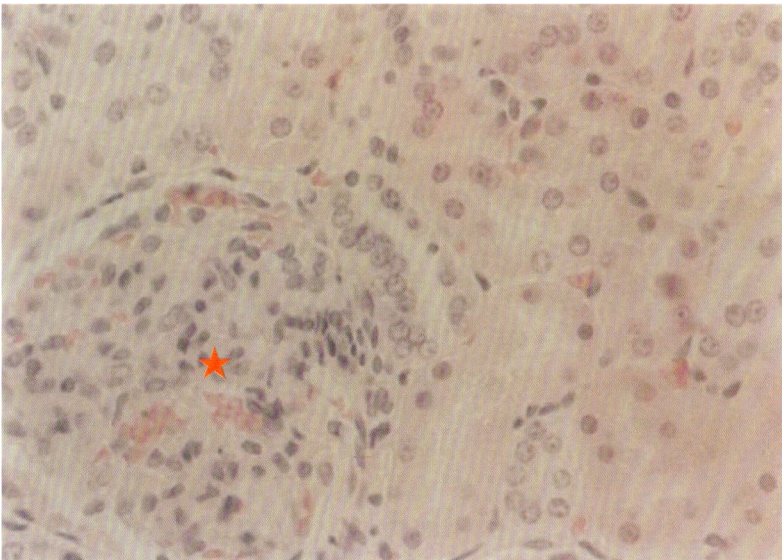

■ 图1-73　大白鼠肾小体成熟（1）

苏木素–伊红染色　×200

★ 示肾小囊腔呈窄隙状，血管球细胞少见核固缩。

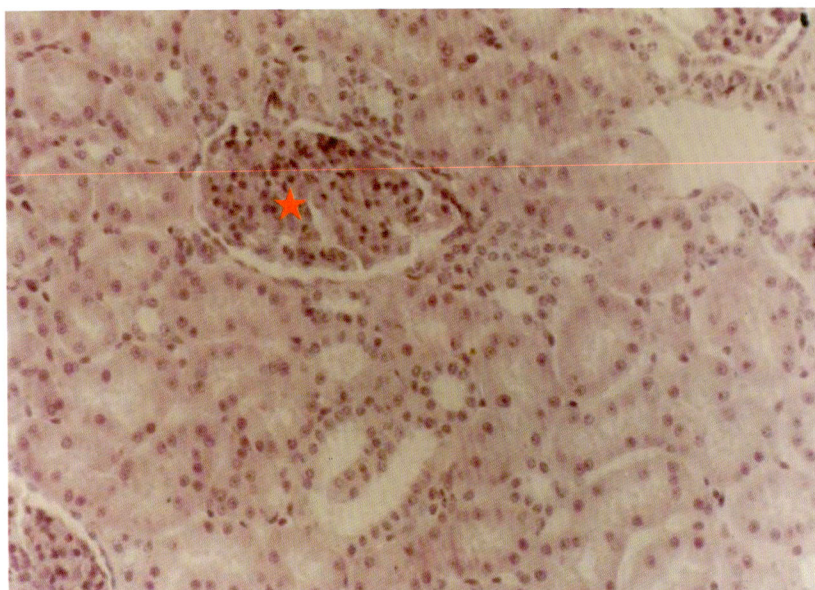

■ 图1-74　大白鼠肾小体成熟（2）

苏木素-伊红染色　×100

★ 示肾小囊腔呈窄隙状，血管球细胞核固缩较少。

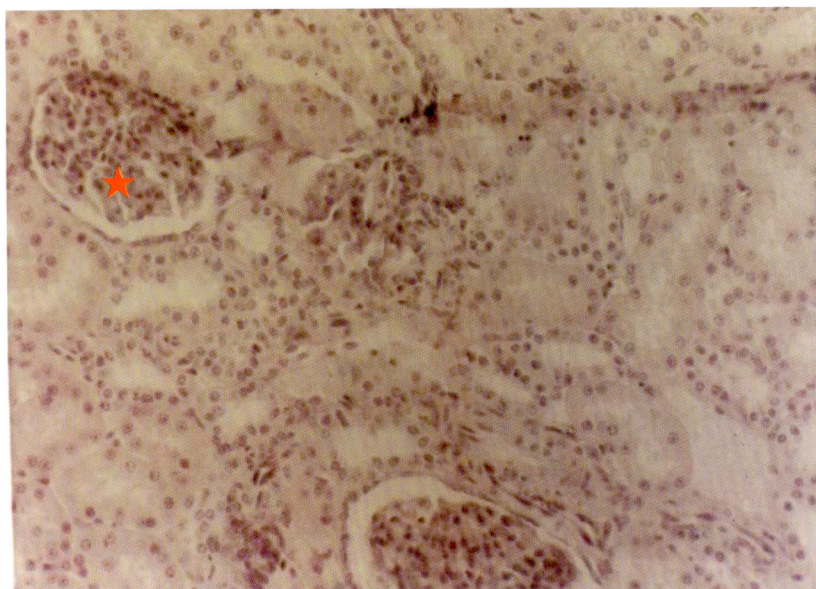

■ 图1-75　大白鼠肾小体成熟（3）

苏木素-伊红染色　×100

★ 示肾小囊腔呈窄隙状，血管球细胞核固缩较少。

（三）肾小体衰亡阶段

肾小体衰老表现为肾小囊腔逐渐变宽（图1-76、图1-77），血管球内核固缩细胞逐渐增多（图1-78、图1-79），进而血管球萎缩、消融（图1-80、图1-81）。

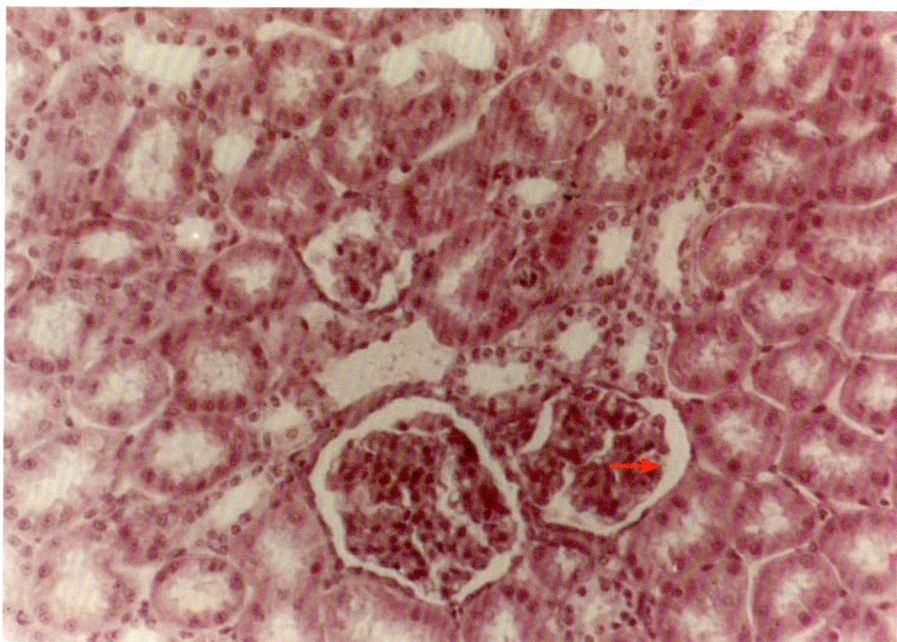

■ **图1-76　大白鼠肾小体衰亡（1）**
苏木素-伊红染色　×100
→示肾小体的肾小囊腔逐渐变宽。

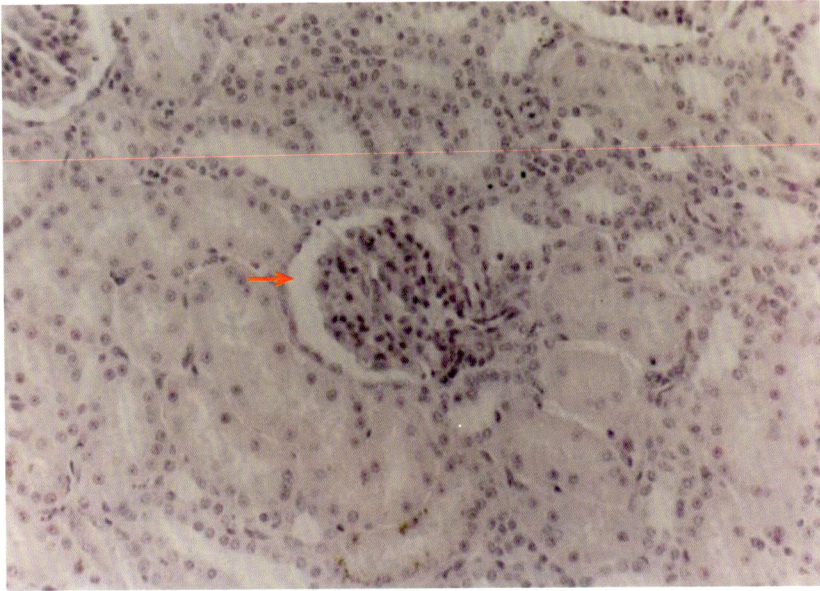

■ 图1-77　大白鼠肾小体衰亡（2）

苏木素-伊红染色　×100

→示肾小体的肾小囊腔逐渐变宽。

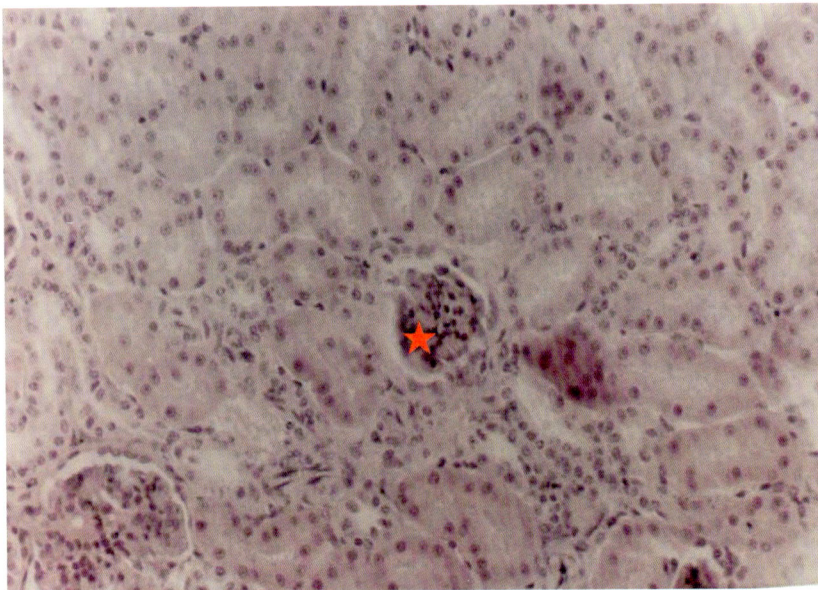

■ 图1-78　大白鼠肾小体衰亡（3）

苏木素-伊红染色　×100

★示肾小体血管球核固缩细胞逐渐增多。

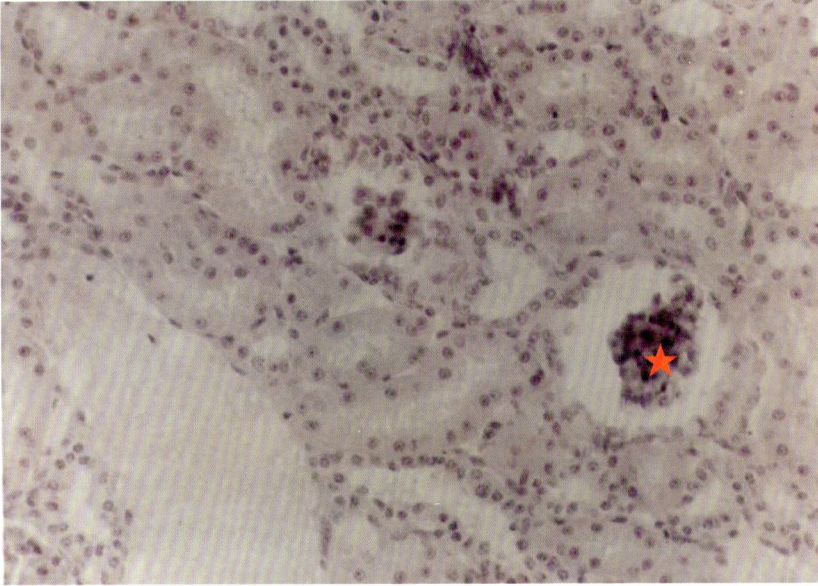

■ 图1–79 大白鼠肾小体衰亡（4）

苏木素–伊红染色 ×100

★示肾小体血管球核萎缩，固缩核细胞逐渐增多。

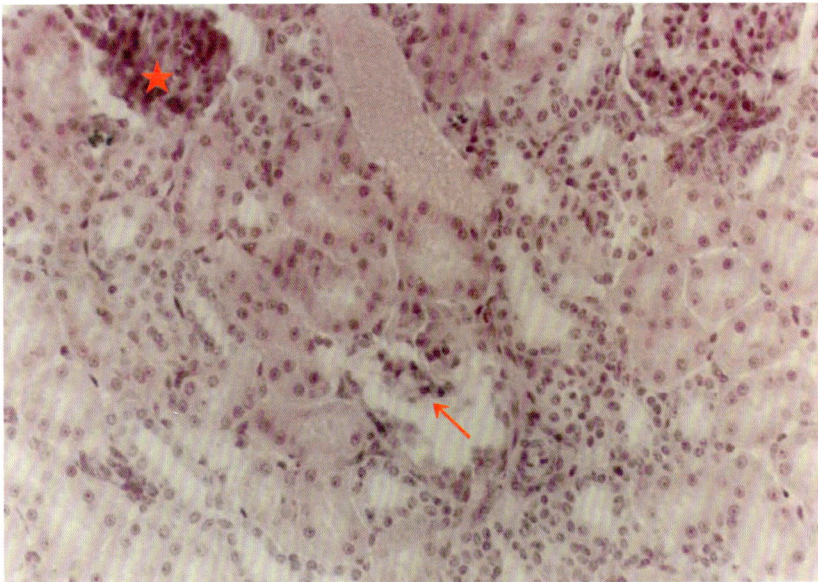

■ 图1–80 大白鼠肾小体衰亡（5）

苏木素–伊红染色 ×100

★示肾小体血管球萎缩，固缩核细胞逐渐增多；↖示肾血管
球溶解。

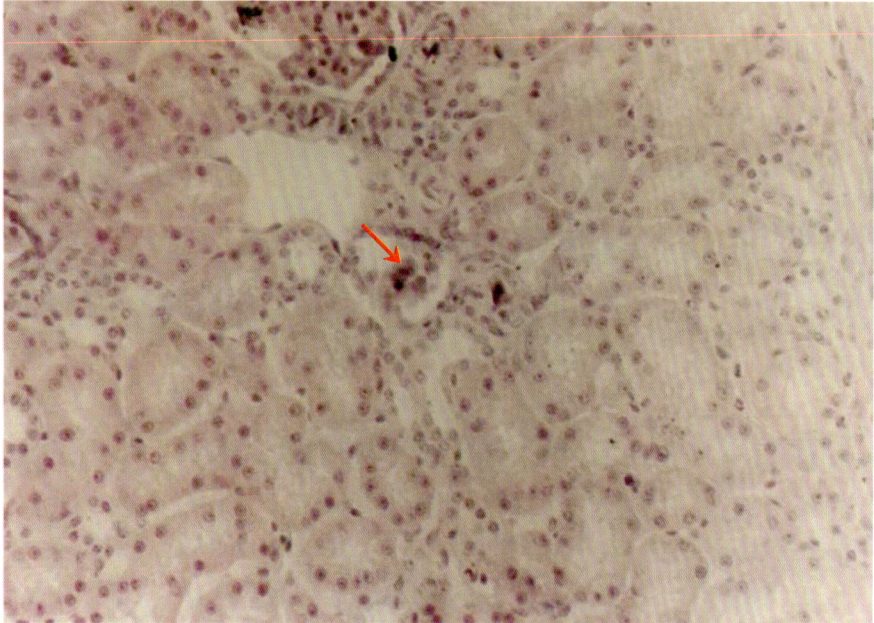

■ 图1-81 大白鼠肾小体衰亡（6）

苏木素-伊红染色 ×100

↙ 示肾小体血管球核萎缩、溶解。

四、大白鼠肾皮质与髓质交界

　　大白鼠被膜与皮质同属被膜源干细胞-肾细胞系，可演化形成成肾细胞及远端肾小管，被渐次推移并嗜酸化进入皮质，而皮质与髓质交界较明显（图1-82、图1-83），但仔细分辨可见来自肾盏的髓质细胞索深入皮质（图1-84、图1-85）；人肾皮质与髓质交界更可见到被较幼稚的远端肾小管细胞包围、侵蚀的近端肾小管细胞（图1-86、图1-87）。较幼稚的远端肾小管细胞受演化程度较高的近端肾小管细胞及肾小囊诱导吸引，侵蚀并与后者连接，这是肾单位各段随机接通的自组织机制。

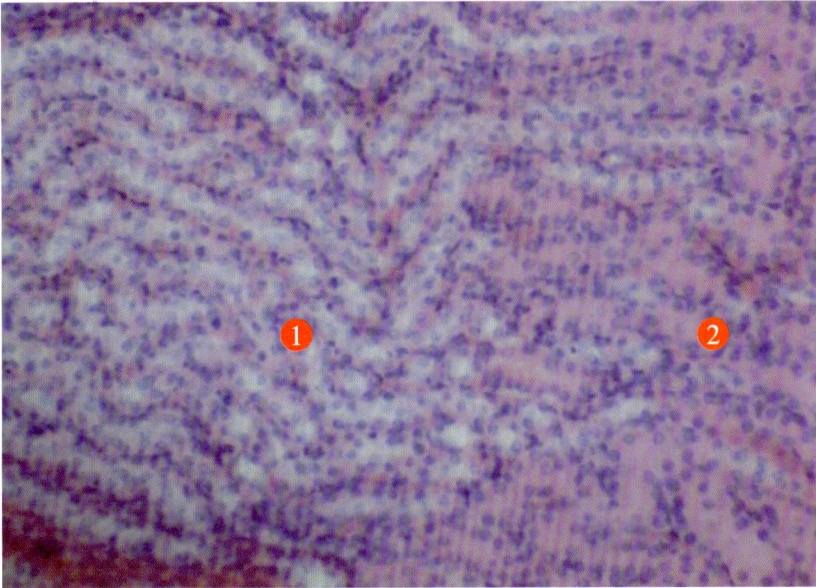

■ 图1-82　大白鼠肾皮质与髓质交界（1）

苏木素-伊红染色　×100

❶示髓质带；❷示皮质带。

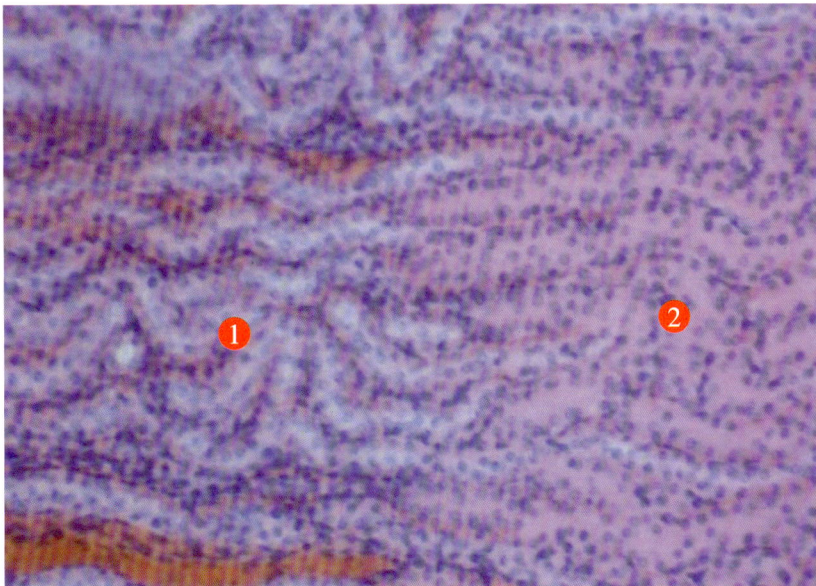

■ 图1-83　大白鼠肾皮质与髓质交界（2）

苏木素-伊红染色　×100

❶示髓质带；❷示皮质带。

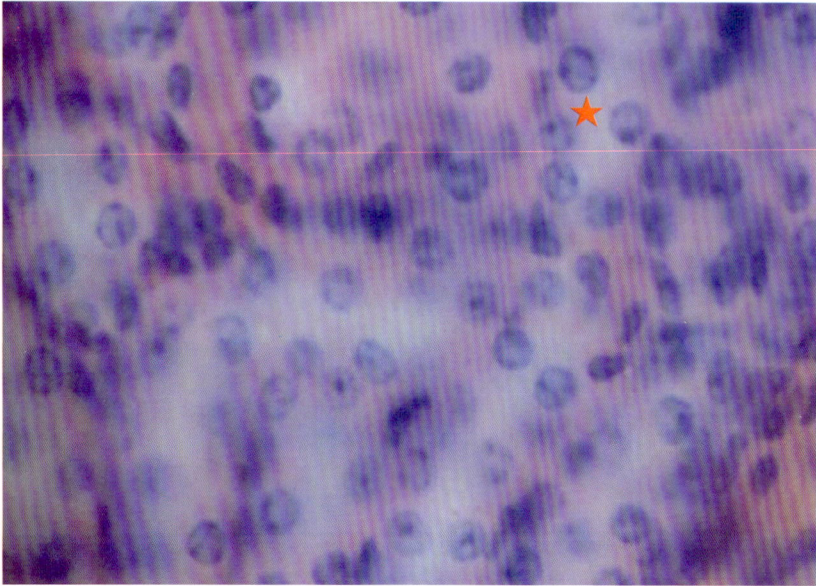

■ 图1-84　大白鼠肾皮质与髓质交界（3）

苏木素–伊红染色　×400

★ 示伸入皮质带的髓质细胞索。

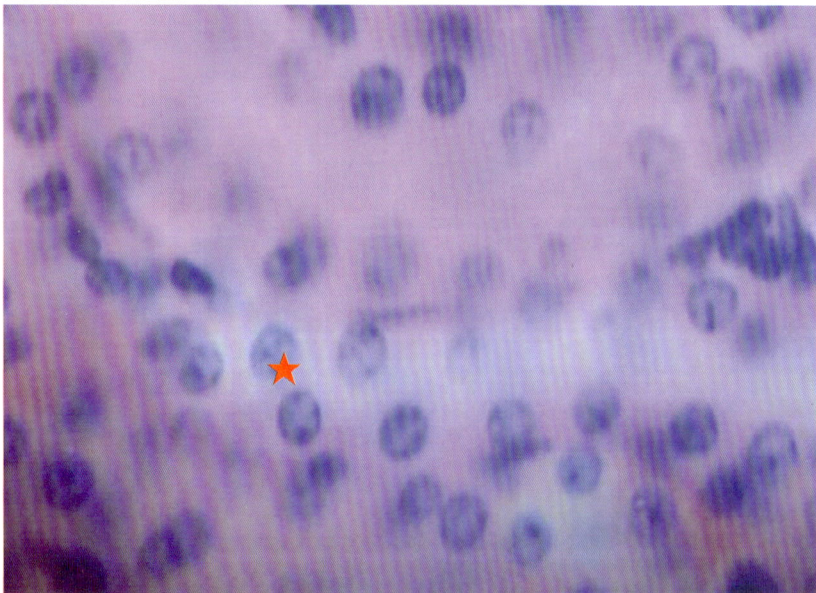

■ 图1-85　大白鼠肾皮质与髓质交界（4）

苏木素–伊红染色　×400

★ 示深入皮质带的髓质细胞索。

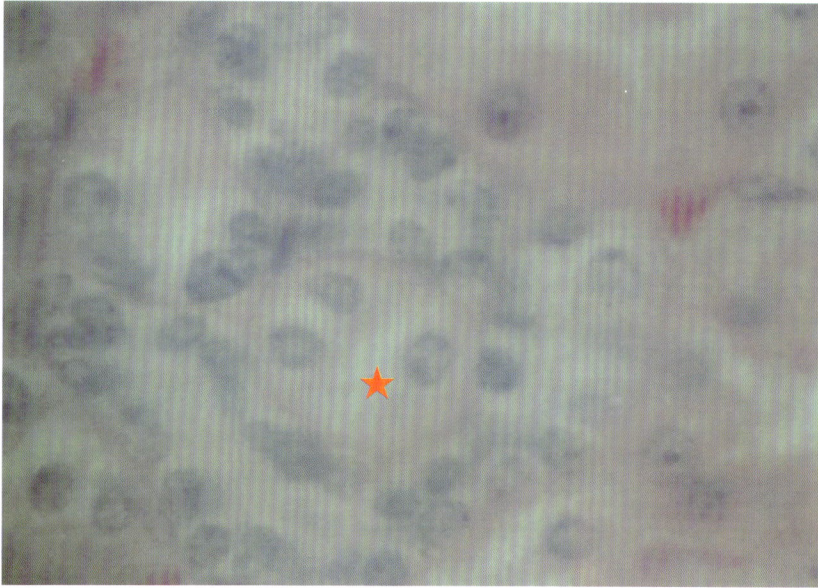

■ 图1-86　人肾皮质髓质交界（1）

苏木素–伊红染色　×400

★示处于被较幼稚的远端肾小管细胞包围、侵蚀中的近端肾小管细胞。

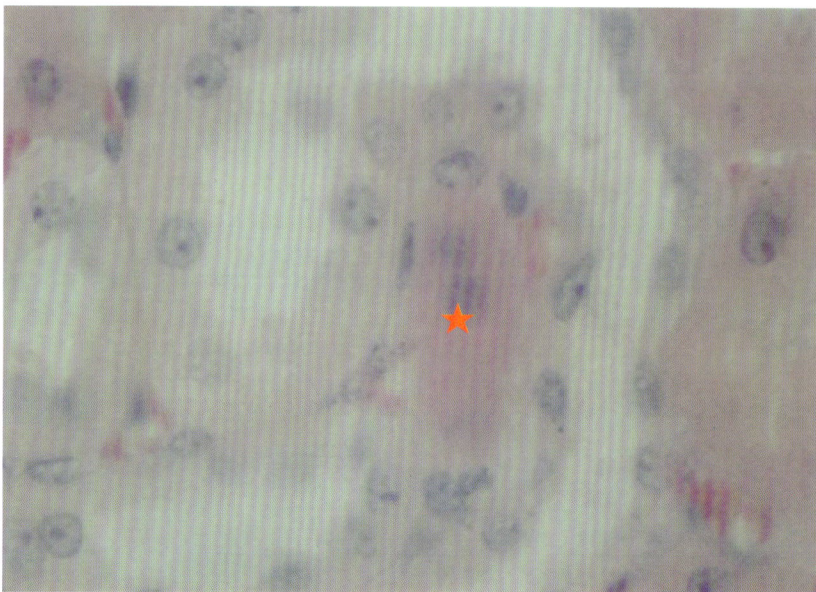

■ 图1-87　人肾皮质髓质交界（2）

苏木素–伊红染色　×400

★示处于被较幼稚的远端肾小管细胞包围、侵蚀中的近端肾小管细胞。

小 结

　　大白鼠肾实质主要由大白鼠肾细胞系构成，大白鼠肾细胞系具有成管倾向，成体大白鼠肾细胞首先形成远端肾小管，远端肾小管上皮细胞可逐渐嗜酸化，经兼具远端和近端肾小管双重演化特征的过渡性肾小管演变为细胞质嗜酸性的近端肾小管，其间可见肾小管细胞直接分裂象。近端肾小管上皮细胞胞质嗜酸性程度依次增加，成熟功能期近端肾小管纹状缘整齐、明显，过成熟近端肾小管纹状缘紊乱，衰退近端肾小管管壁细胞稀疏，多个细胞核褪色。

　　成体大白鼠肾细胞主要来源于被膜细胞-肾细胞演化系、脂源干细胞-肾细胞演化系、肾乳头源干细胞-肾细胞演化系、血管源干细胞-肾细胞演化系和肾干细胞巢-肾细胞演化系。大白鼠肾被膜较薄，其被膜细胞-肾细胞演化序远较人的演化序短促，大白鼠肾静息被膜细胞被激发经过渡性细胞、成肾细胞，演化形成肾细胞，成肾细胞可增生成团，而后中空形成远端小管。大白鼠肾部分由薄厚不等的脂肪性被膜所包裹，脂肪干细胞可演化形成成肾细胞、肾细胞，脂肪干细胞也可经类纤维细胞间接演化形成成肾细胞，或可经单层纤维性被膜细胞，甚至多层纤维性被膜细胞再演化形成成肾细胞、肾细胞。肾小盏腔面移行上皮外的类平滑肌细胞可演化成为成肾细胞。生长旺盛部位肾乳头源干细胞呈纵行向上生长，并形成髓质的管状结构。大白鼠皮质带与髓质带交界可见来自肾盏的髓质细胞索深入皮质带，还可见到被较幼稚的远端肾小管细胞包围、侵蚀的近端肾小管细胞，这是泌尿小管各部随机接通的内在机制。肾血管壁外层细胞可离散形成间质干细胞，进一步演化为成肾细胞及肾细胞。肾血管旁干细胞巢的干细胞也可演化形成肾细胞。

大白鼠肾小体演化可分肾小体形成、肾小体成熟和肾小体衰亡三个阶段。大白鼠肾小体以原基原位方式形成，肾小体原基诱导周围幼稚肾细胞聚集，幼稚肾细胞与邻近肾细胞之间出现间断裂隙与空泡，间断裂隙与空泡逐渐遍布肾小体原基四周，这些间断裂隙与空泡可相互连通，最后形成几乎环绕整个血管球的肾小囊间隙；成熟肾小体的肾小囊腔呈窄隙状，血管球细胞核固缩较少；肾小体衰老表现为肾小囊腔逐渐变宽，血管球内核固缩细胞逐渐增多，进而血管球萎缩、消融。

第二节　猴肾组织动力学特点

一、猴肾小管结构动力学

猴肾小管源自肾间质干细胞，近端小管细胞由远端小管细胞嬗变而来，同属肾细胞系。肾间质干细胞团中心出现不规则裂隙（图1-88～图1-90），中心裂隙融合形成中心腔，并逐渐扩大（图1-91～图1-93），但开始腔壁细胞仍呈多层（图1-94），而后细胞层数由多变少（图1-95、图1-96），经准单层上皮（图1-97～图1-99），演变为单层立方上皮的远端肾小管（图1-100、图1-101），远端肾小管上皮细胞胞质嗜碱性逐渐减弱（图1-102、图1-103），肾小管上皮细胞胞质逐渐显现嗜酸性（图1-104~图1-106），从演化早期到成熟的近端肾小管上皮细胞胞质嗜酸性依次增强（图1-107、图1-108），近端肾小管上皮细胞胞质嗜酸性强度也有差异（图1-109），习惯上分为近端肾小管和远端肾小管两种肾小管（图1-110、图1-111）是完全忽略其间的过渡状态人为武断分类。近端肾小管衰老表现为管壁细胞稀疏（图1-112）、细胞核褪色（图1-113）、核固缩（图1-114），或其多项衰亡特征均有呈现（图1-115）。

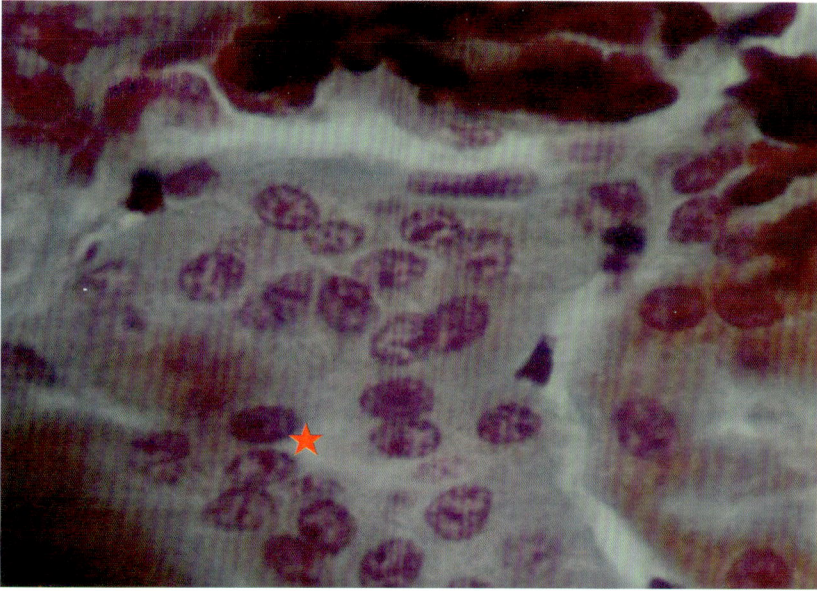

■ 图1-88　猴肾小管结构演化（1）

卡红染色　×400

★示肾间质干细胞团中心出现不规则裂隙。

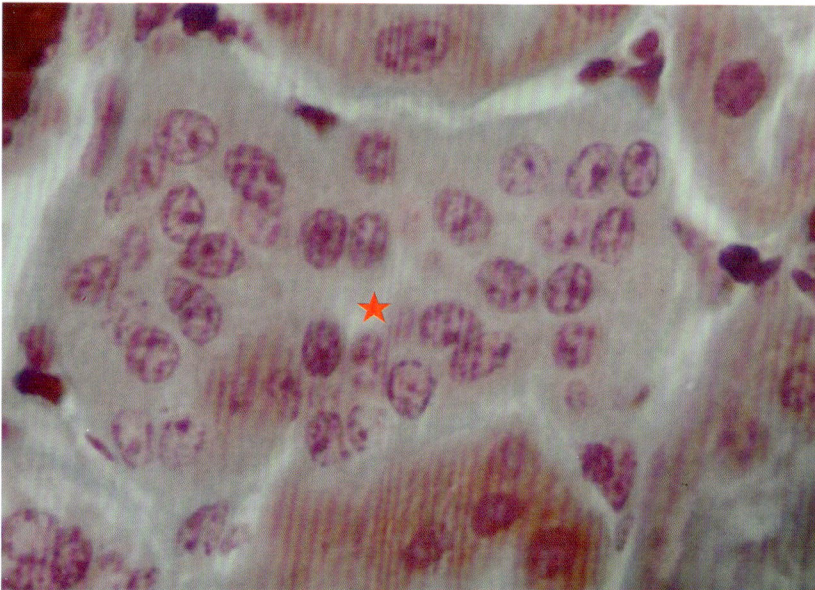

■ 图1-89　猴肾小管结构演化（2）

卡红染色　×400

★示肾间质干细胞团中心出现不规则裂隙。

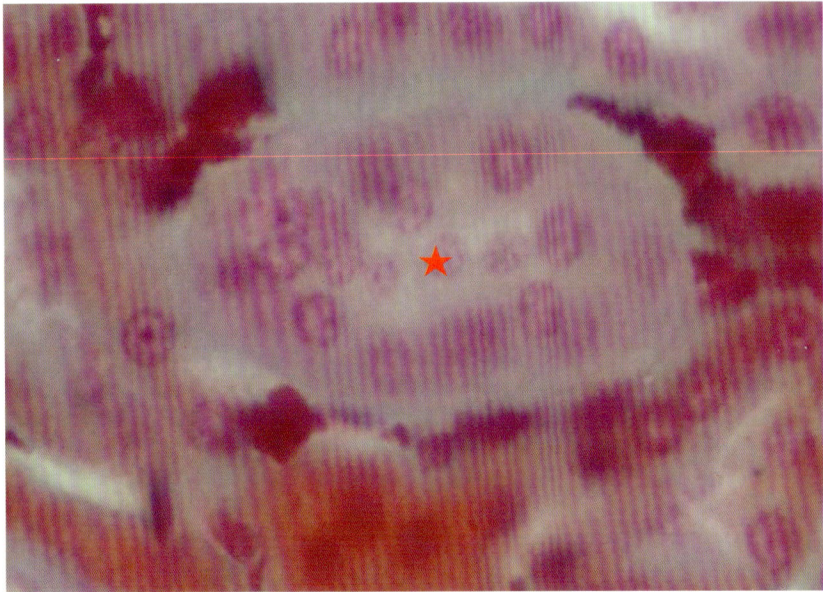

■ 图1-90 猴肾小管结构演化（3）

卡红染色 ×400

★ 示肾间质干细胞团中心出现不规则裂隙。

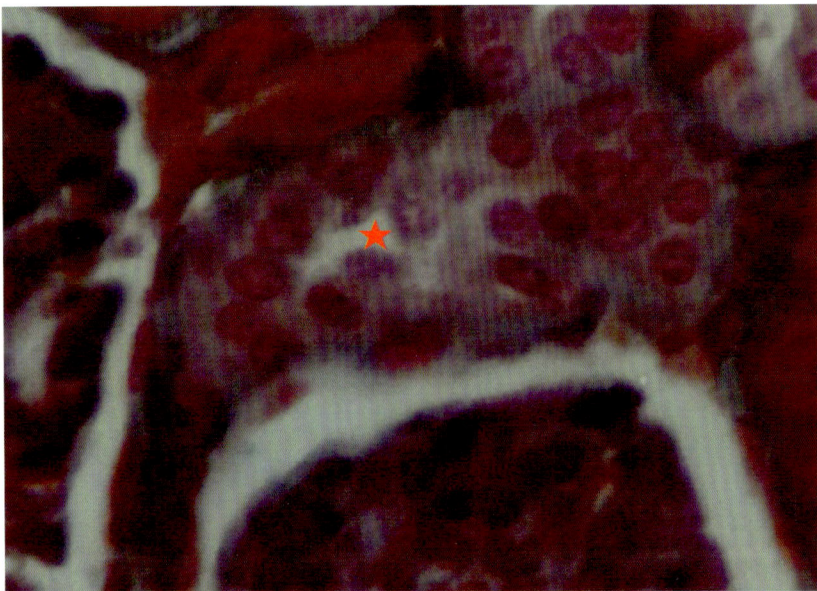

■ 图1-91 猴肾小管结构演化（4）

卡红染色 ×400

★ 示肾间质干细胞团内不规则裂隙融合成中心腔。

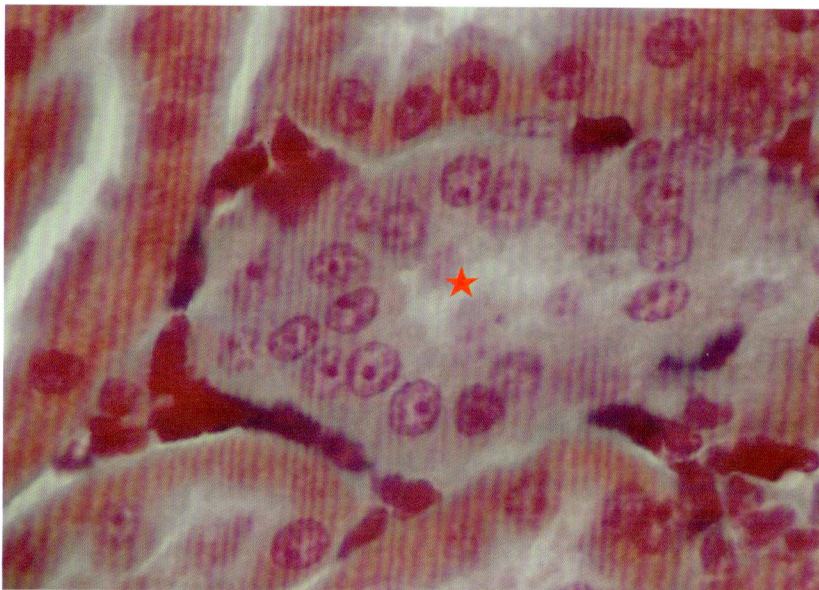

■ 图1-92　猴肾小管结构演化（5）

卡红染色　×400

★示肾间质干细胞团内不规则裂隙融合成中心腔。

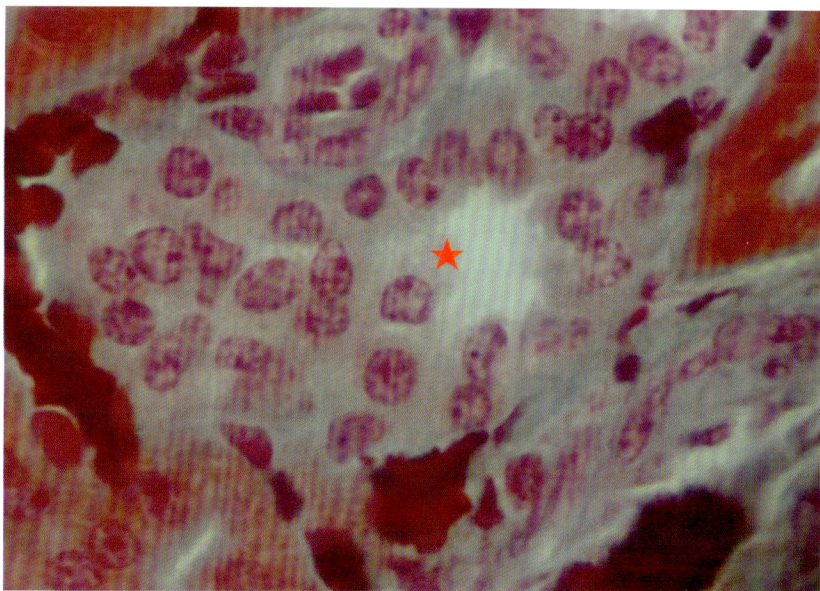

■ 图1-93　猴肾小管结构演化（6）

卡红染色　×400

★示肾间质干细胞团内不规则裂隙融合成中心腔。

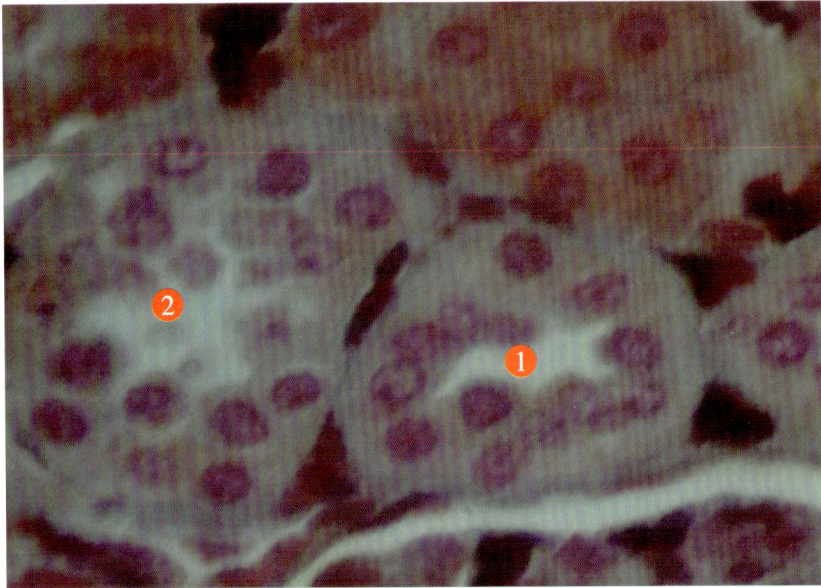

■ 图1-94　猴肾小管结构演化（7）

卡红染色　×400

❶和❷示中心腔壁仍有多层细胞。

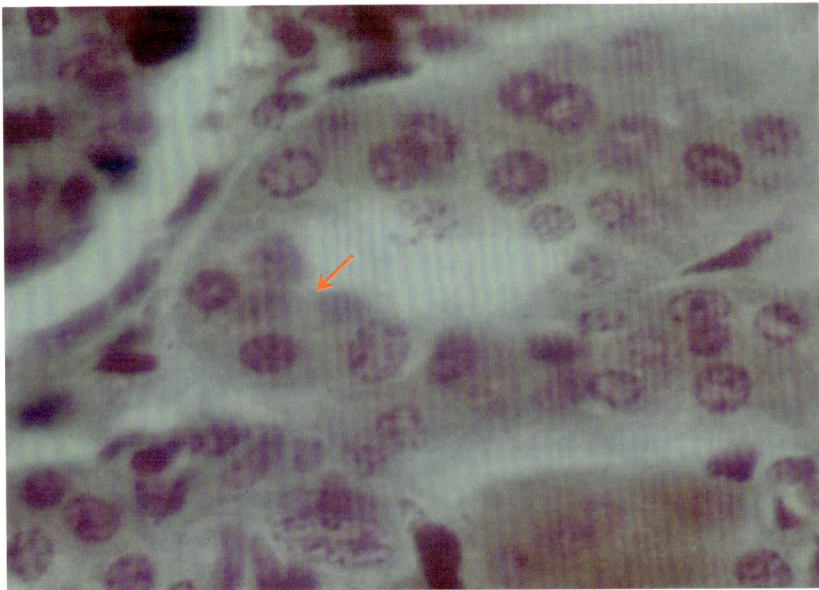

■ 图1-95　猴肾小管结构演化（8）

卡红染色　×400

↙示中心腔壁有多层细胞。

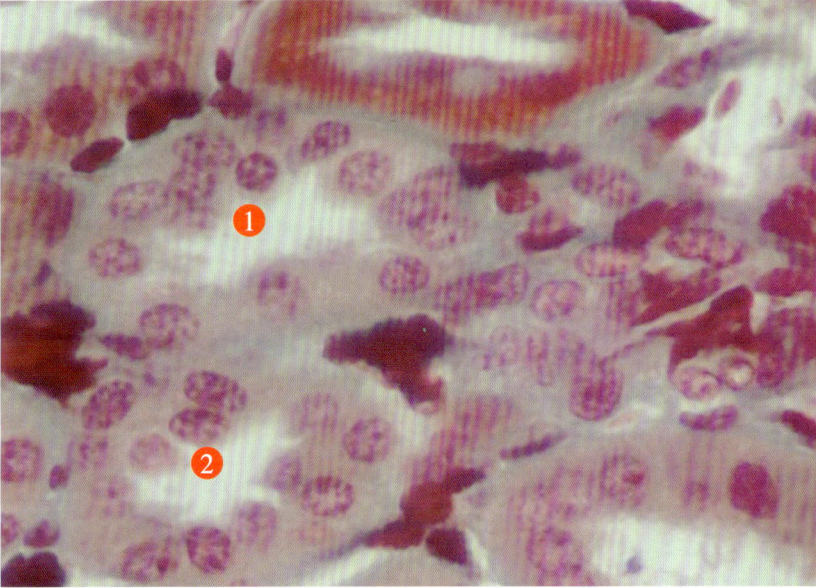

■ 图1-96　猴肾小管结构演化（9）

卡红染色　×400

❶和❷示腔壁细胞层数由多变少。

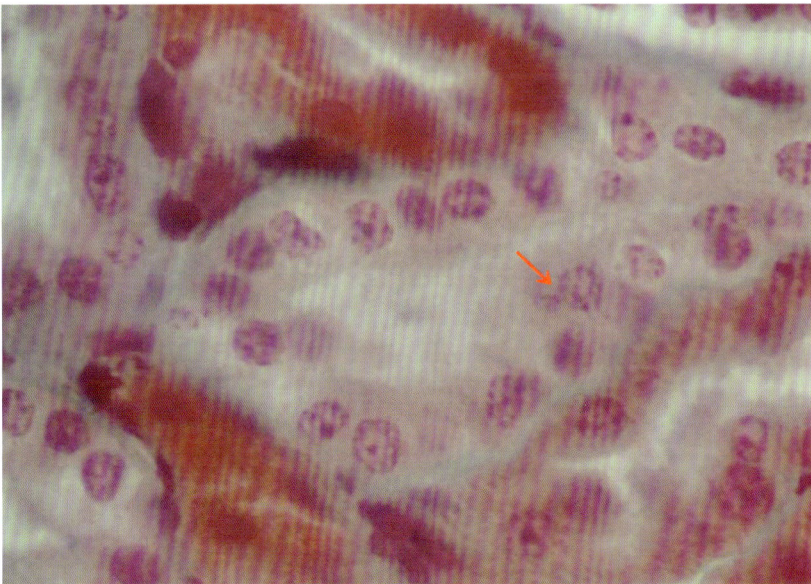

■ 图1-97　猴肾小管结构演化（10）

卡红染色　×400

↘示腔壁准单层上皮。

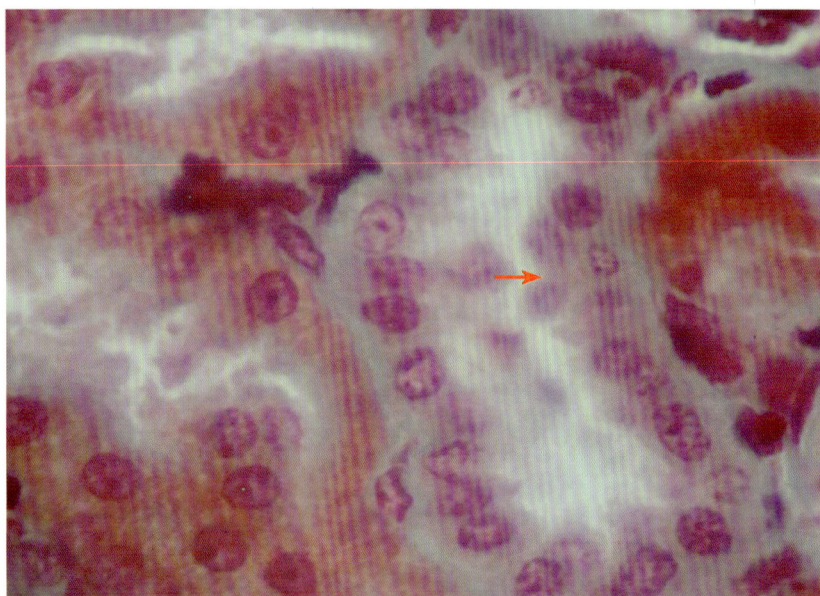

■ 图1-98　猴肾小管结构演化（11）

卡红染色　×400

→示腔壁准单层上皮。

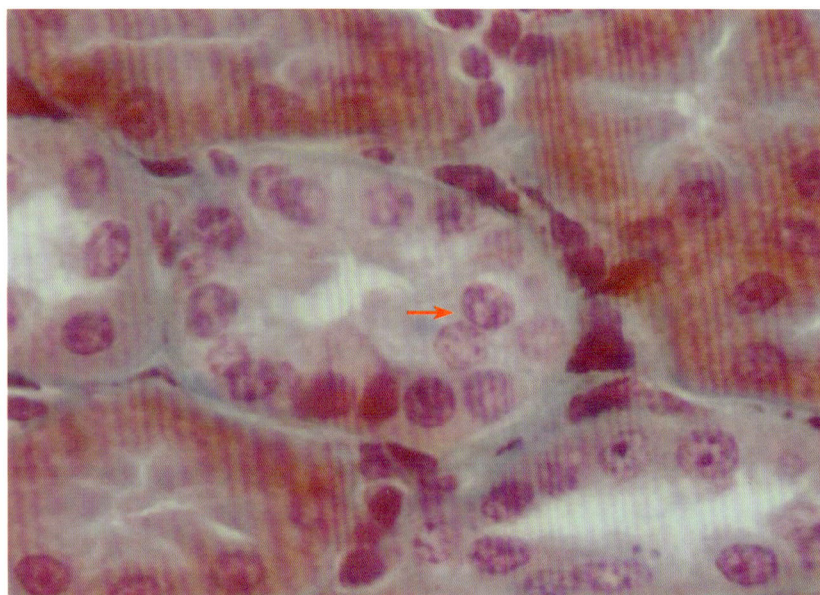

■ 图1-99　猴肾小管结构演化（12）

卡红染色　×400

→示腔壁准单层上皮。

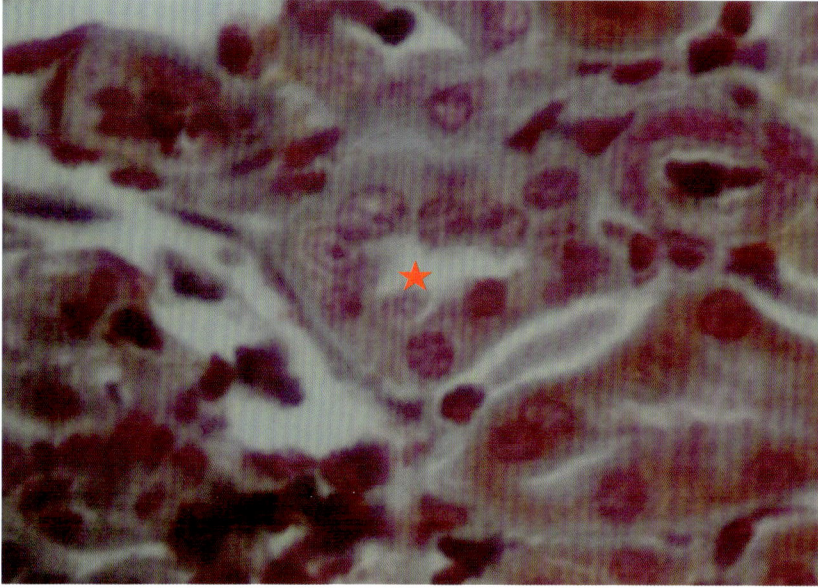

■ 图1-100 猴肾小管结构演化（13）

卡红染色 ×400

★ 示拥挤单层立方上皮远端肾小管。

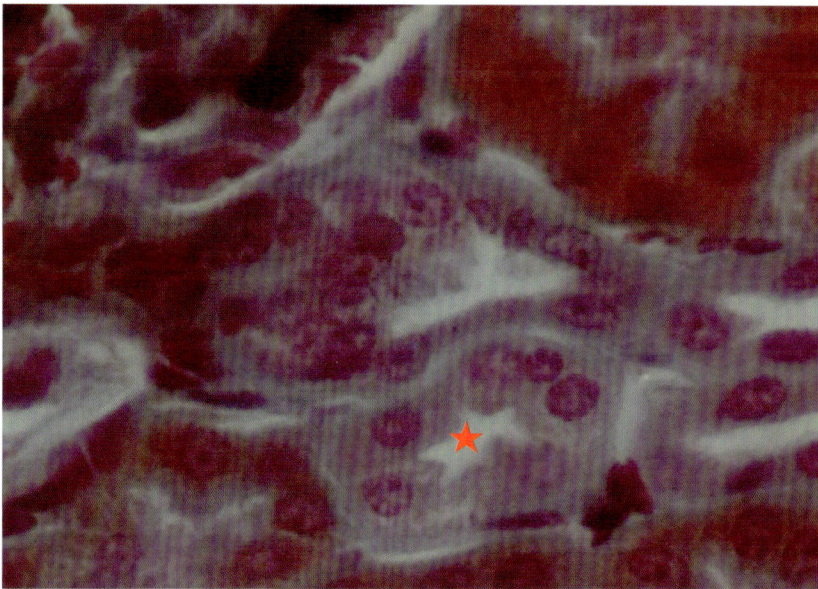

■ 图1-101 猴肾小管结构演化（14）

卡红染色 ×400

★ 示单层立方上皮远端肾小管。

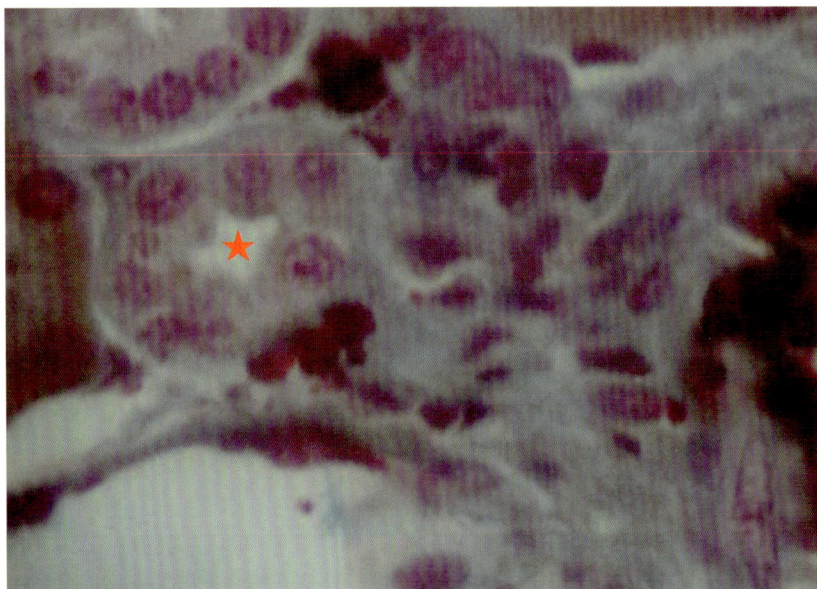

■ 图1-102　猴肾小管结构演化（15）

卡红染色　×400

★示远端肾小管上皮细胞胞质嗜碱性减弱。

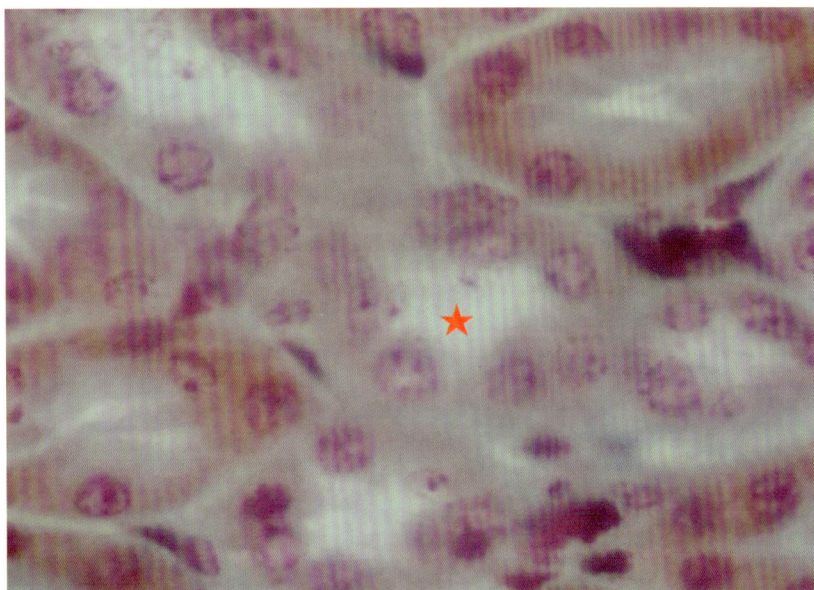

■ 图1-103　猴肾小管结构演化（16）

卡红染色　×400

★示远端肾小管上皮细胞胞质嗜碱性减弱。

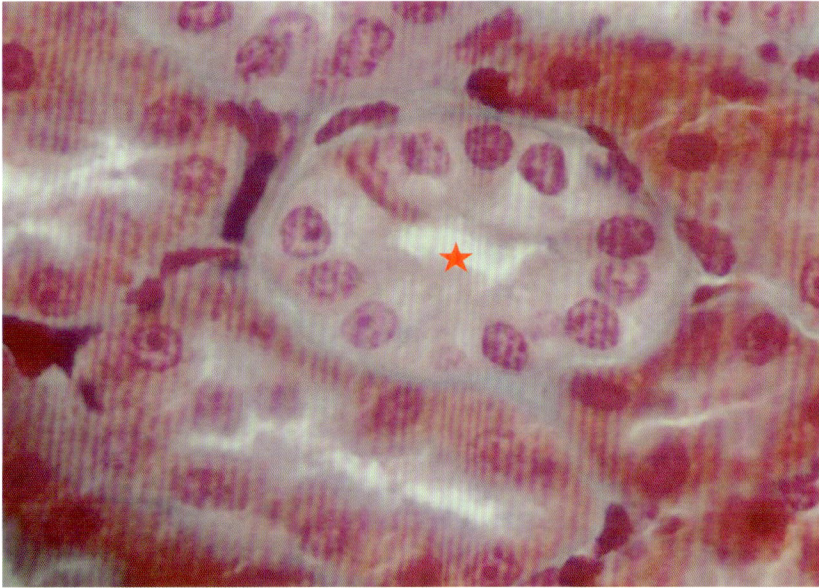

■ 图1-104　猴肾小管结构演化（17）
卡红染色　×400
★示肾小管上皮细胞胞质渐现嗜酸性。

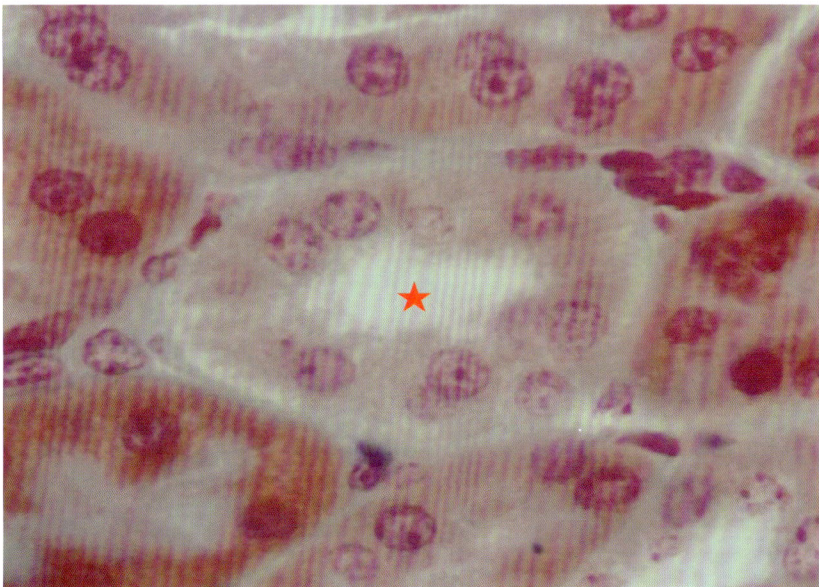

■ 图1-105　猴肾小管结构演化（18）
卡红染色　×400
★示肾小管上皮细胞胞质渐现嗜酸性。

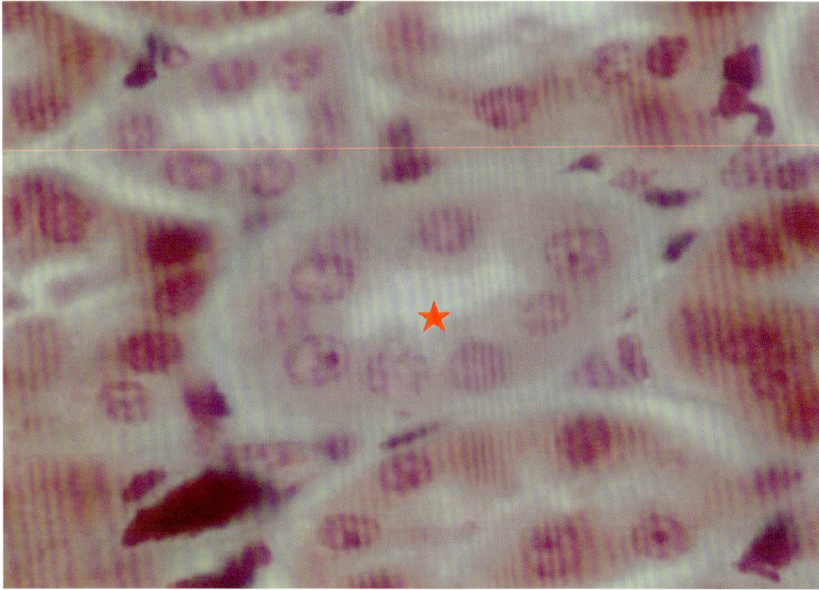

■ 图1-106　猴肾小管结构演化（19）

卡红染色　×400

★示肾小管上皮细胞胞质嗜酸性较明显。

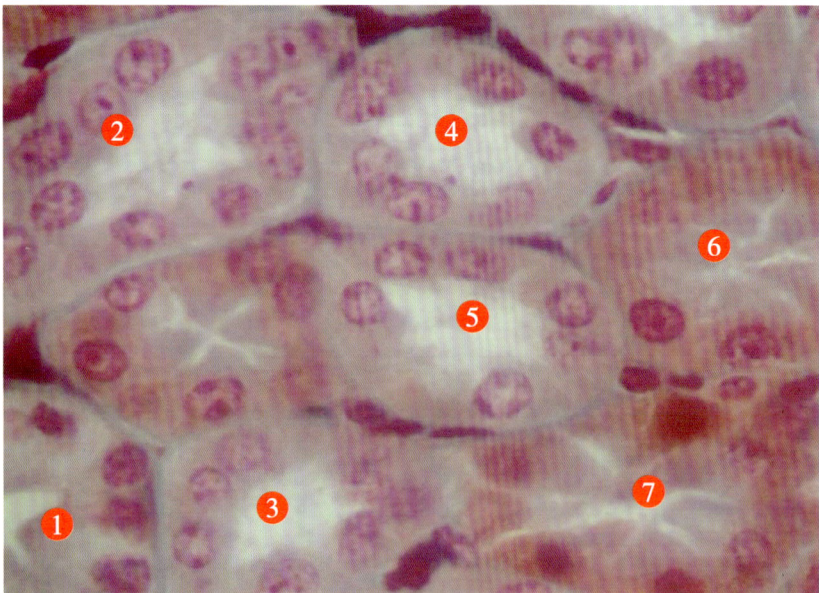

■ 图1-107　猴肾小管结构演化（20）

卡红染色　×400

❶、❷、❸、❹、❺、❻和❼示肾小管上皮细胞胞质嗜酸性依次逐渐增强。

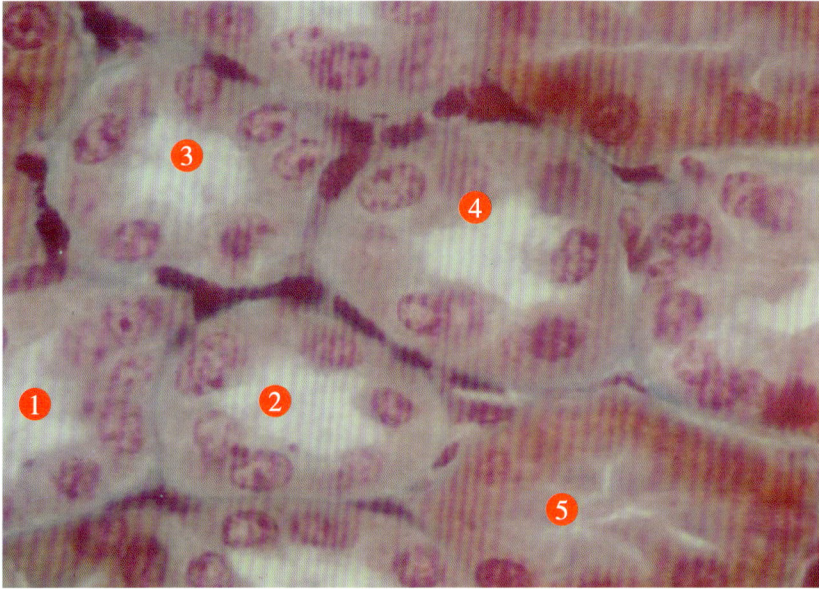

■ 图1-108　猴肾小管结构演化（21）

卡红染色　×400

❶、❷、❸、❹和❺示肾小管上皮细胞胞质嗜酸性依次逐渐增强。

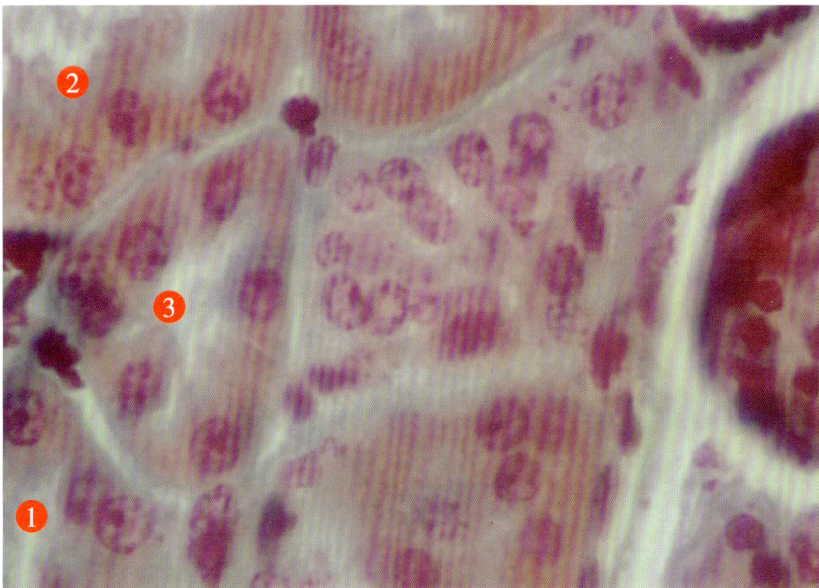

■ 图1-109　猴肾小管结构演化（22）

卡红染色　×400

❶、❷和❸示上皮细胞胞质嗜酸性强度不同的近端肾小管。

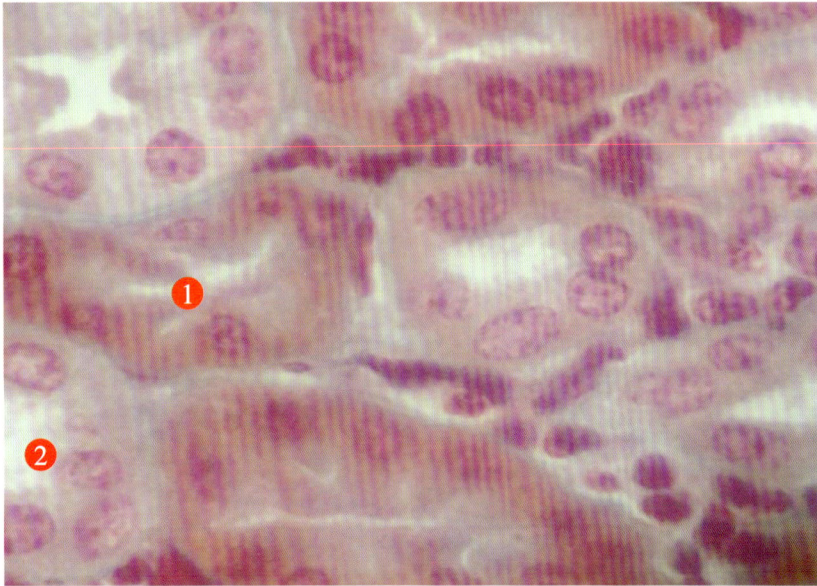

■ 图1-110　猴肾小管结构演化（23）

卡红染色　×400

❶示近端肾小管；❷示远端肾小管。

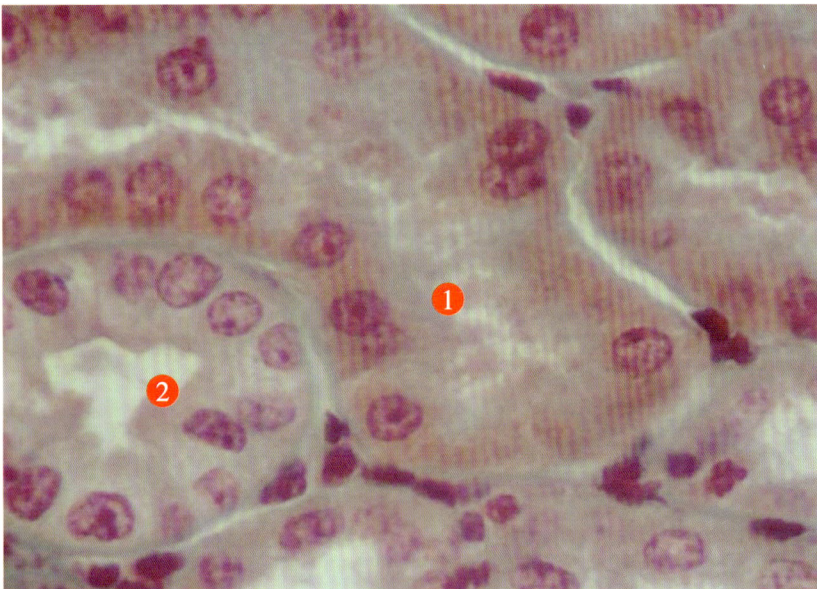

■ 图1-111　猴肾小管结构演化（24）

卡红染色　×400

❶示近端肾小管；❷示远端肾小管。

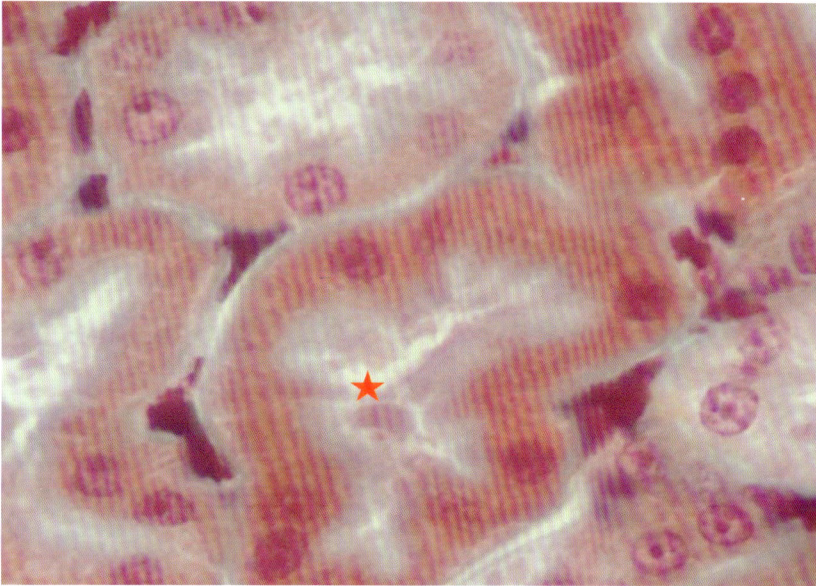

■ 图1-112　猴肾小管结构演化（25）

卡红染色　×400

★示衰老的近端肾小管上皮细胞稀疏。

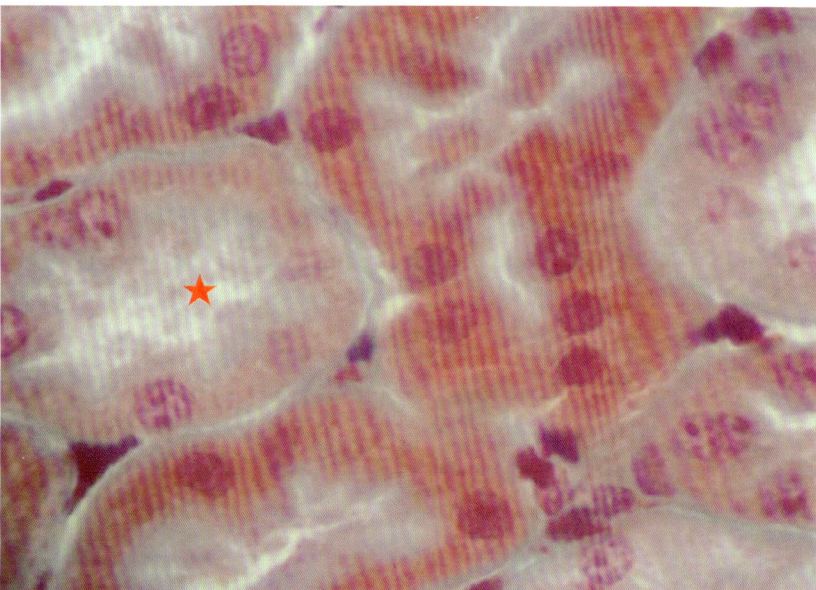

■ 图1-113　猴肾小管结构演化（26）

卡红染色　×400

★示衰老的近端肾小管上皮细胞稀疏，核褪色。

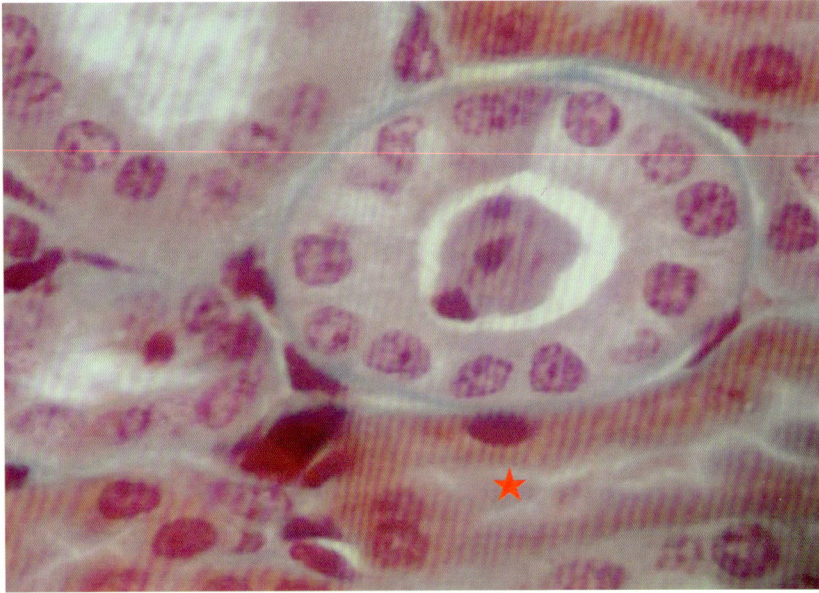

■ 图1-114　猴肾小管结构演化（27）

卡红染色　×400

★ 示衰老的近端肾小管上皮细胞稀疏，核固缩。

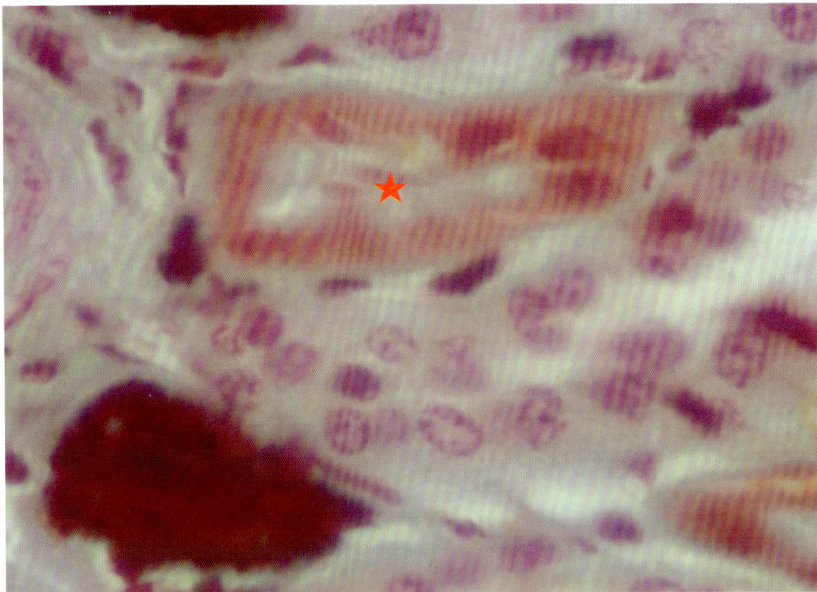

■ 图1-115　猴肾小管结构演化（28）

卡红染色　×400

★ 示衰老的近端肾小管上皮细胞稀疏，核固缩及核褪色。

二、猴肾细胞系演化来源

猴肾细胞多来源于血管源干细胞，血管源干细胞可直接演化为肾小管细胞，也可经间质干细胞再演化形成肾细胞，致密斑的演化来源也与血管源干细胞有关。

（一）血管源干细胞–肾细胞演化

血管源干细胞可直接演化成为成肾细胞与肾细胞（图1–116～图1–118）。

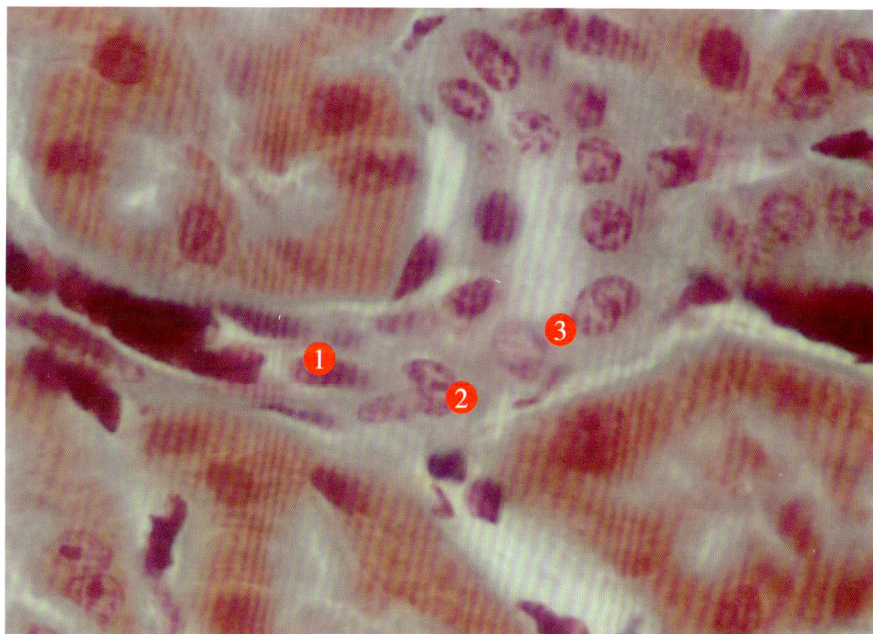

■ 图1–116 猴血管源干细胞–肾细胞演化（1）

卡红染色 ×400

❶示血管壁细胞；❷示成肾细胞；❸示肾细胞。

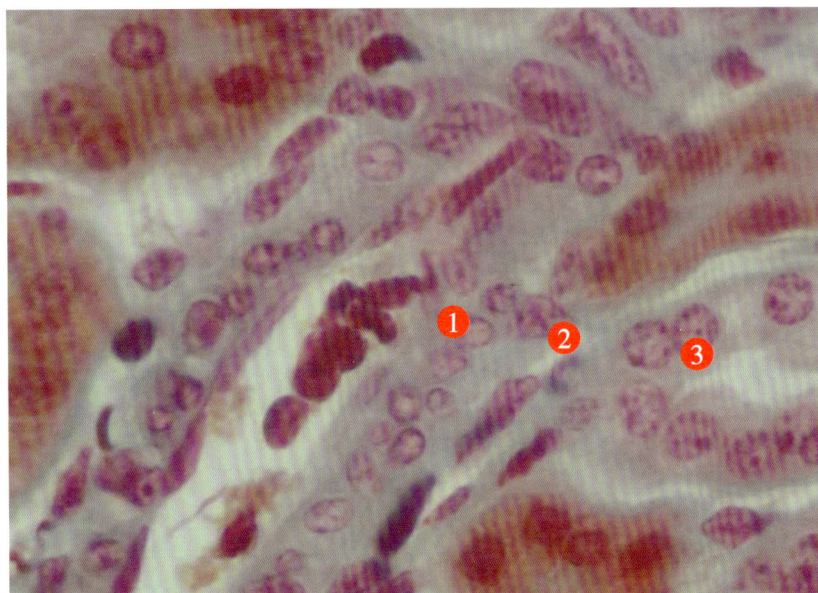

■ 图1-117　猴血管源干细胞-肾细胞演化（2）
卡红染色　×400
❶示血管源干细胞；❷示成肾细胞；❸示肾细胞。

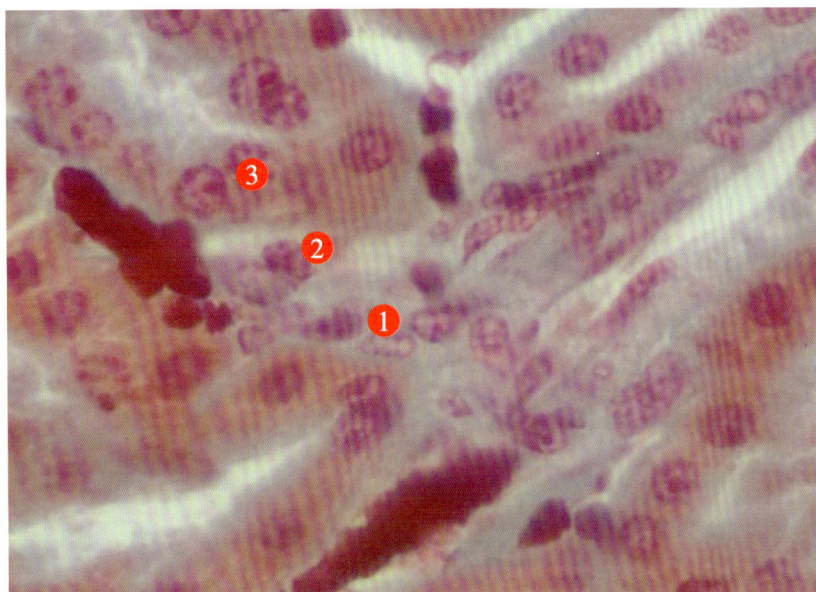

■ 图1-118　猴血管源干细胞-肾细胞演化（3）
卡红染色　×400
❶示血管源干细胞；❷示成肾细胞；❸示肾细胞。

（二）血管源干细胞–间质干细胞–肾细胞演化

血管源干细胞更常见的是向外离散形成间质干细胞，继而后者演化形成肾细胞（图1-119～图1-121），间质干细胞也可迁移较远处演化形成肾细胞（图1-122），大多血管源干细胞在血管周围演化形成远端肾小管（图1-123），从而使深染的血管周围呈现浅染远端肾小管"花环"样外观（图1-124）。

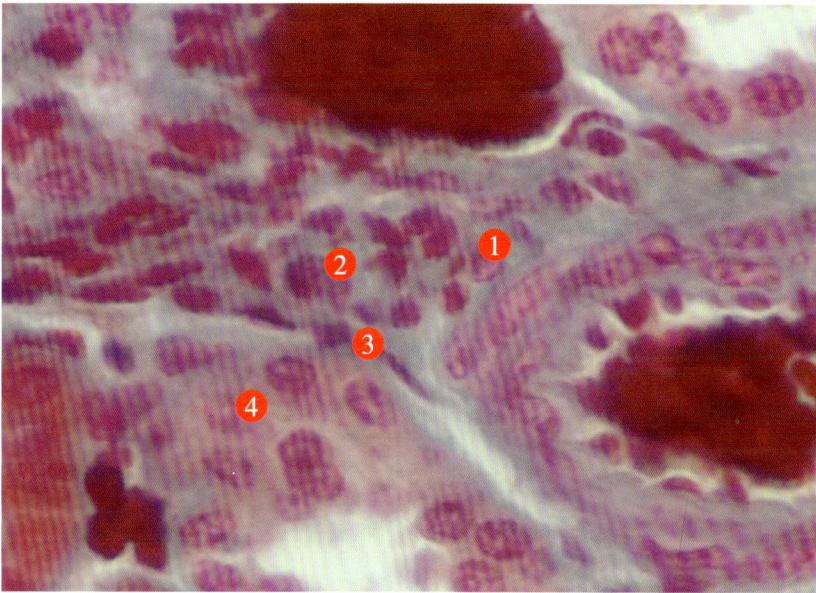

■ 图1-119　猴血管源干细胞–间质干细胞–肾细胞演化（1）

卡红染色　×400

❶示血管源干细胞；❷示间质干细胞；❸示过渡性细胞；❹示肾细胞。

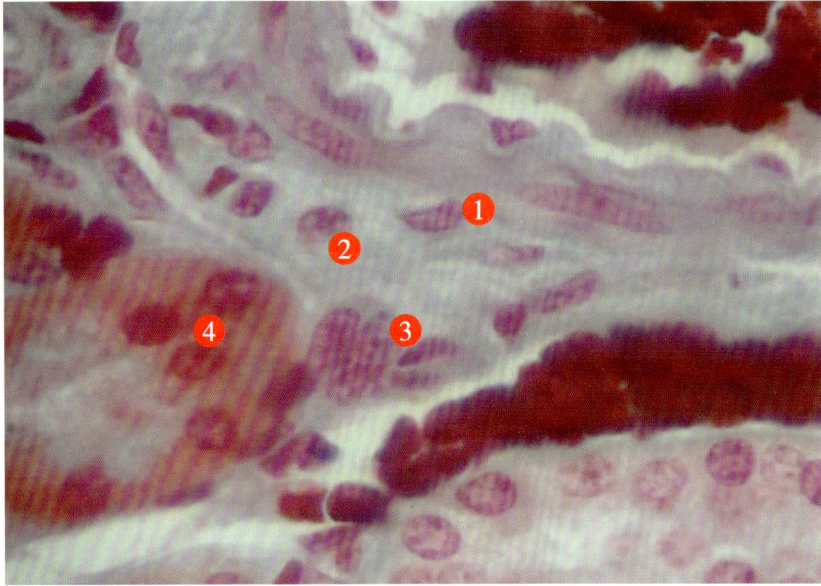

■ 图1-120　猴血管源干细胞-间质干细胞-肾细胞演化（2）

卡红染色　×400

❶示血管源干细胞；❷示间质干细胞；❸示成肾细胞；❹示肾细胞。

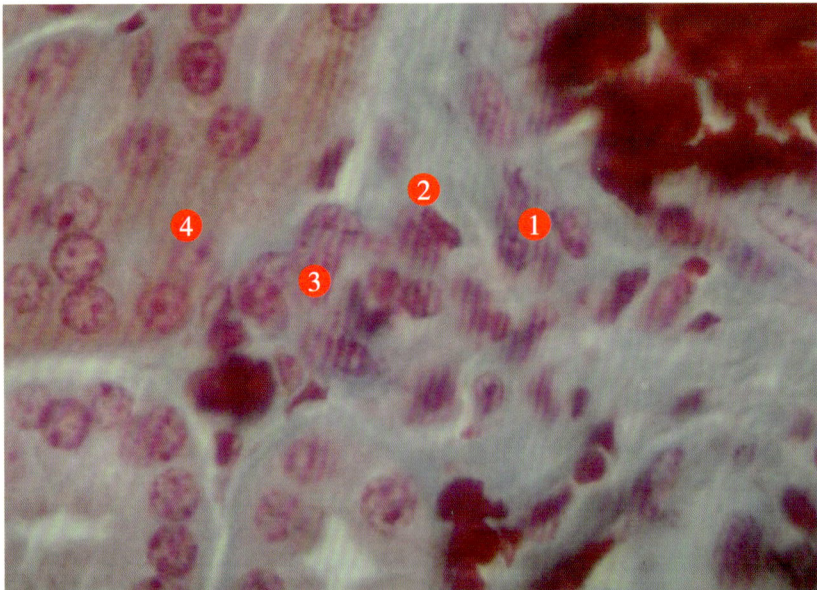

■ 图1-121　猴血管源干细胞-间质干细胞-肾细胞演化（3）

卡红染色　×400

❶示血管源干细胞；❷示间质干细胞；❸示成肾细胞；❹示肾细胞。

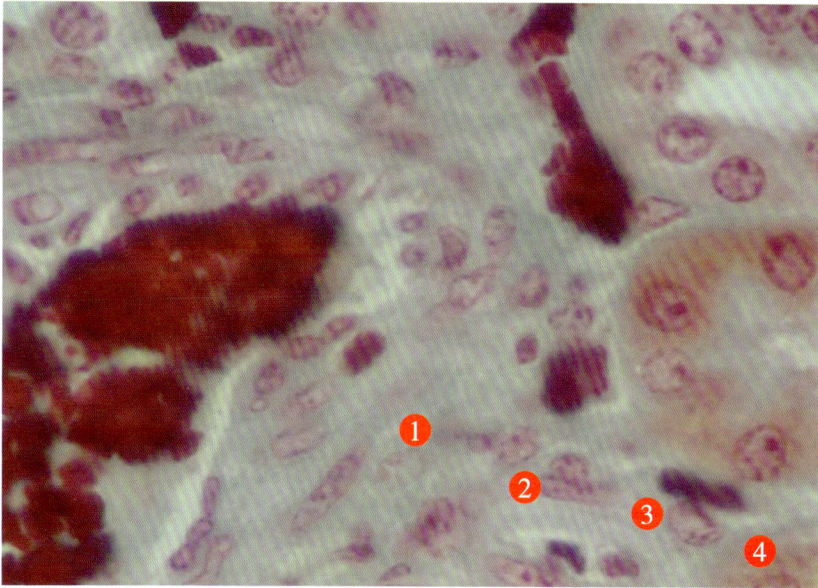

■ 图1-122　猴血管源干细胞–间质干细胞–肾细胞演化（4）

卡红染色　×400

❶示血管源干细胞；❷示迁移间质干细胞；❸示成肾细胞；
❹示肾细胞。

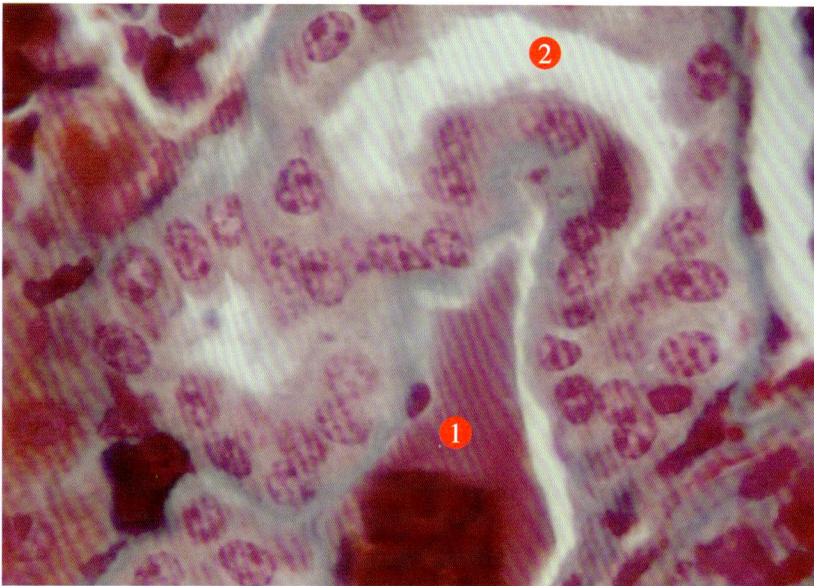

■ 图1-123　猴血管源干细胞–间质干细胞–肾细胞演化（5）

卡红染色　×400

❶示血管；❷示血管周围远端肾小管。

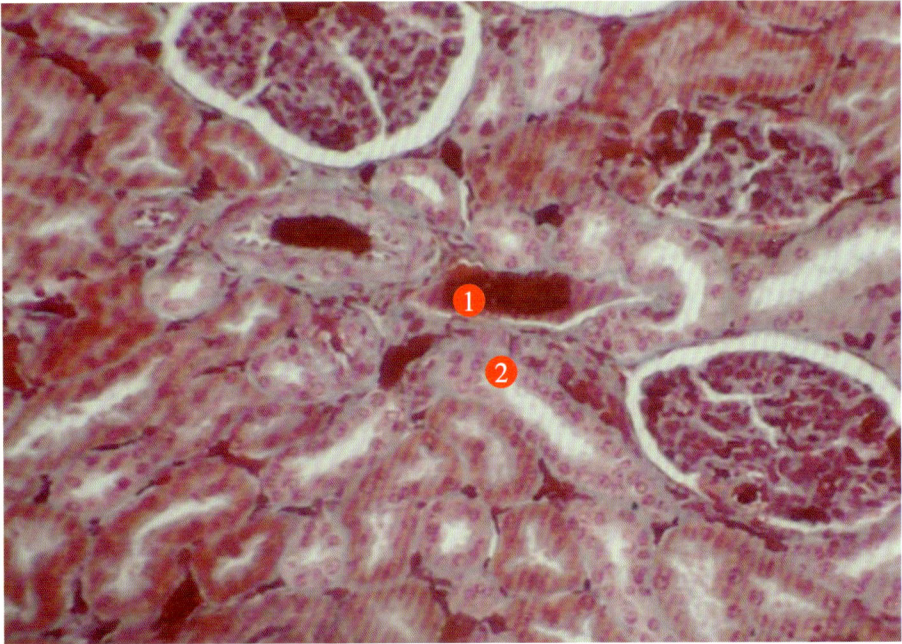

■ 图1-124　猴血管源干细胞–间质干细胞–肾细胞演化（6）

卡红染色　×100

❶示血管；❷示血管周围远端肾小管。

三、猴致密斑结构动力学

　　猴致密斑是位于近肾小体血管极远端肾小管，源于近血管极成肾细胞团（图1-125、图1-126），成肾细胞团出现裂隙（图1-127），裂隙扩大成偏于血管极对侧的腔隙（图1-128、图1-129），其邻血管极侧保留多层细胞（图1-130），即成为致密斑（图1-131），致密斑细胞层数逐渐减少（图1-132、图1-133），以致形成基本由单层立方细胞组成的致密斑（图1-134）。血管源干细胞可为致密斑补充干细胞来源（图1-135），也可形成成肾细胞团，进而演化形成新的致密斑（图1-136）。

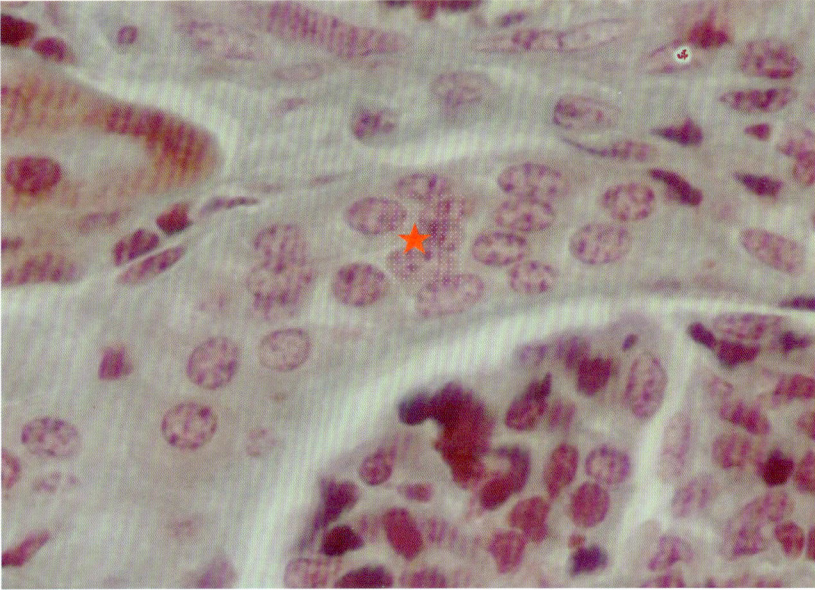

■ 图1-125 猴致密斑结构演化（1）

卡红染色 ×400

★ 示近血管极成肾细胞团。

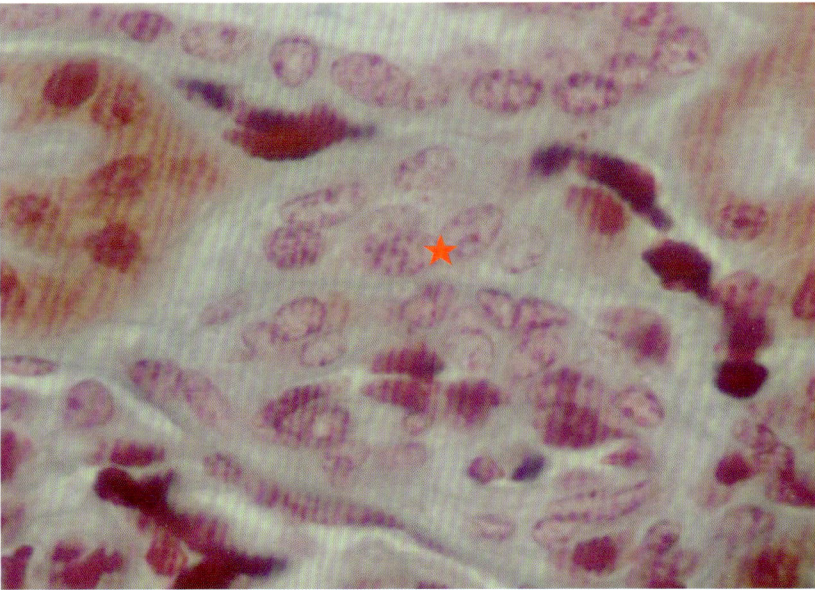

■ 图1-126 猴致密斑结构演化（2）

卡红染色 ×400

★ 示近血管极成肾细胞团。

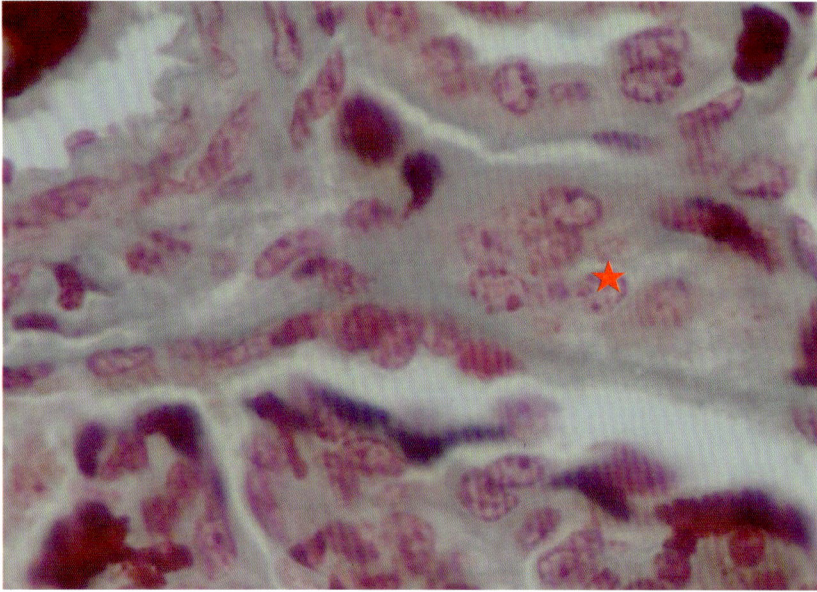

■ 图1-127　猴致密斑结构演化（3）

卡红染色　×400

★ 示近血管极成肾细胞团内出现裂隙。

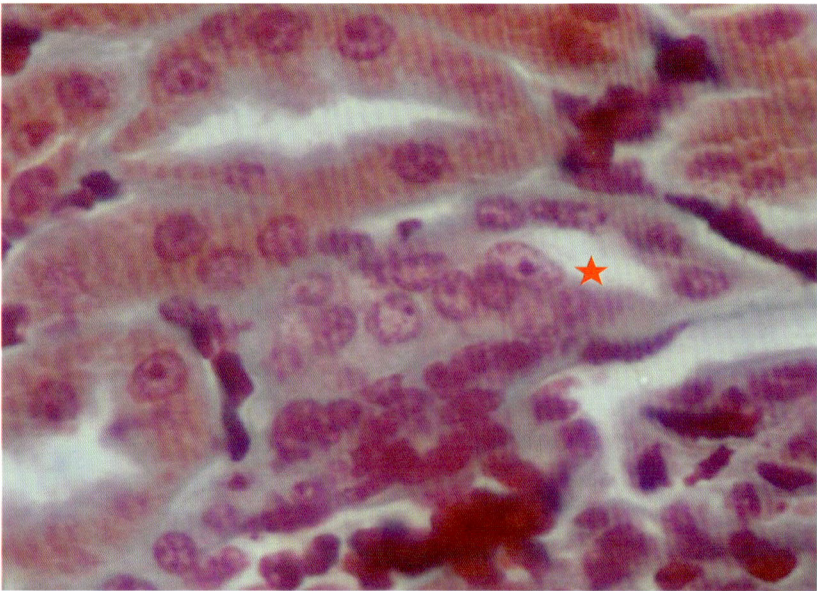

■ 图1-128　猴致密斑结构演化（4）

卡红染色　×400

★ 示成肾细胞团内裂隙扩大，偏于血管极对侧。

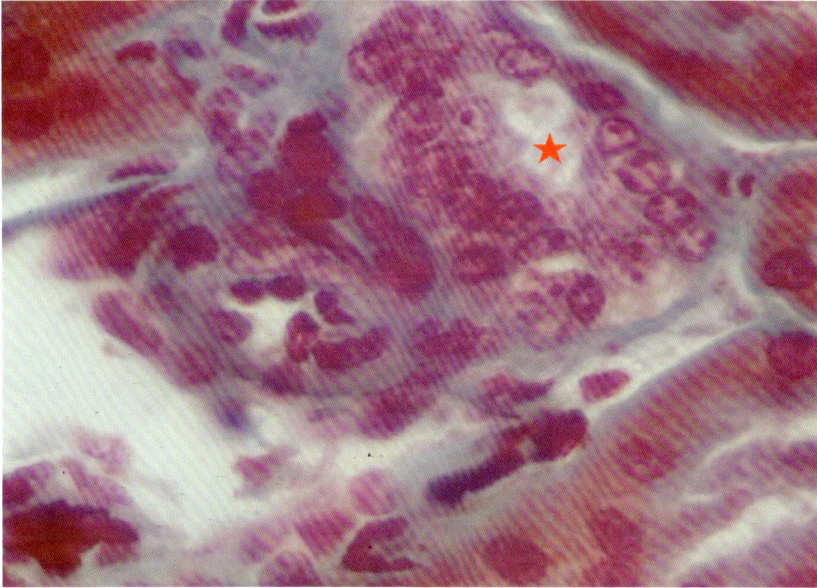

■ 图1-129　猴致密斑结构演化（5）

卡红染色　×400

★示成肾细胞团内裂隙扩大，偏于血管极对侧。

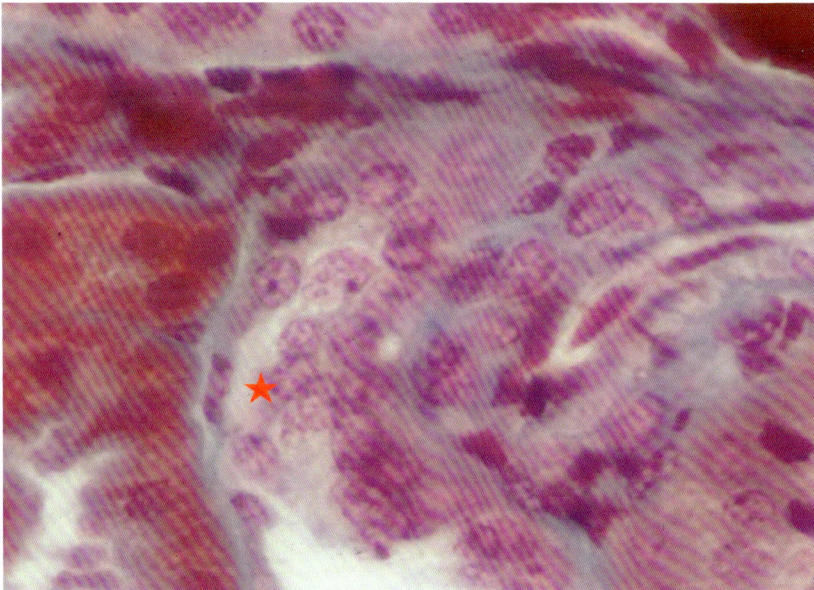

■ 图1-130　猴致密斑结构演化（6）

卡红染色　×400

★示成肾细胞团内裂隙扩大，偏于血管极对侧，邻血管极侧管壁保留多层细胞。

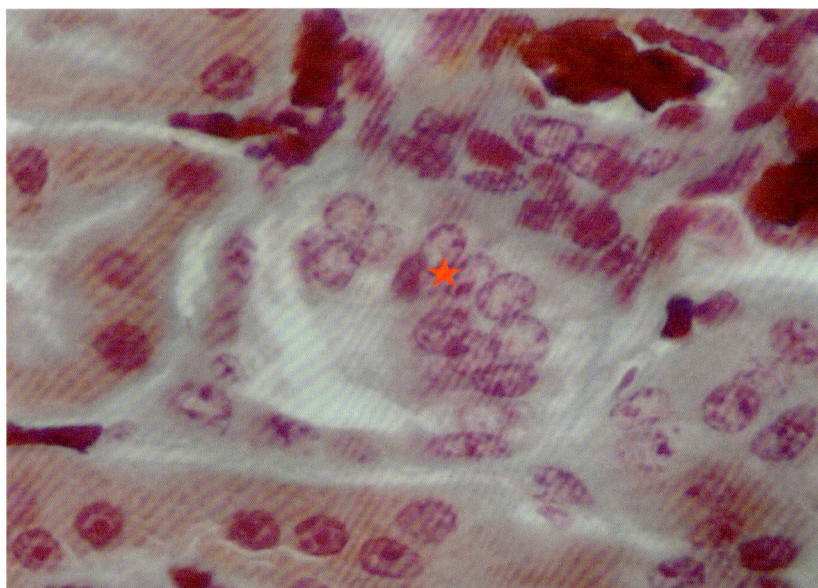

■ 图1-131 猴致密斑结构演化（7）

卡红染色 ×400

★ 示致密斑。

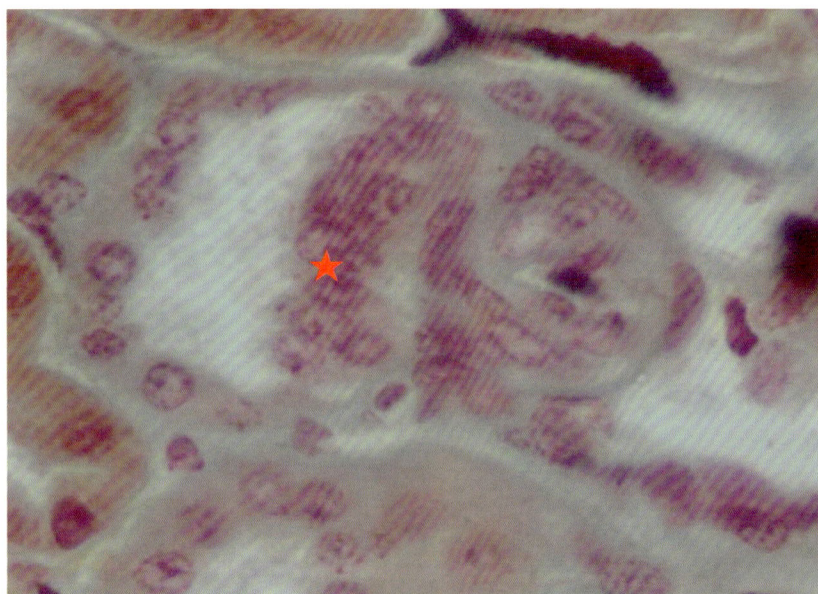

■ 图1-132 猴致密斑结构演化（8）

卡红染色 ×400

★ 示致密斑细胞层数逐渐减少。

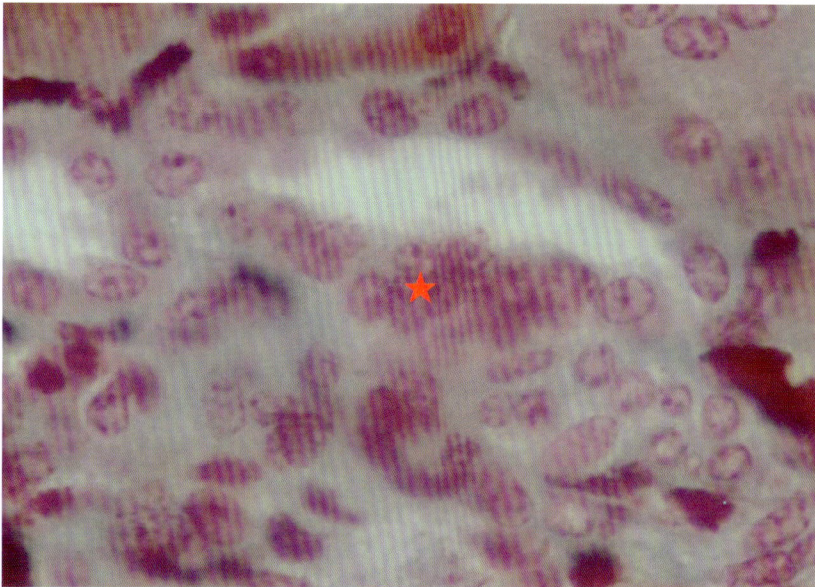

■ 图1-133　猴致密斑结构演化（9）

卡红染色　×400

★ 示致密斑细胞层数逐渐减少。

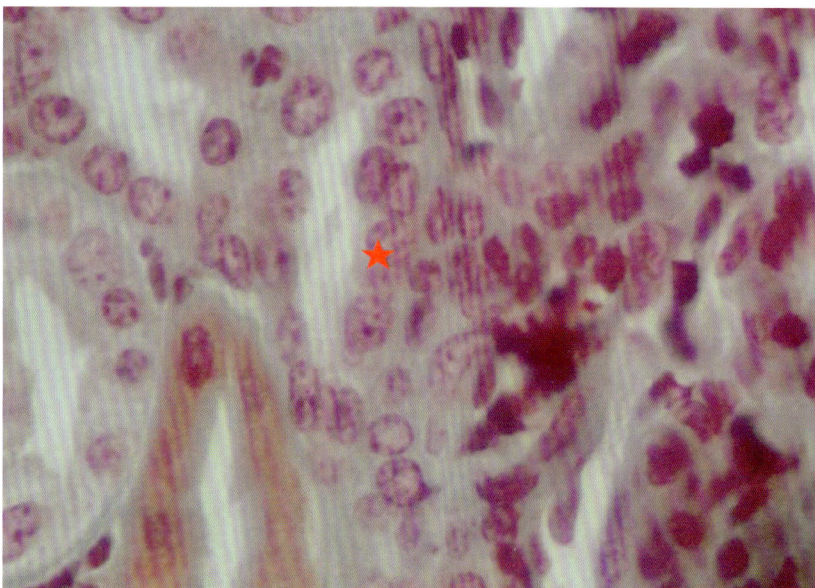

■ 图1-134　猴致密斑结构演化（10）

卡红染色　×400

★ 示基本为单层立方细胞的致密斑。

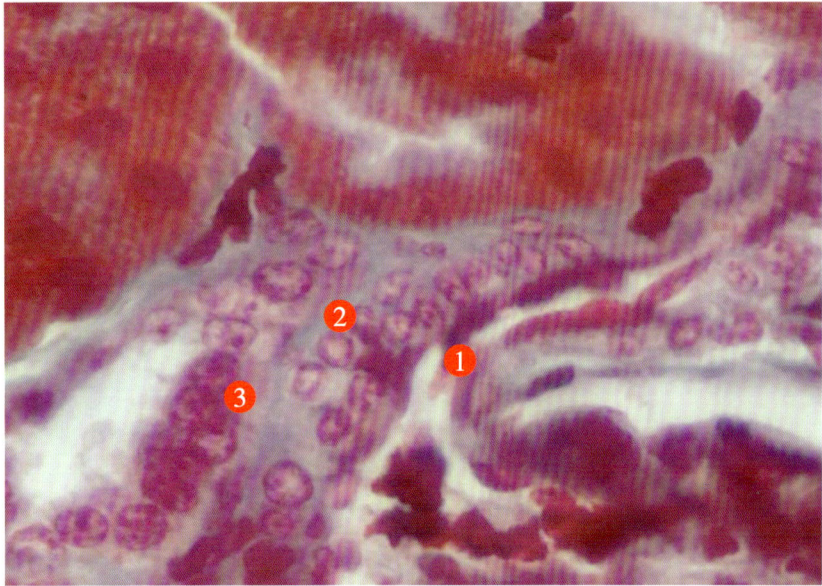

■ 图1-135　猴致密斑结构演化（11）

卡红染色　×400

❶示入球小动脉；❷示动脉干细胞；❸示致密斑。

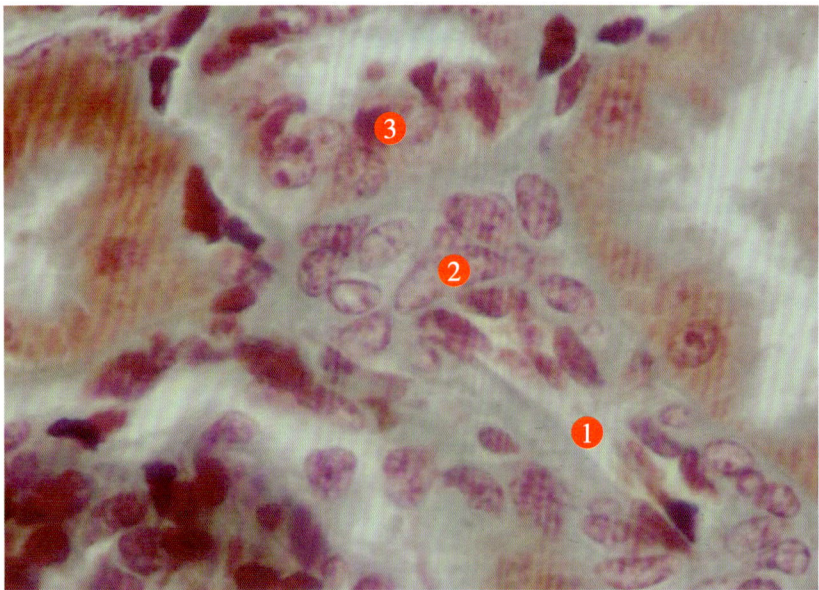

■ 图1-136　猴致密斑结构演化（12）

卡红染色　×400

❶示血管极血管；❷示新形成的近血管极成肾细胞团；❸示原有致密斑。

四、猴肾细胞直接分裂

卡红染色的猴肾组织标本较适于观察肾细胞直接分裂，多为横隔式直接分裂。早期横隔式直接分裂象较少见(图1-137)，多见中期（图1-138～图1-140）和晚期（图1-141～图1-143）横隔式直接分裂象，偶然也可见到横缢型直接分裂象（图 1-144)。

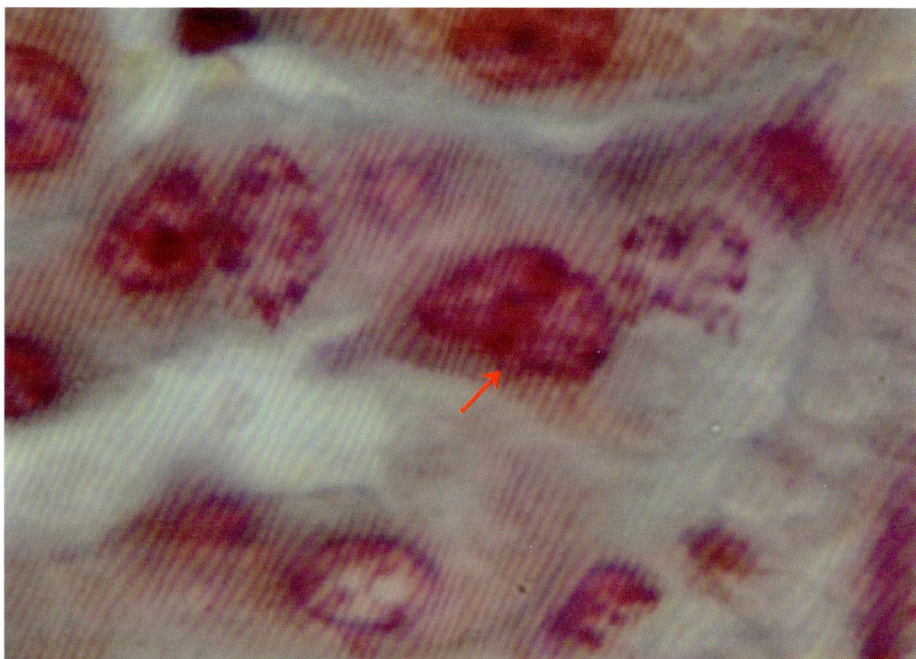

■ 图1-137　猴肾细胞直接分裂（1）

卡红染色　×1 000

↗示肾细胞早期横隔式直接分裂。

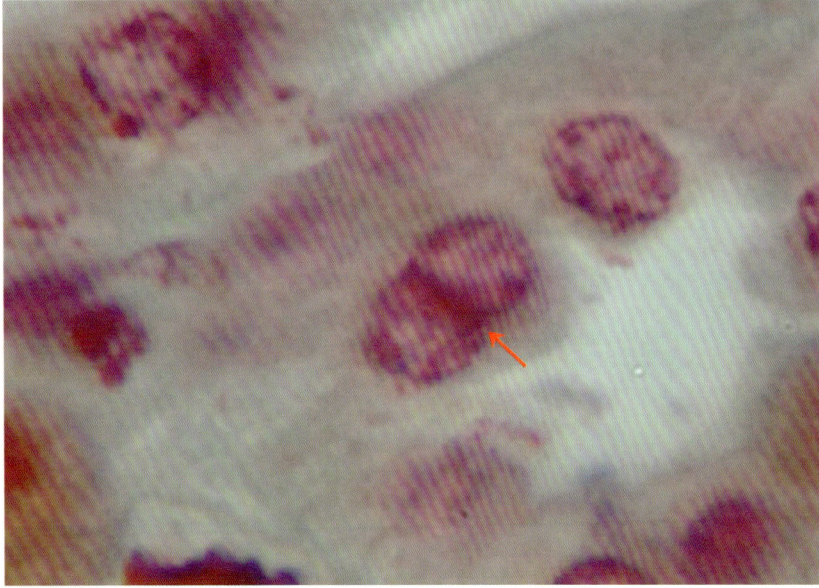

■ 图1-138 猴肾细胞直接分裂（2）

卡红染色 ×1 000

示肾细胞中期横隔式直接分裂。

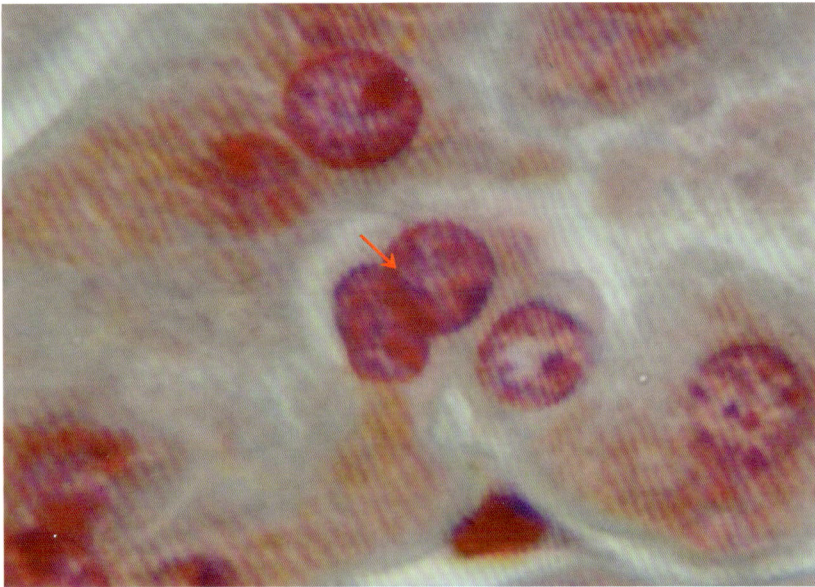

■ 图1-139 猴肾细胞直接分裂（3）

卡红染色 ×1 000

示肾细胞中期横隔式直接分裂。

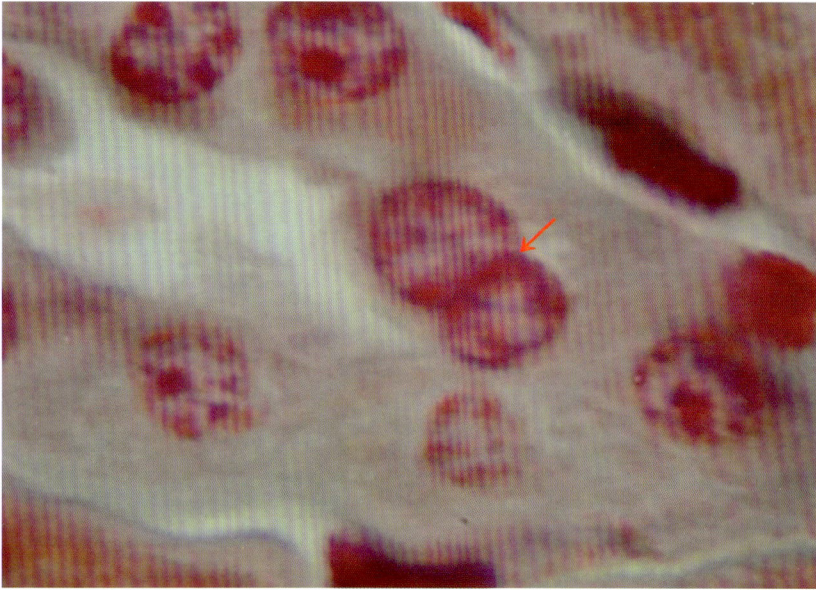

■ 图1-140　猴肾细胞直接分裂（4）

卡红染色　×1 000

示肾细胞中期横隔式直接分裂。

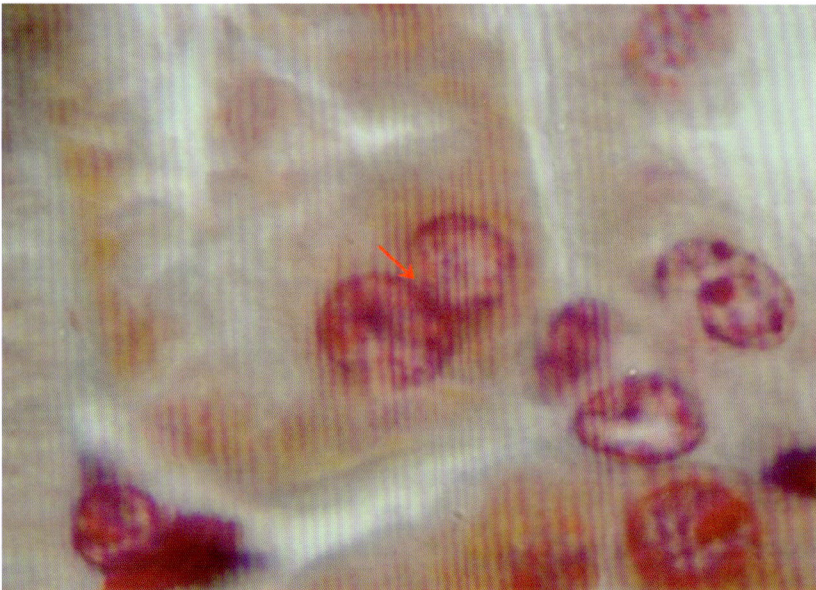

■ 图1-141　猴肾细胞直接分裂（5）

卡红染色　×1 000

示肾细胞晚期横隔式直接分裂。

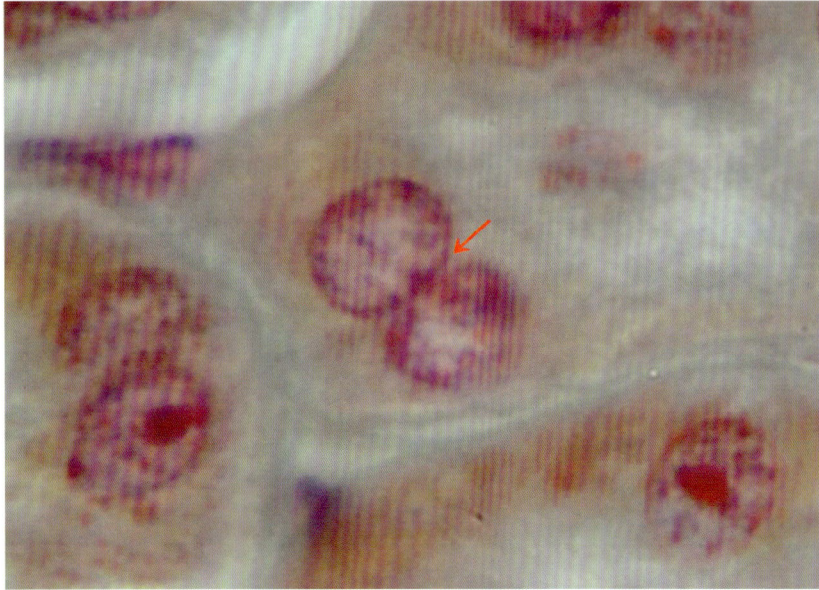

■ 图1-142　猴肾细胞直接分裂（6）
卡红染色　×1 000
示肾细胞晚期横隔式直接分裂。

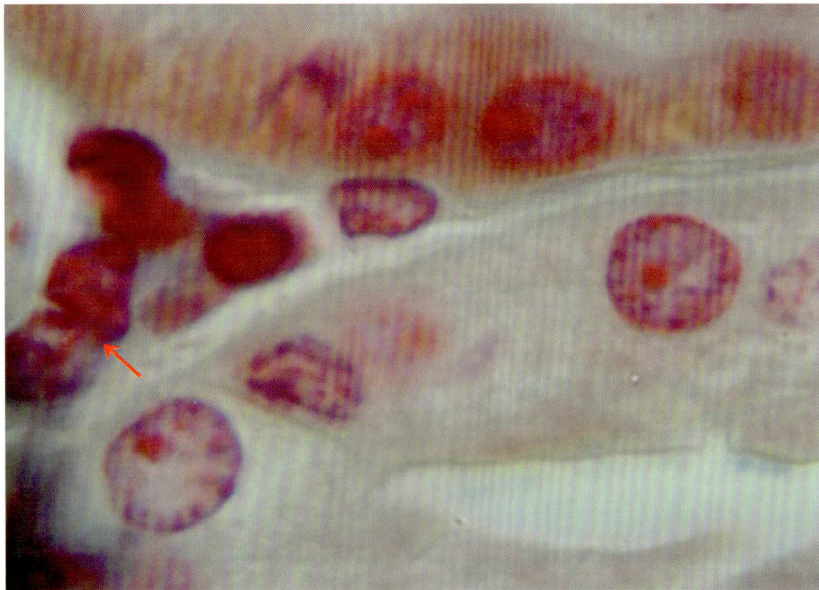

■ 图1-143　猴肾细胞直接分裂（7）
卡红染色　×1 000
示肾细胞晚期横隔式直接分裂。

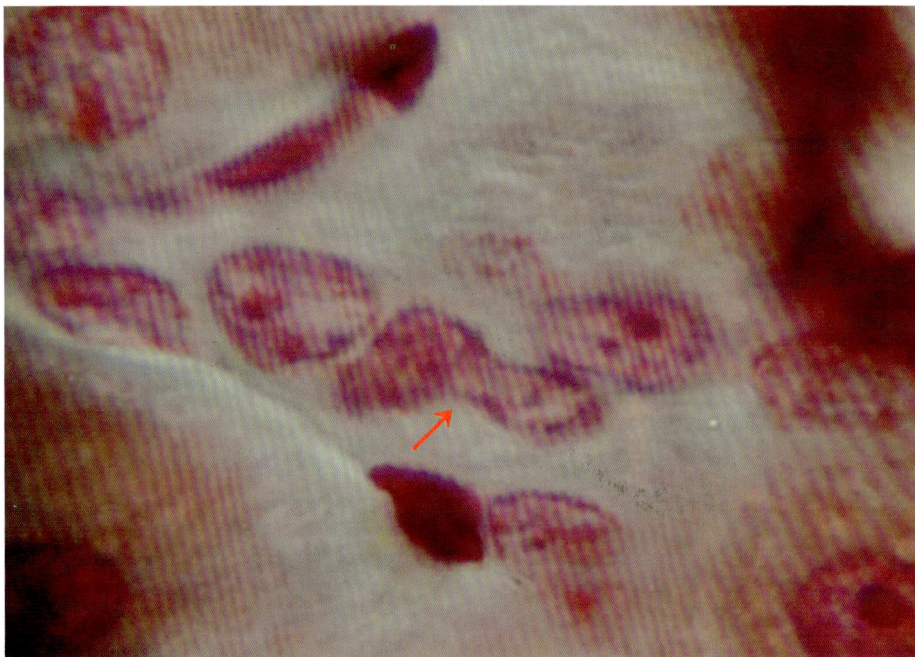

■ 图1-144 猴肾细胞直接分裂（8）

卡红染色 ×1 000

↗示肾细胞横缢型直接分裂。

五、猴肾小体衰亡

卡红染色的猴肾组织标本明显显示肾小体衰亡过程。成体猴肾成熟肾小体血管球较少核固缩细胞（图1-145），衰老肾小体血管球内固缩核细胞增多（图1-146），继而血管球萎缩（图1-147、图1-148），肾小囊壁层细胞被激活并内侵，血管球进一步溶解（图1-149、图1-150），最后肾小体残余湮没于肾间质之中（图1-151）。

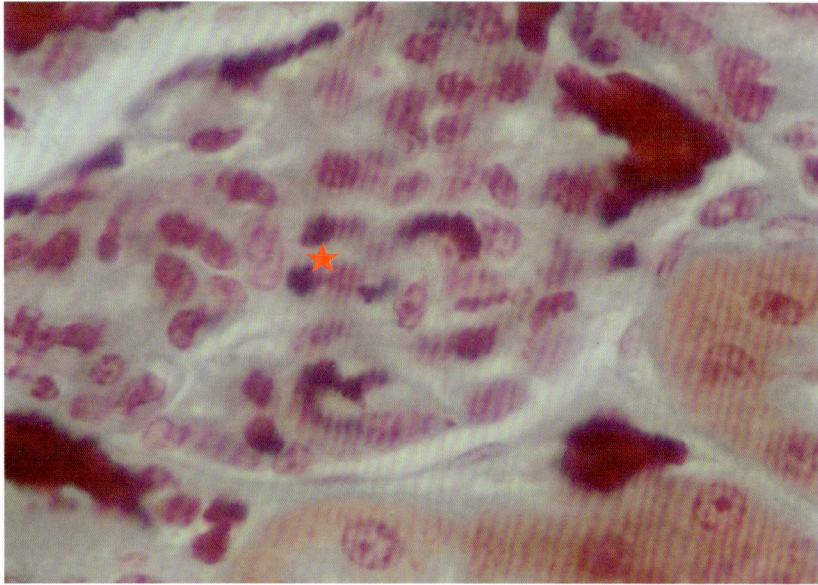

■ 图1-145 猴成熟肾小体

卡红染色 ×400

★ 示正常肾血管球核固缩细胞较少。

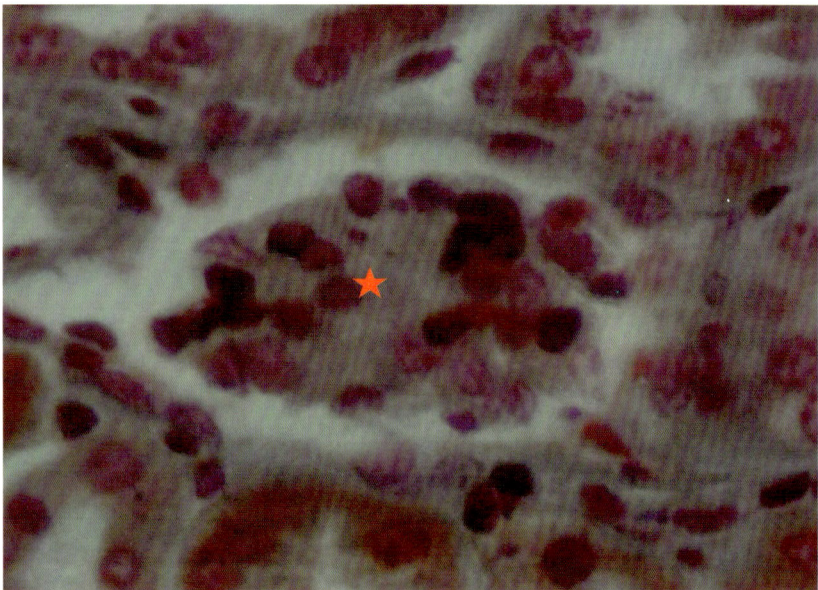

■ 图1-146 猴肾小体衰亡（1）

卡红染色 ×400

★ 示衰老肾血管球核固缩细胞增多。

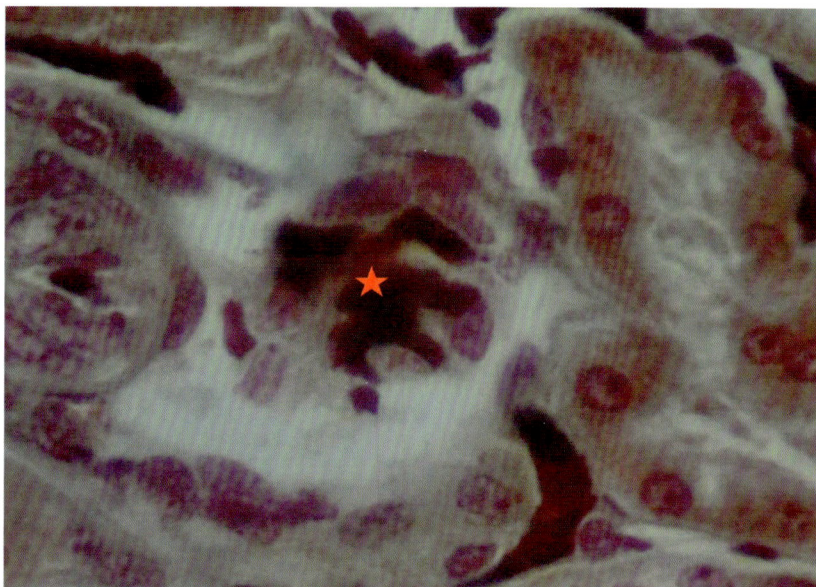

■ 图1-147　猴肾小体衰亡（2）

卡红染色　×400

★示衰老肾血管球核萎缩。

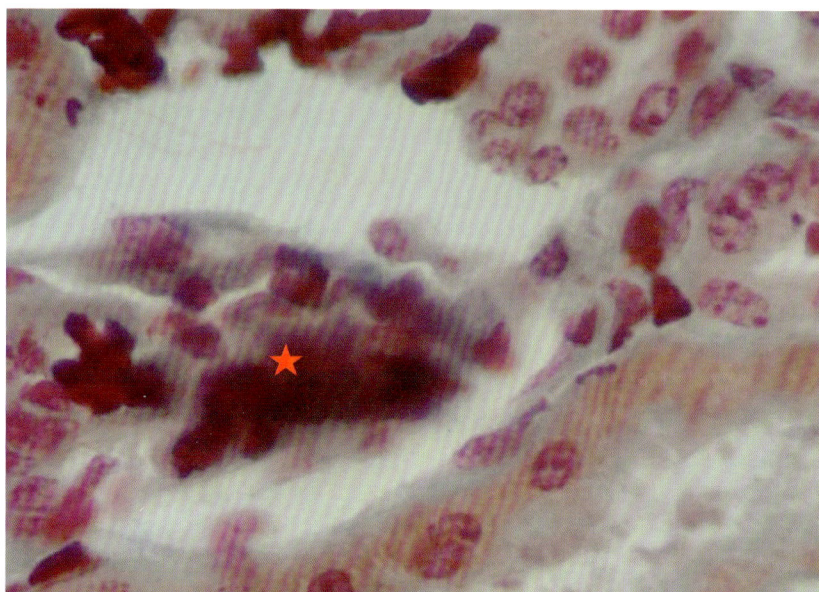

■ 图1-148　猴肾小体衰亡（3）

卡红染色　×400

★示衰老肾血管球核萎缩。

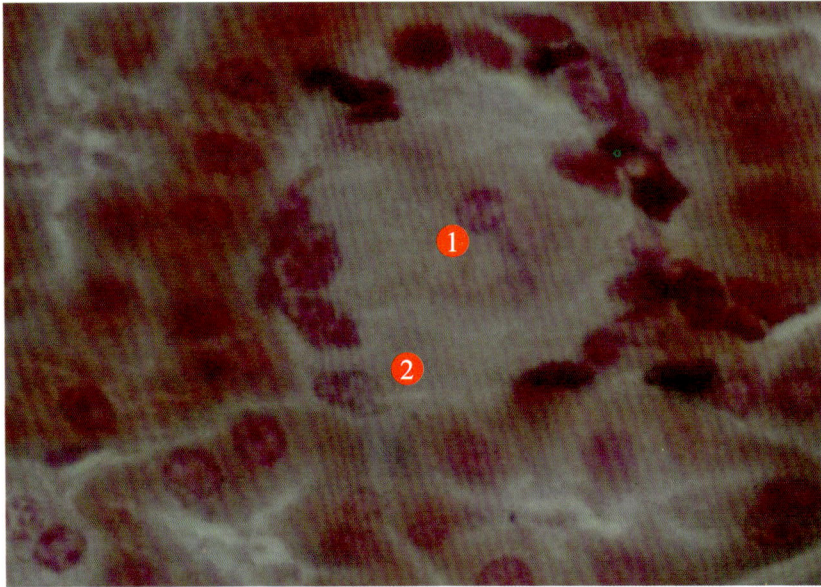

■ 图1-149 猴肾小体衰亡（4）

卡红染色   ×400

❶示血管球进一步溶解；❷示肾小囊壁层细胞活化内侵。

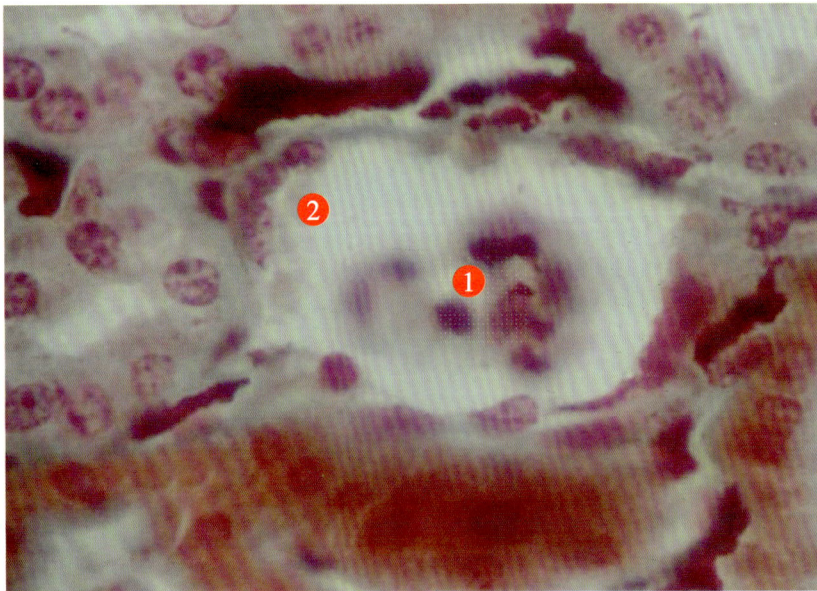

■ 图1-150 猴肾小体衰亡（5）

卡红染色   ×400

❶示血管球进一步溶解；❷示肾小囊壁层细胞活化内侵。

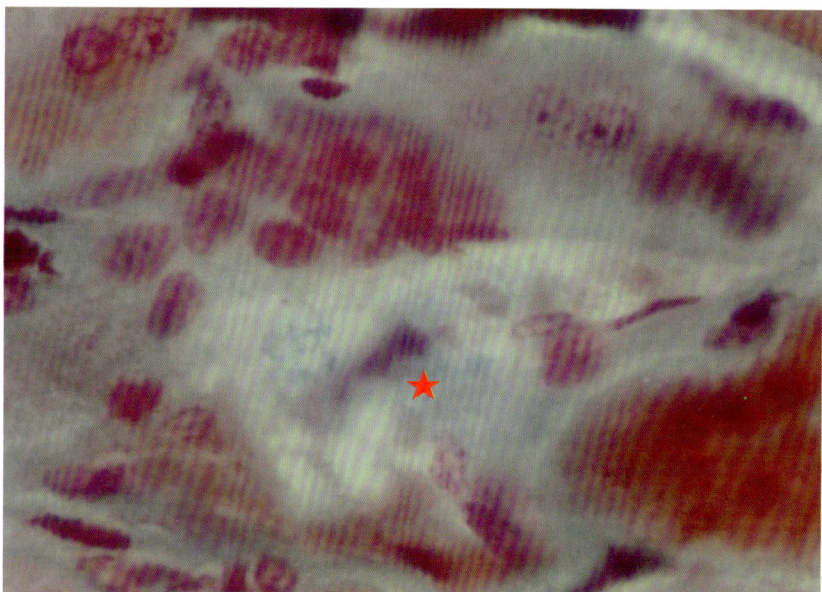

■ 图1-151　猴肾小体衰亡（6）

卡红染色　×400

★示极度衰退的肾小体残余没入肾间质中。

小　结

　　猴肾小管源自肾间质干细胞，肾间质干细胞团中心出现不规则裂隙，中心裂隙融合形成中心腔，并逐渐扩大，腔壁细胞层数由多层逐渐减少，最终变为单层立方上皮的远端肾小管，远端肾小管上皮细胞胞质嗜碱性逐渐减弱，肾小管上皮细胞胞质逐渐显现嗜酸性，演化成近端肾小管，近端肾小管上皮细胞胞质嗜酸性强度也由弱变强，管壁细胞稀疏、细胞核褪色、核固缩等是近端肾小管衰老表现。近端小管细胞由远端小管细胞嬗变而来，二者同属肾细胞系。猴肾细胞多来源血管源干细胞，血管源干细胞可直接演化为肾小管细胞，也可经间质干细胞再演化形成肾细胞。致密斑是位于近肾小体血管极远端肾小管，源于近血管极成肾细胞团，成肾细胞团出现裂隙，裂隙扩大成偏于血管极对侧的腔隙，其邻血管极侧多层细胞拥挤，即致密斑，老化的致密斑细胞层数逐渐减少，基本由单层立方细胞组成。血管极血管源干细胞可为致密斑补充干细胞来源，也可形成成肾细胞团，进而演化形成新的致密斑。猴肾细胞可见直接分裂，多为横隔式直接分裂，偶然也可见到横缢型直接分裂象。衰老肾小体血管球内固缩核细胞增多，继而血管球萎缩，肾小囊壁层细胞被激活并内侵，血管球进一步溶解，最后肾小体残余湮没于肾间质之中。

第三节　人肾组织动力学

一、人肾细胞系

　　人肾细胞系包括远端肾小管细胞和近端肾小管细胞，人肾细胞系细胞演化表现为肾小管结构演化动力学过程。远端肾小管多源于肾被膜下或皮质深部成肾细胞，成肾细胞增殖成为成肾细胞克隆（图1-152）、成肾细胞团（图1-153、图1-154），之后成肾细胞团中心出现裂隙（图1-155），中心裂隙扩大成为管状结构，即远端肾小管（图1-156），起初远端肾小管壁局部可有多层细胞（图1-156、图1-157），随着管腔继续扩展（图1-158、图1-159），管壁细胞层数逐渐减少（图1-160、图1-161），成为准单层立方上皮的远端肾小管（图1-162、图1-163），而后形成单层立方上皮的远端肾小管（图1-164、图1-165）。远端肾小管细胞可见直接分裂（图1-166）。接着远端肾小管细胞胞质开始逐步嗜酸化进程（图1-167～图1-169），细胞质嗜酸化的肾小管细胞也可见直接分裂象（图1-170），肾小管细胞胞质嗜酸化逐渐明显（图1-171、图1-172），最终成为管壁细胞胞质完全是酸性的近端肾小管（图1-173）。成熟的近端肾小管大多细胞是功能活跃细胞，也见少数核固缩细胞（图1-174），过成熟近端肾小管核固缩细胞明显增多（图1-175、图1-176），衰退的近端肾小管还可出现核褪色（图1-177），或兼有核固缩与核褪色（图1-178、图1-179），严重衰退近端肾小管管壁细胞溶解、破坏（图1-180～图1-182），甚至大部分管壁溶解，仅留少部分组织残片（图1-183）。

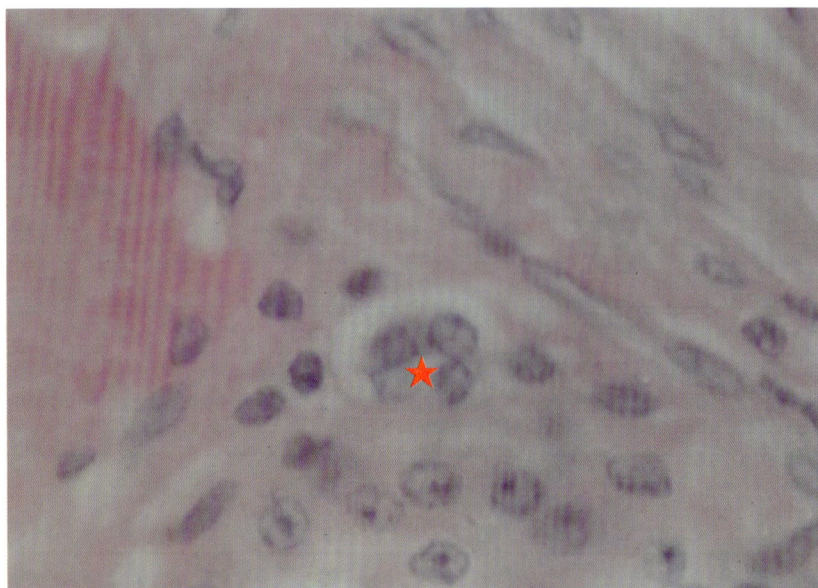

■ 图1-152　人肾细胞系（1）
苏木素-伊红染色　×400
★示成肾细胞克隆。

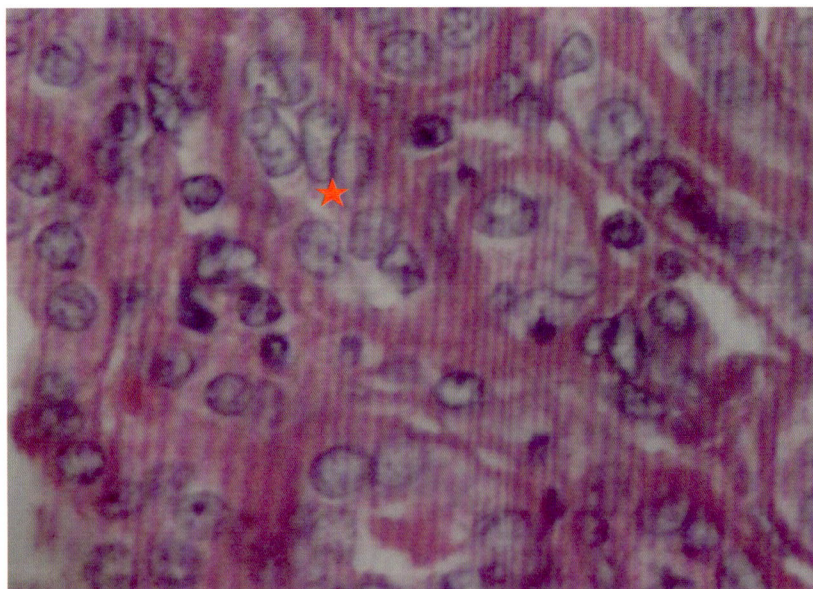

■ 图1-153　人肾细胞系（2）
苏木素-伊红染色　×400
★示成肾细胞团。

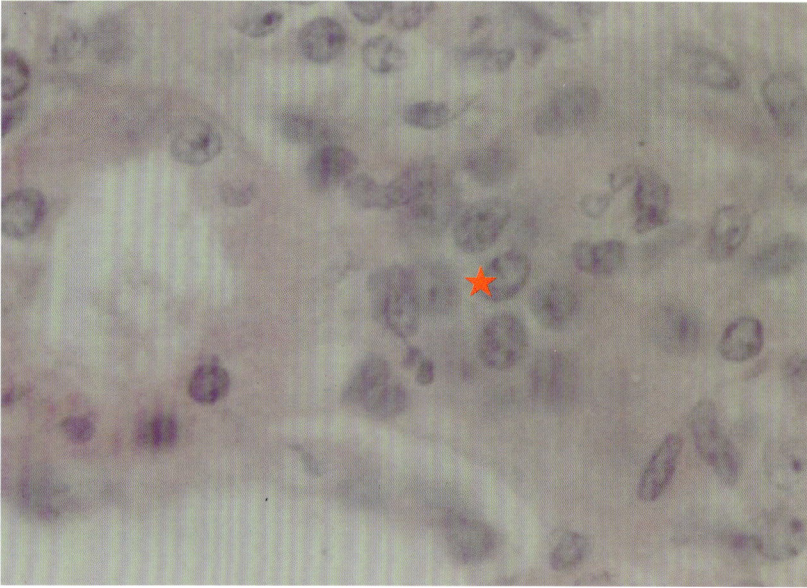

■ 图1-154　人肾细胞系（3）
苏木素-伊红染色　×400
★ 示成肾细胞团。

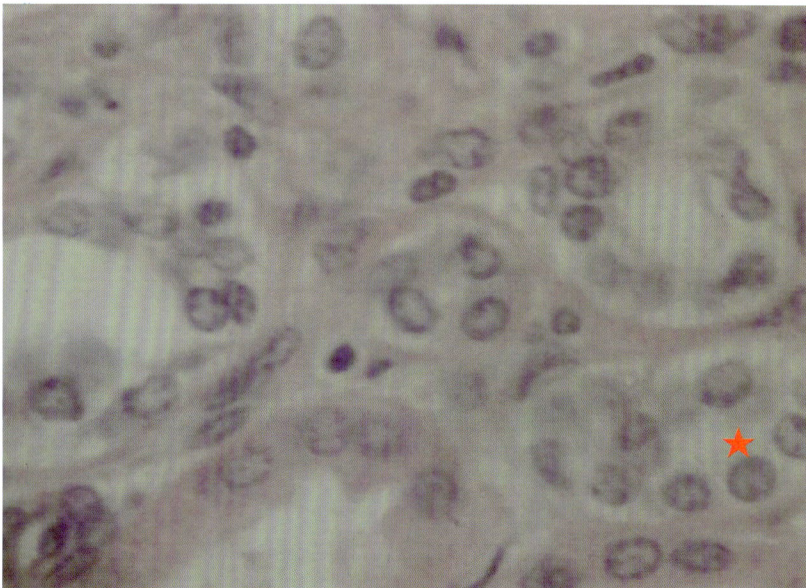

■ 图1-155　人肾细胞系（4）
苏木素-伊红染色　×400
★ 示成肾细胞团中心裂隙。

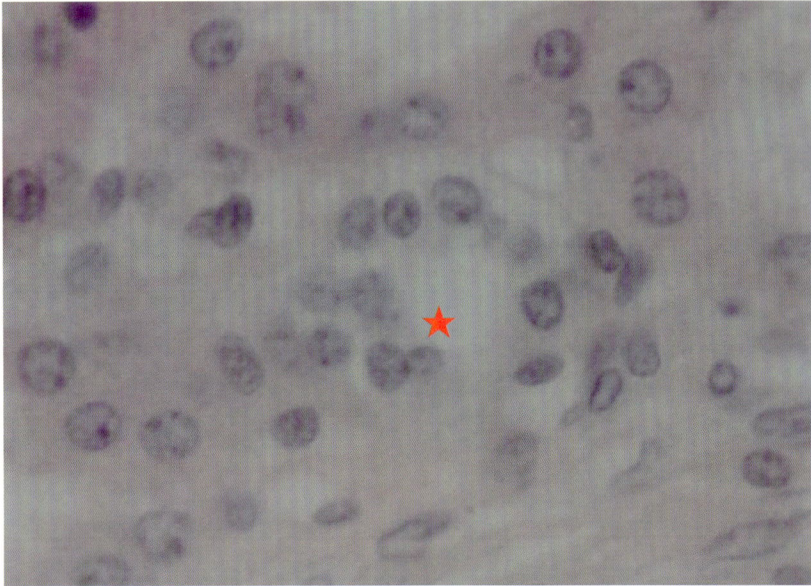

■ 图1-156　人肾细胞系（5）

苏木素-伊红染色　×400

★ 示成肾细胞团中空成管状结构。

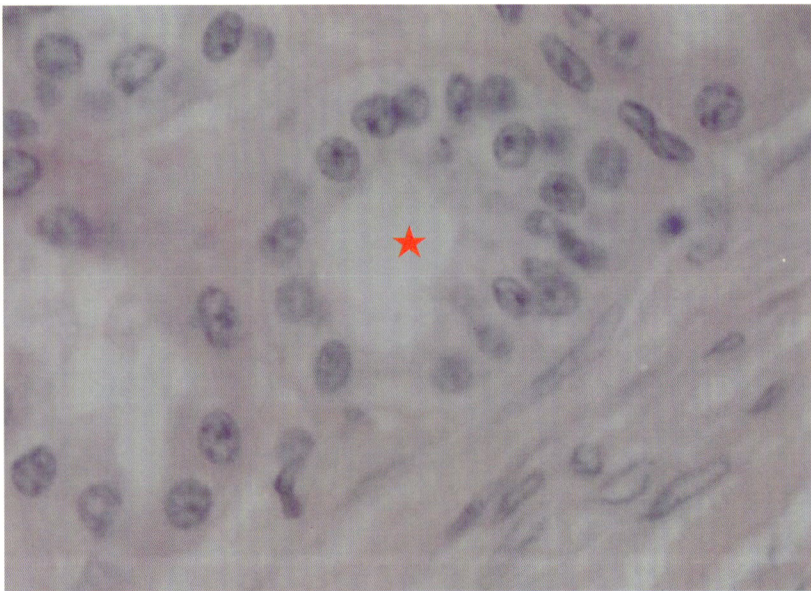

■ 图1-157　人肾细胞系（6）

苏木素-伊红染色　×400

★ 示成肾细胞团内偏心中空腔隙。

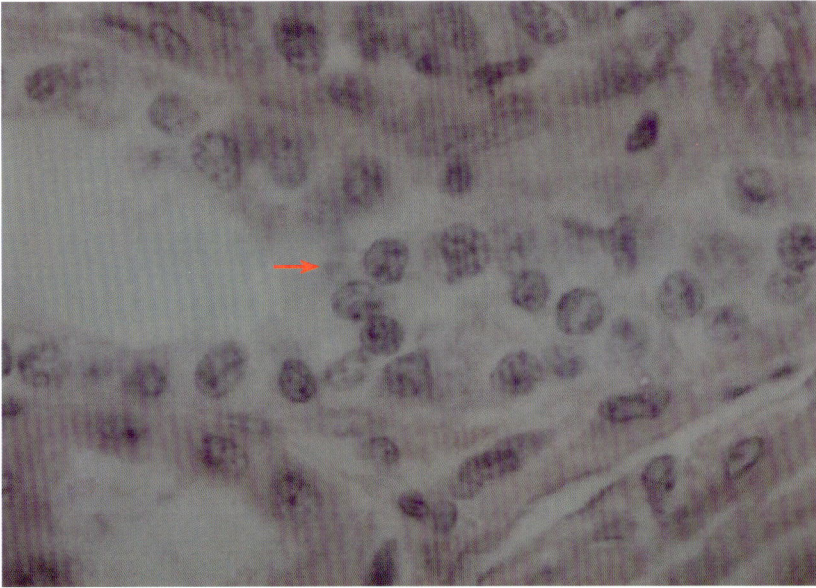

■ 图1-158　人肾细胞系（7）

苏木素–伊红染色　×400

→示成肾细胞团内中空腔隙向另一端扩展。

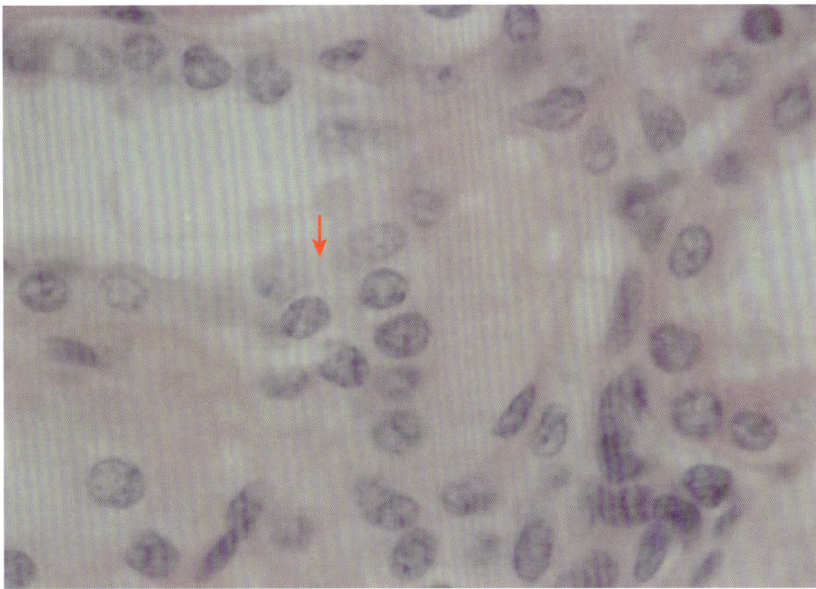

■ 图1-159　人肾细胞系（8）

苏木素–伊红染色　×400

↓示成肾细胞团内中空腔隙向另一端扩展。

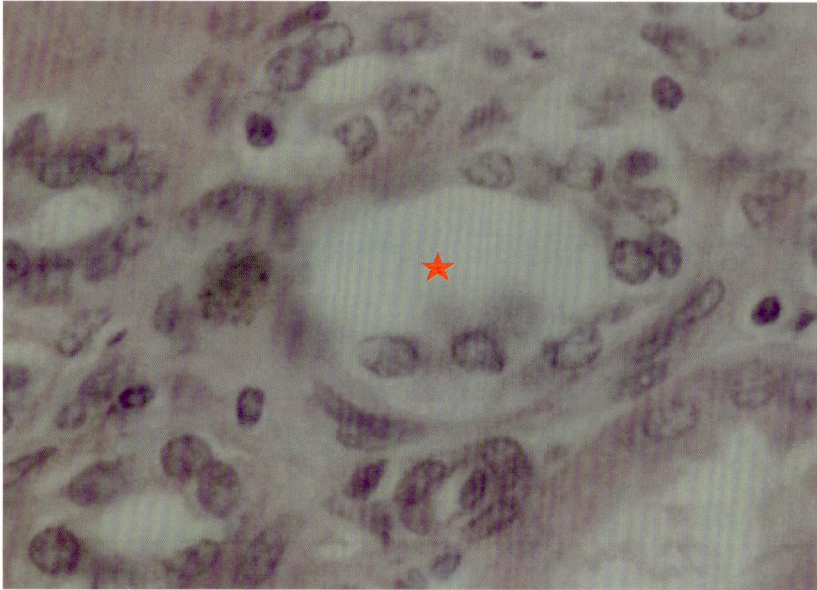

■ 图1-160　人肾细胞系（9）

苏木素-伊红染色　×400

★ 示形成的管壁细胞层数逐渐减少。

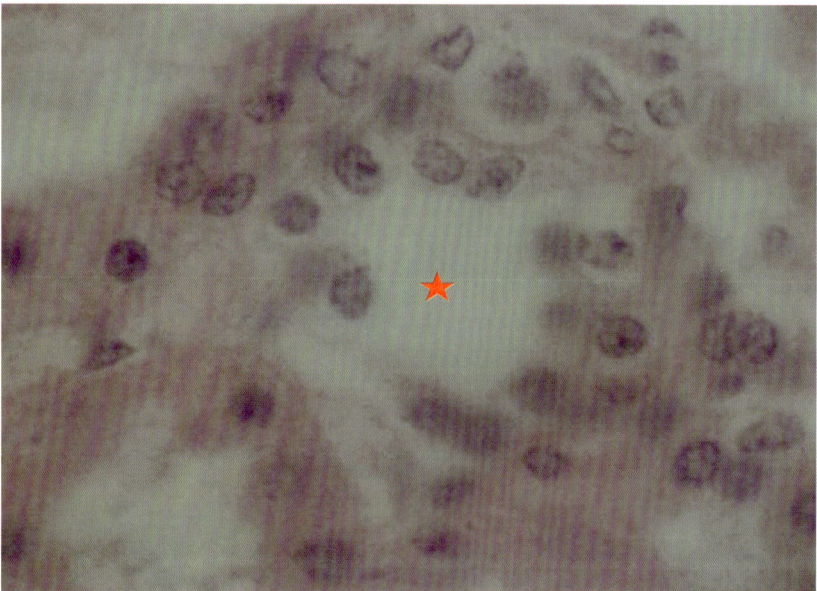

■ 图1-161　人肾细胞系（10）

苏木素-伊红染色　×400

★ 示形成的管壁细胞层数逐渐减少。

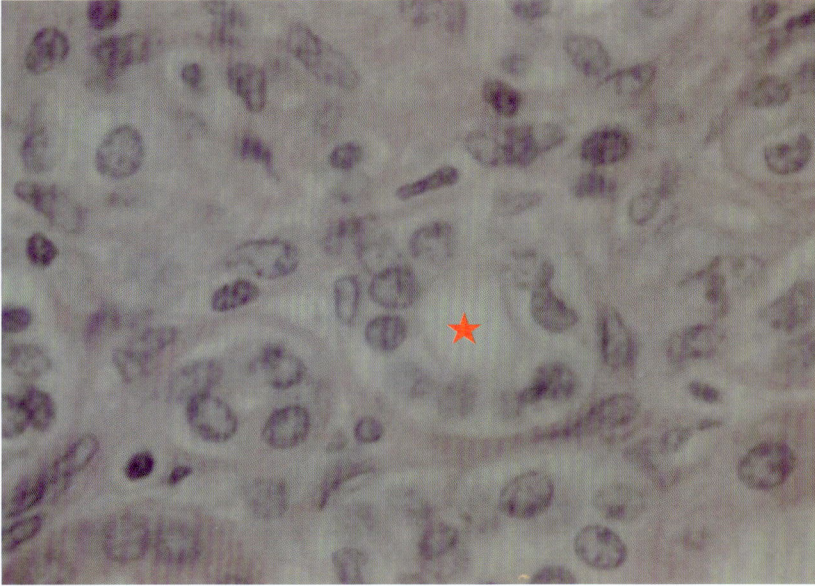

■ 图1-162　人肾细胞系（11）
苏木素-伊红染色　×400
★ 示准单层立方上皮的远端肾小管。

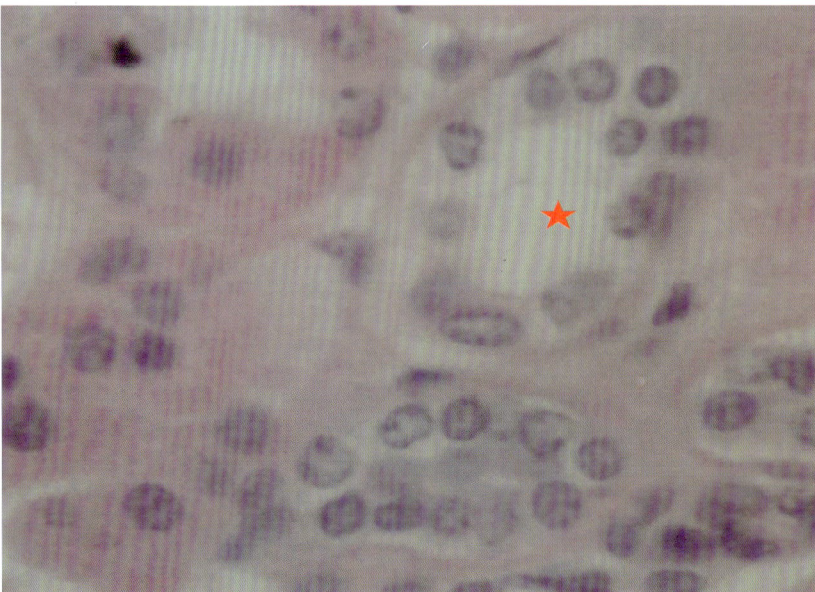

■ 图1-163　人肾细胞系（12）
苏木素-伊红染色　×400
★ 示准单层立方上皮的远端肾小管。

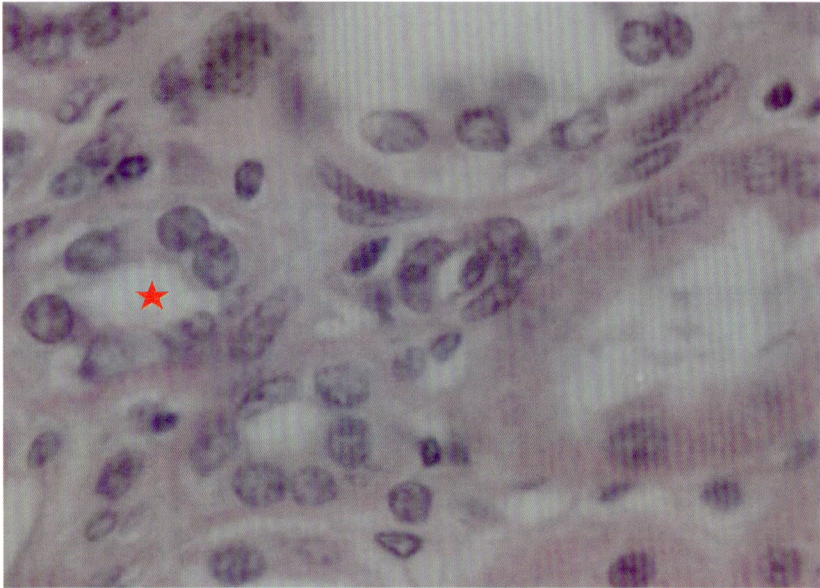

■ 图1-164　人肾细胞系（13）

苏木素-伊红染色　×400

★示单层立方上皮的远端肾小管。

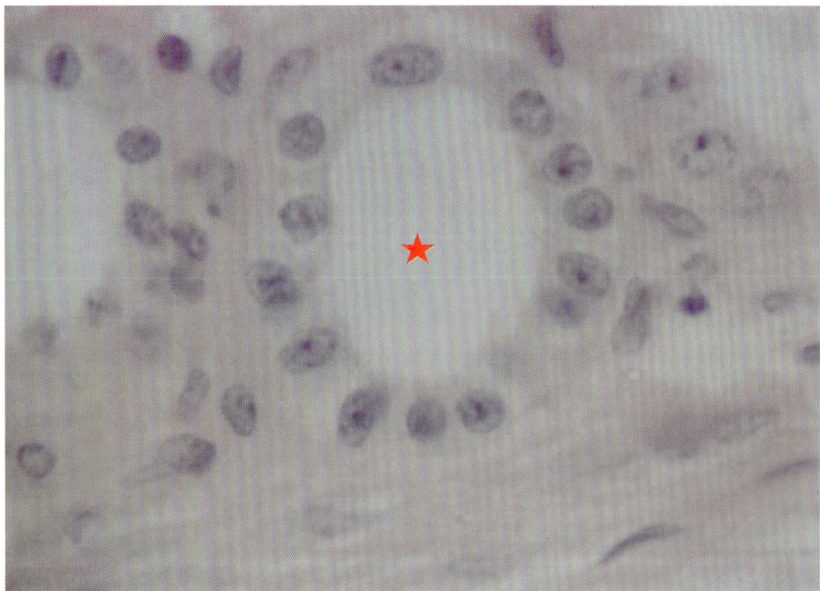

■ 图1-165　人肾细胞系（14）

苏木素-伊红染色　×400

★示单层立方上皮的远端肾小管。

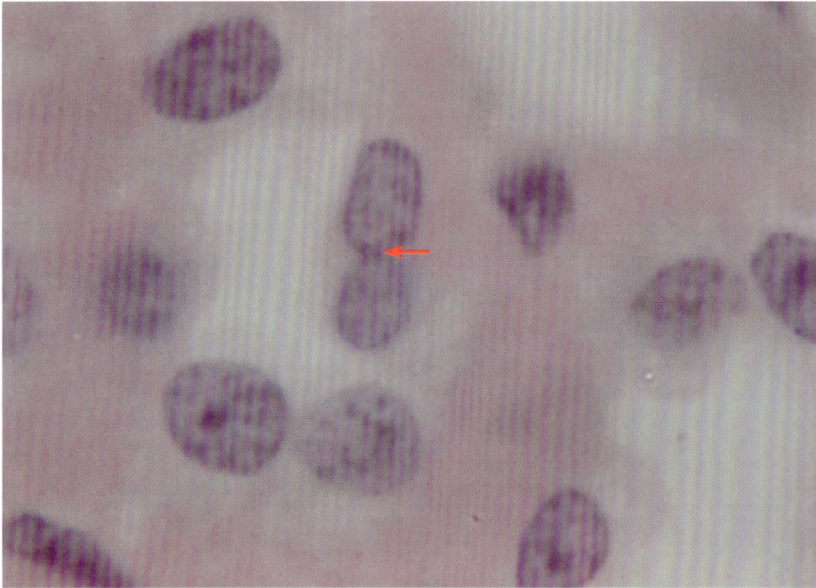

■ 图1-166　人肾细胞系（15）

苏木素-伊红染色　×1 000

←示人肾远端小管细胞横缢型直接分裂象。

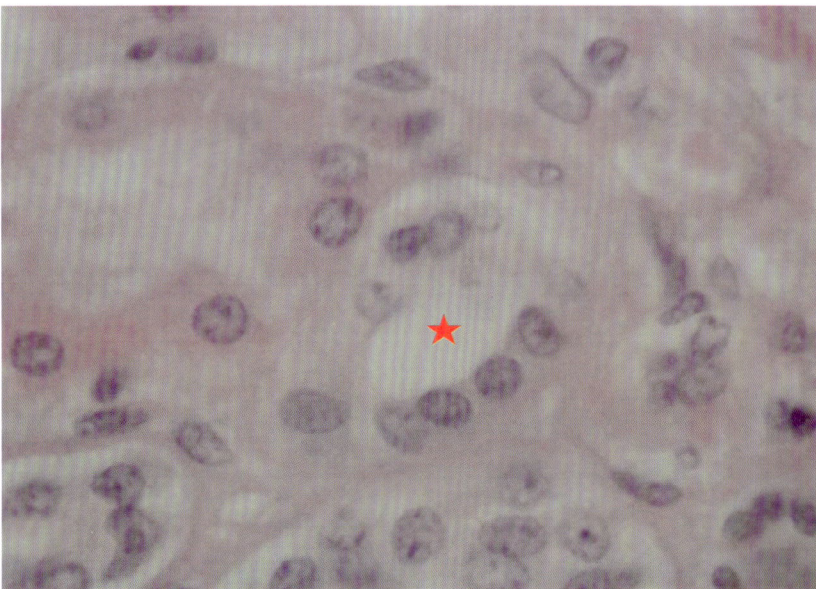

■ 图1-167　人肾细胞系（16）

苏木素-伊红染色　×400

★示远端肾小管上皮细胞胞质开始嗜酸化。

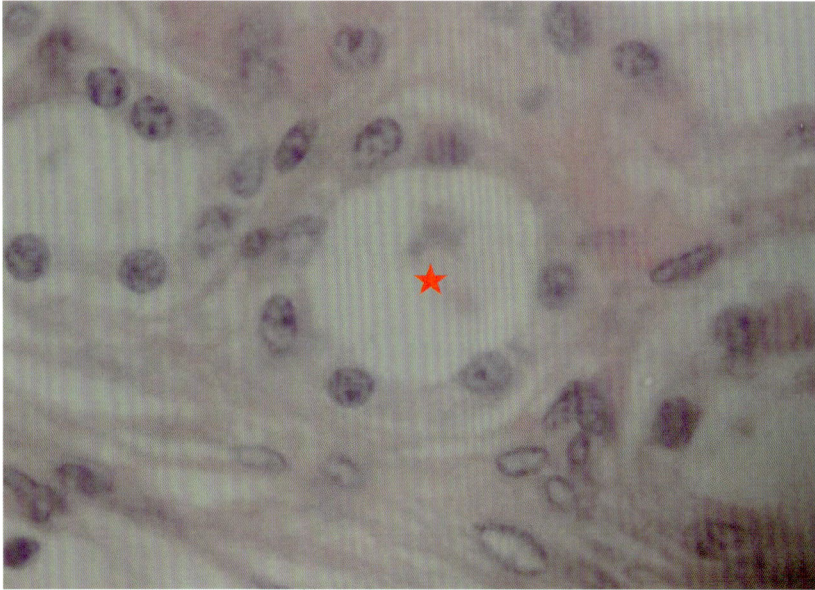

■ 图1-168　人肾细胞系（17）

苏木素-伊红染色　×400

★示远端肾小管上皮细胞胞质开始嗜酸化。

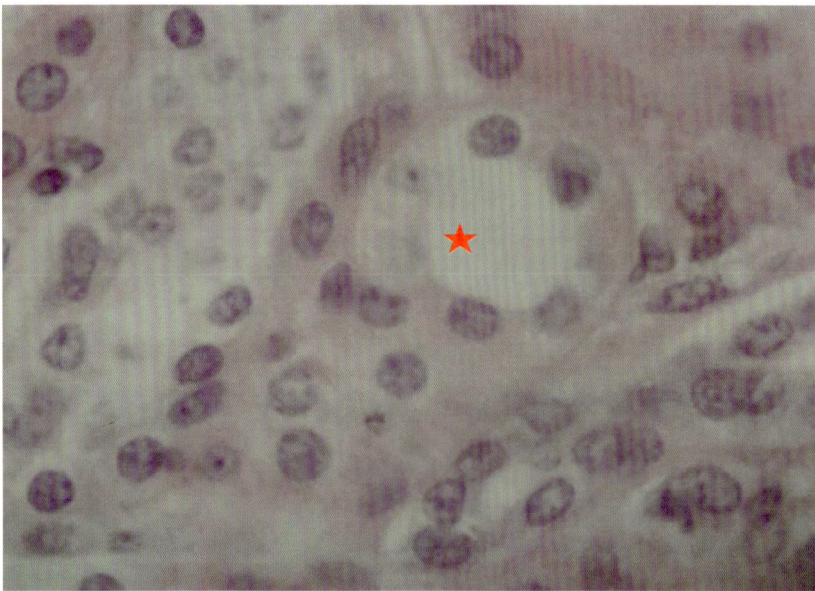

■ 图1-169　人肾细胞系（18）

苏木素-伊红染色　×400

★示远端肾小管上皮细胞胞质开始嗜酸化。

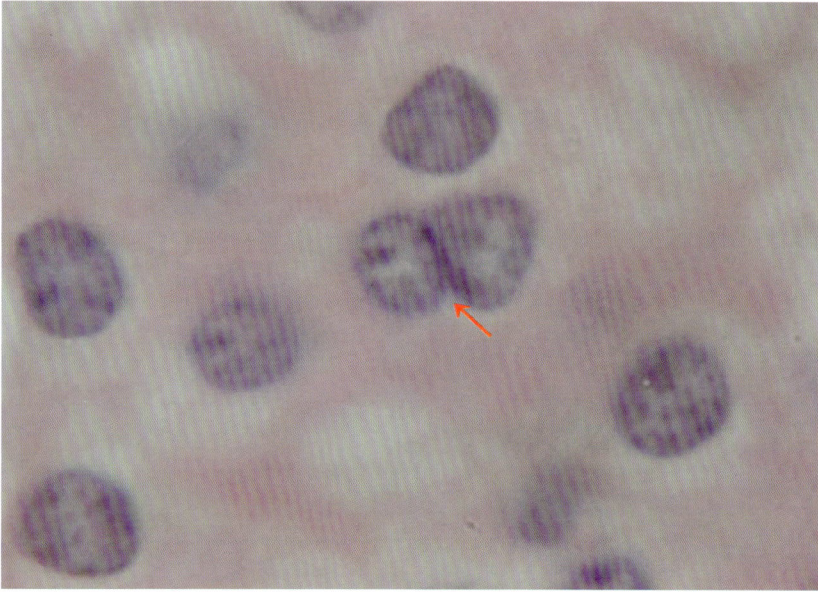

■ 图1-170　人肾细胞系（19）

苏木素–伊红染色　×1 000

↖示人嗜酸化肾细胞横隔式直接分裂象。

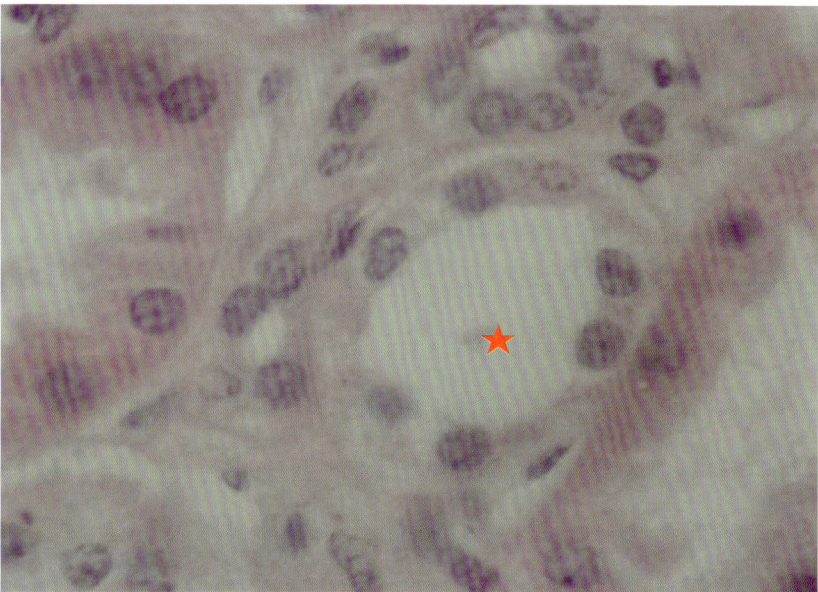

■ 图1-171　人肾细胞系（20）

苏木素–伊红染色　×400

★示远端肾小管上皮细胞胞质嗜酸化逐渐明显。

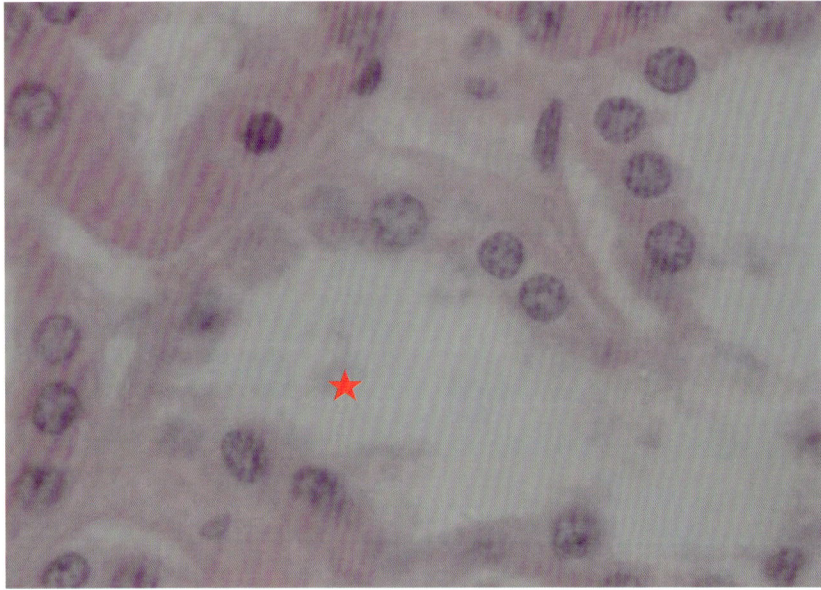

■ 图1-172　人肾细胞系（21）

苏木素-伊红染色　×400

★示远端肾小管上皮细胞胞质嗜酸化逐渐明显。

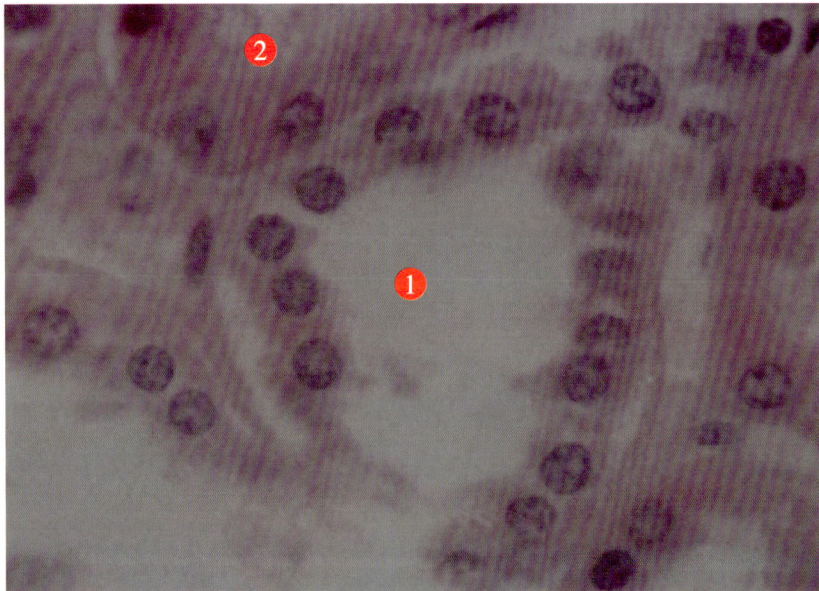

■ 图1-173　人肾细胞系（22）

苏木素-伊红染色　×400

❶示远端肾小管上皮细胞胞质嗜酸化逐渐明显；❷示成熟近端
肾小管。

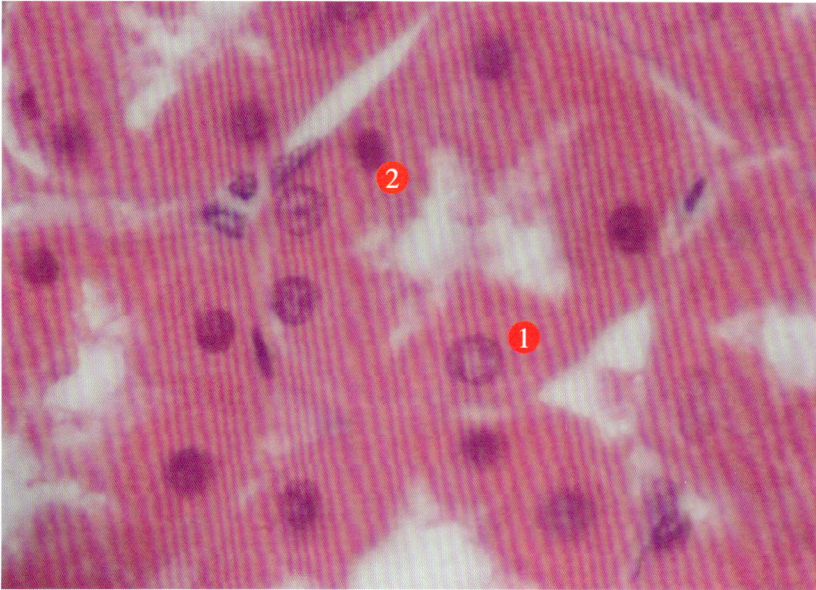

■ 图1-174　人肾细胞系（23）
苏木素-伊红染色　×400
❶示功能活跃的近端小管细胞；❷示近端小管少数细胞核固缩。

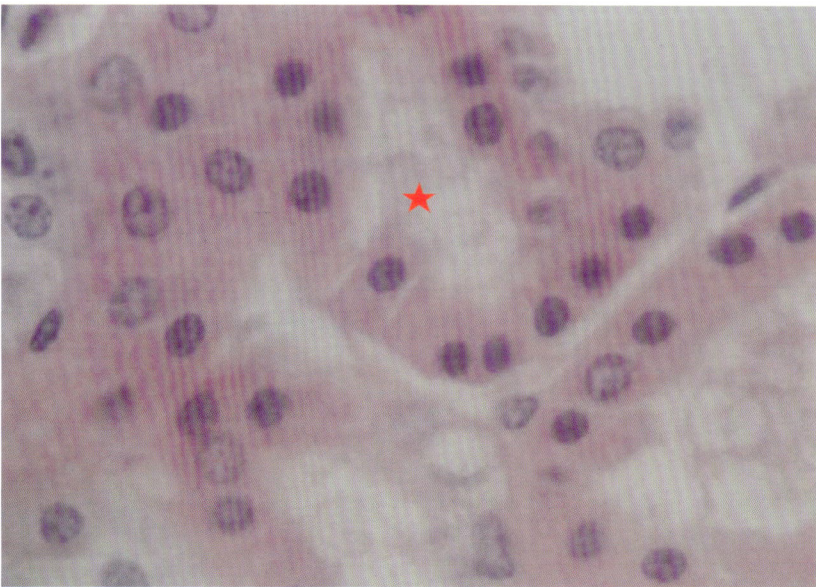

■ 图1-175　人肾细胞系（24）
苏木素-伊红染色　×400
★示近端小管核固缩细胞增多。

101

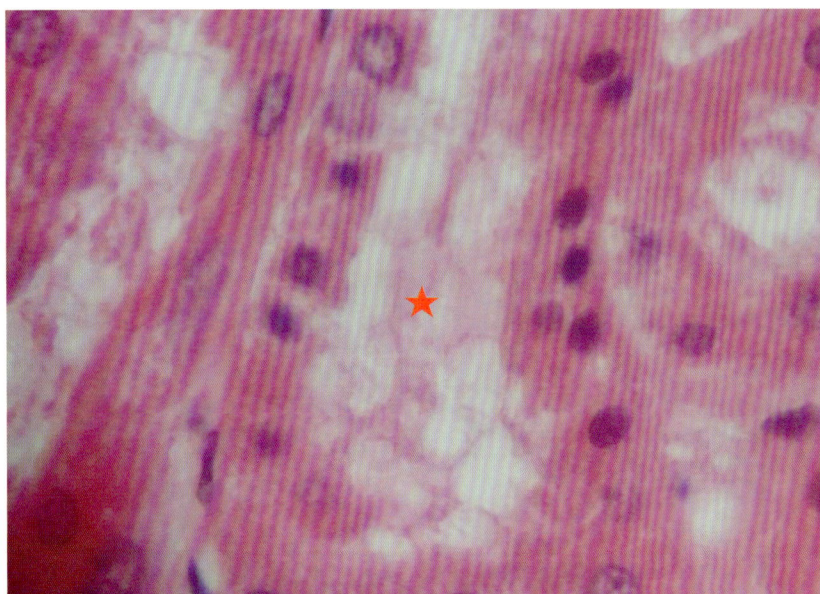

■ 图1–176　人肾细胞系（25）
苏木素–伊红染色　×400
★示近端小管细胞大部分核固缩。

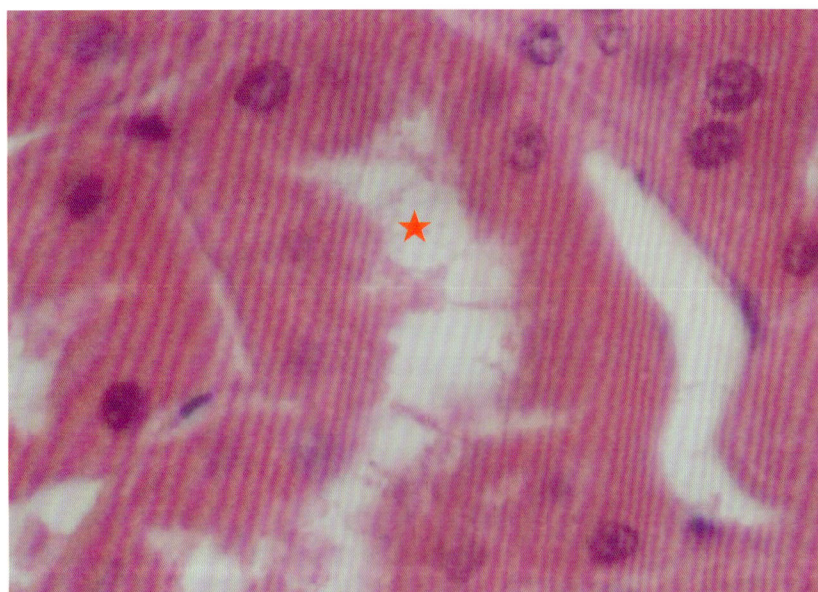

■ 图1–177　人肾细胞系（26）
苏木素–伊红染色　×400
★示近端小管细胞大部分核褪色。

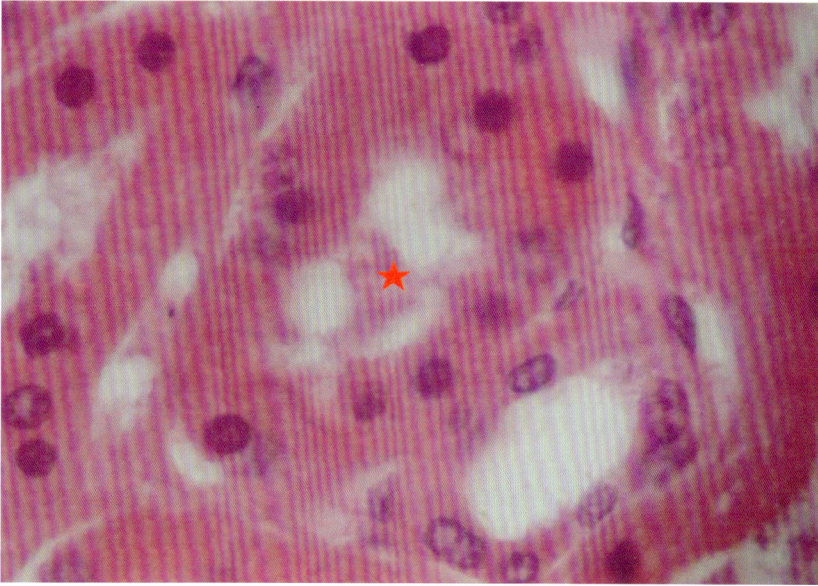

■ 图1-178　人肾细胞系（27）
苏木素–伊红染色　×400
★示近端小管细胞大部分核固缩或核褪色。

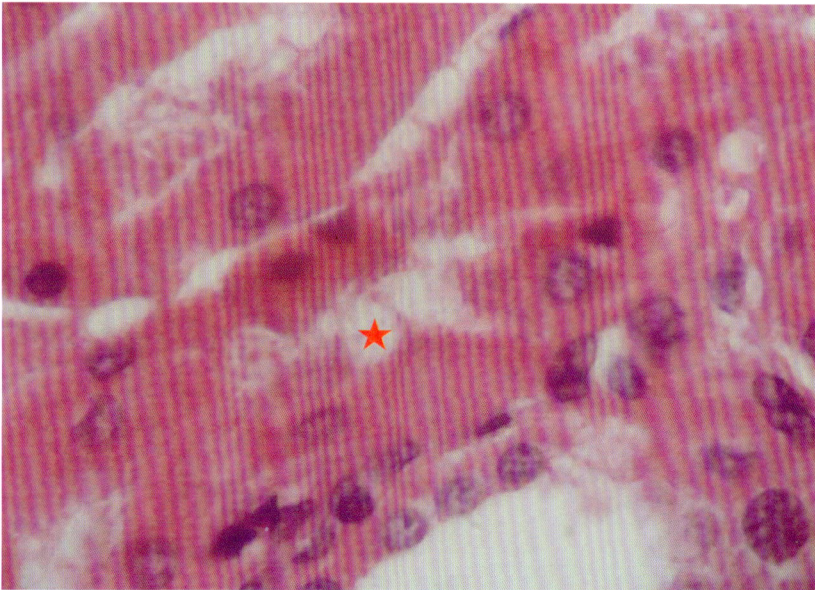

■ 图1-179　人肾细胞系（28）
苏木素–伊红染色　×400
★示近端小管细胞大部分核固缩或核褪色。

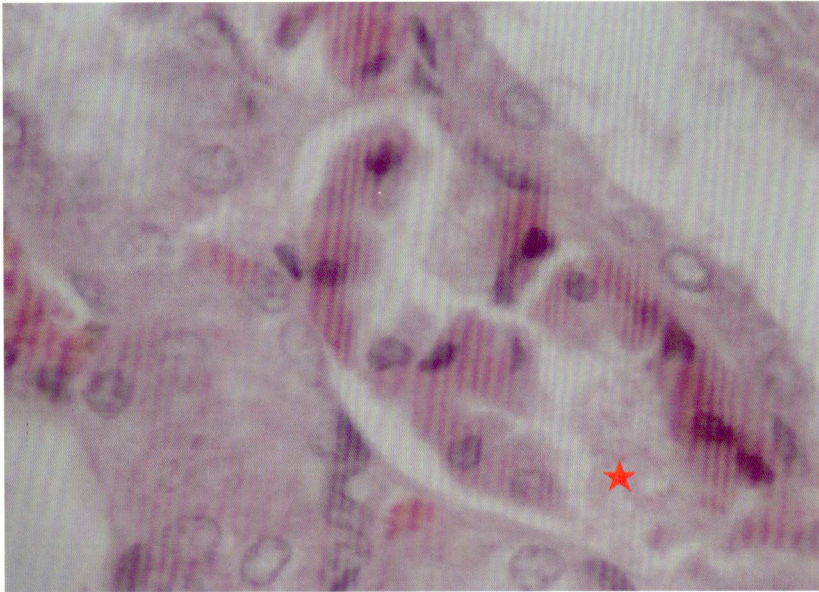

■ 图1-180　人肾细胞系（29）

苏木素-伊红染色　×400

★ 示近端小管细胞部分管壁细胞溶解。

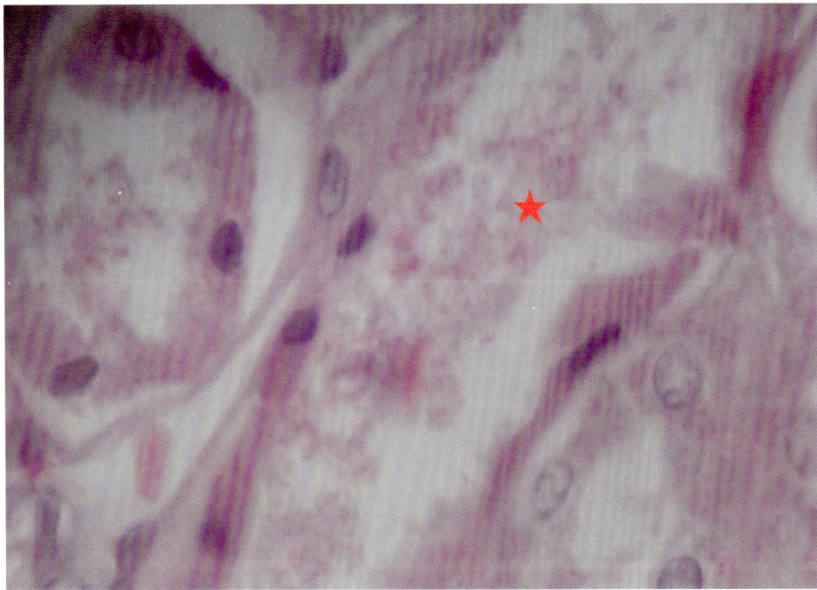

■ 图1-181　人肾细胞系（30）

苏木素-伊红染色　×400

★ 示近端小管细胞大段管壁细胞溶解。

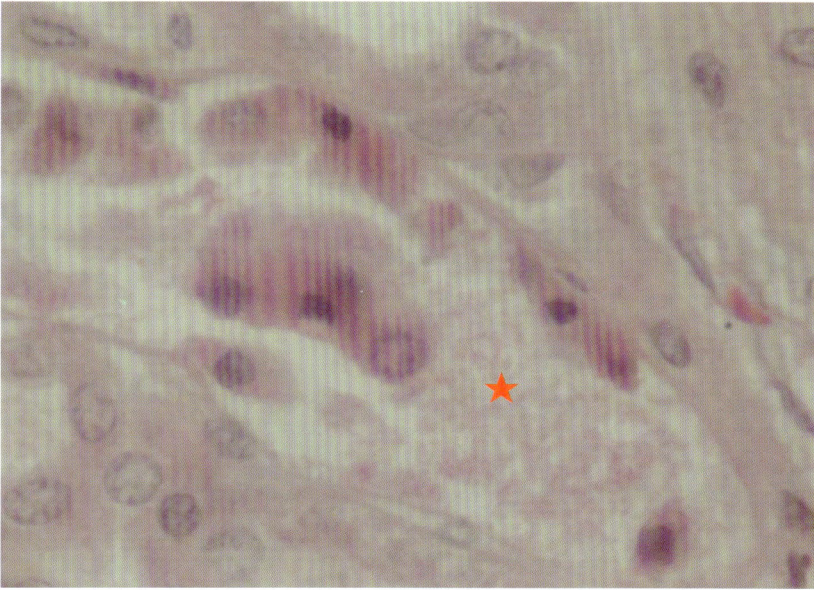

■ 图1-182　人肾细胞系（31）

苏木素–伊红染色　×400

★示近端小管细胞大段管壁细胞溶解。

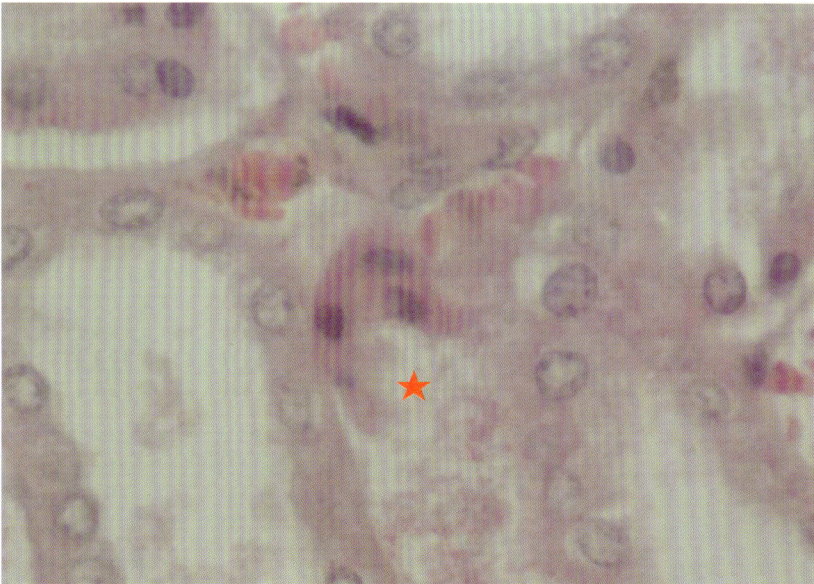

■ 图1-183　人肾细胞系（32）

苏木素–伊红染色　×400

★示近端小管大部分细胞溶解，仅留少部分组织残片。

二、人肾细胞演化来源

人肾细胞演化来源于肾被膜细胞–肾细胞演化系、肾乳头源干细胞–肾细胞演化系、血管源干细胞–肾细胞演化系、肾干细胞巢–肾细胞演化系，神经源干细胞也可能参与肾细胞演化。

（一）肾被膜细胞–肾细胞演化系

人肾被膜细胞–肾细胞演化系分肾被膜细胞演化序和肾被膜细胞–肾细胞演化两部分叙述。

1. 肾被膜细胞演化序　人肾有较厚被膜（图1-184、图1-185），大致可分为外层、中层和内层被膜细胞（图1-186、图1-187）。外层为未激发的被膜细胞，核呈深染的长梭形；中层多为激发的被膜细胞，有增大的泡状细胞核；内层被膜细胞有较大泡状核，逐渐钝圆化（图1-188、图1-189）。有时被膜中层仍可见未激发的深染梭形核细胞（图1-190~图1-192），激发的中层被膜细胞可见横缢型直接分裂象（图1-193~图1-195），也可见早期横隔式直接分裂象（图1-196），内层被膜细胞也可见中期横隔式直接分裂象（图1-197、图1-198）和晚期横隔式直接分裂象（图1-199）。

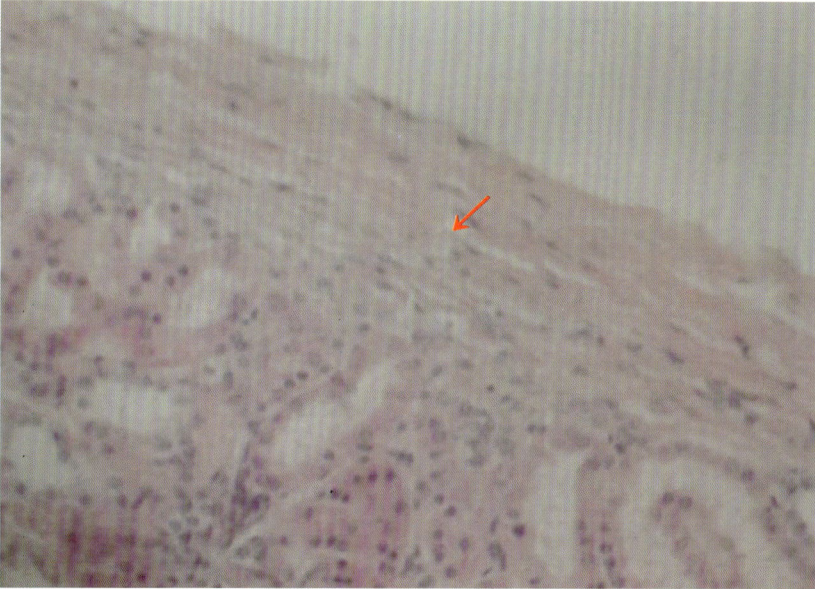

■ 图1-184　人肾被膜（1）

苏木素–伊红染色　×100

← 示人肾较厚被膜。

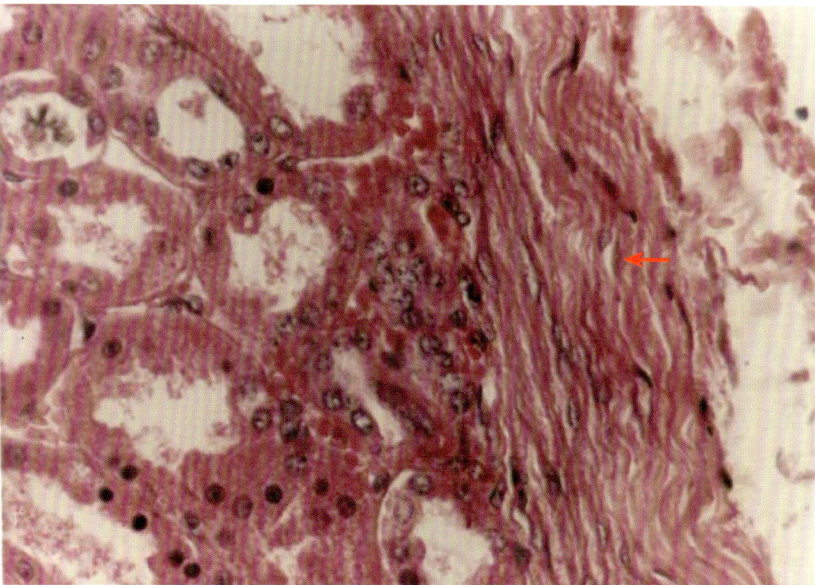

■ 图1-185　人肾被膜（2）

苏木素–伊红染色　×100

← 示人肾较厚被膜。

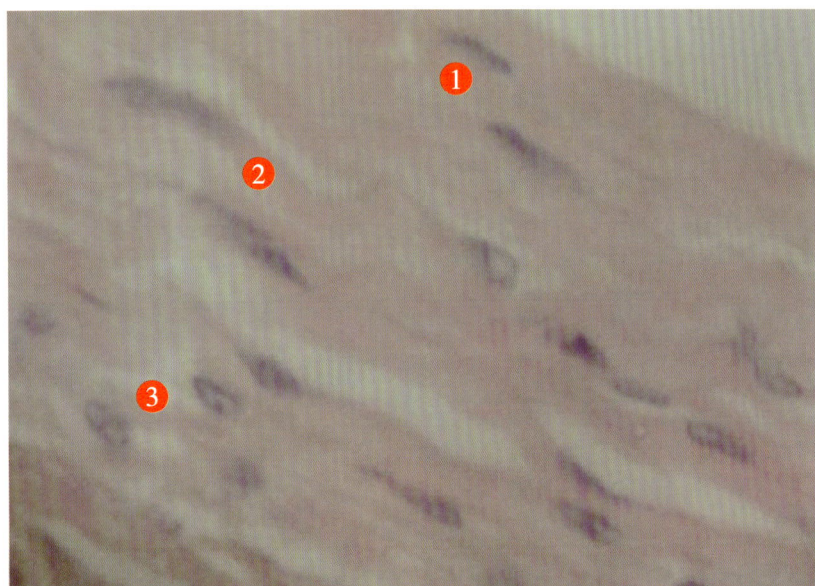

■ 图1-186　人肾被膜细胞演化序（1）

苏木素-伊红染色　×400

❶示被膜外层细胞；❷示被膜中层细胞；❸示被膜内层细胞。

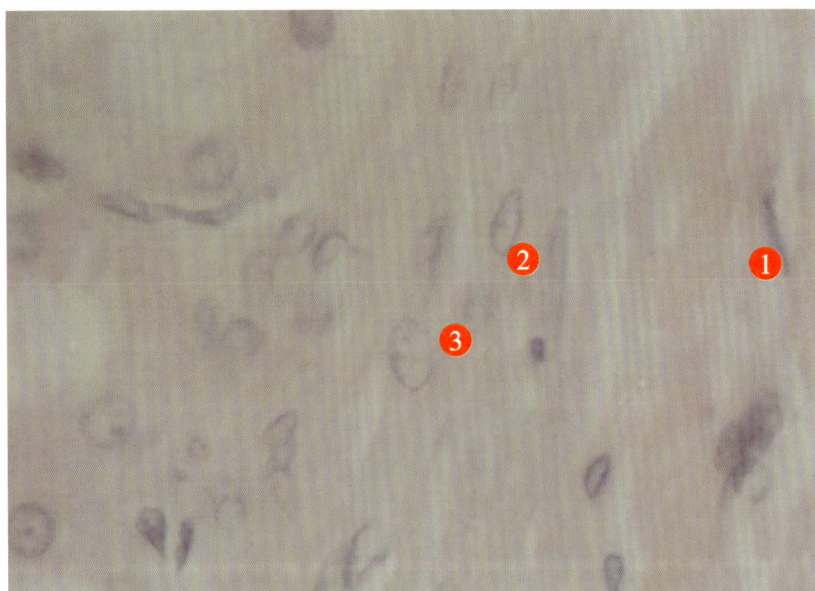

■ 图1-187　人肾被膜细胞演化序（2）

苏木素-伊红染色　×400

❶示被膜外层细胞；❷示被膜中层细胞；❸示被膜内层细胞。

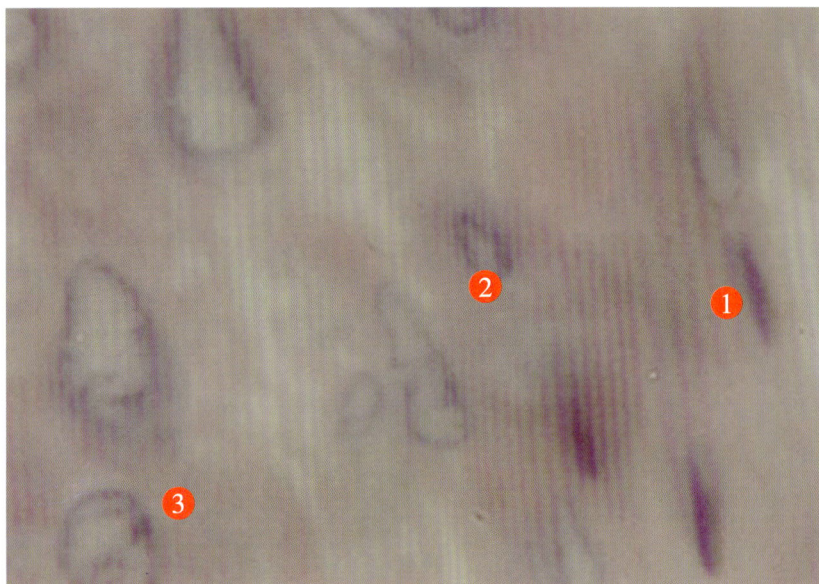

■ 图1-188　人肾被膜细胞演化序（3）

苏木素-伊红染色　×1 000

❶示被膜外层细胞；❷示被膜中层细胞；❸示被膜内层细胞。

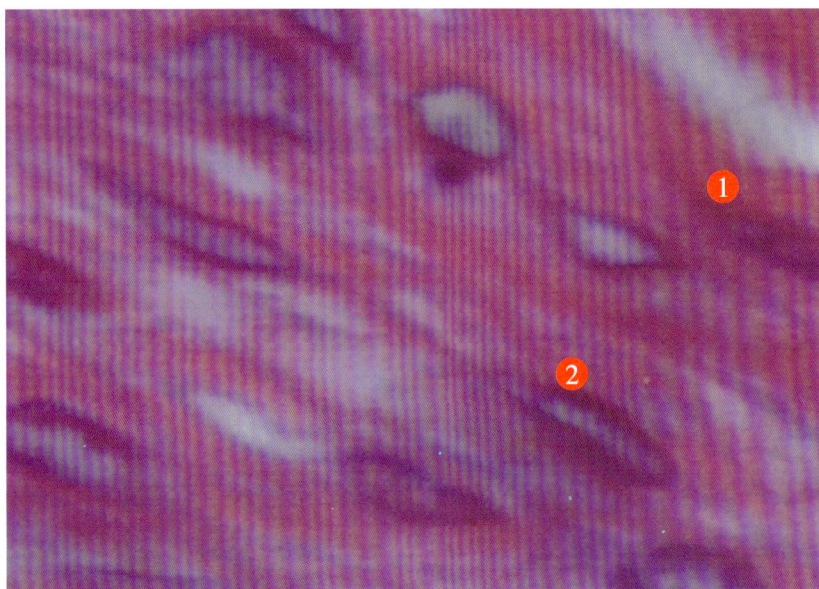

■ 图1-189　人肾被膜细胞演化序（4）

苏木素-伊红染色　×1 000

❶示未激发的外层被膜细胞；❷示激发的中层被膜细胞。

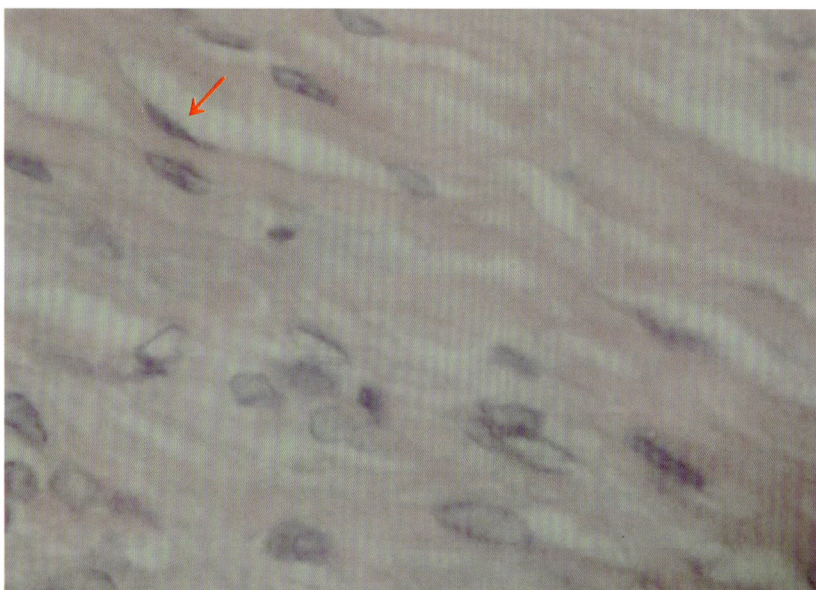

■ **图1-190 人肾被膜细胞演化序（5）**

苏木素-伊红染色 ×400

示被膜中层内具有外层特征的被膜细胞。

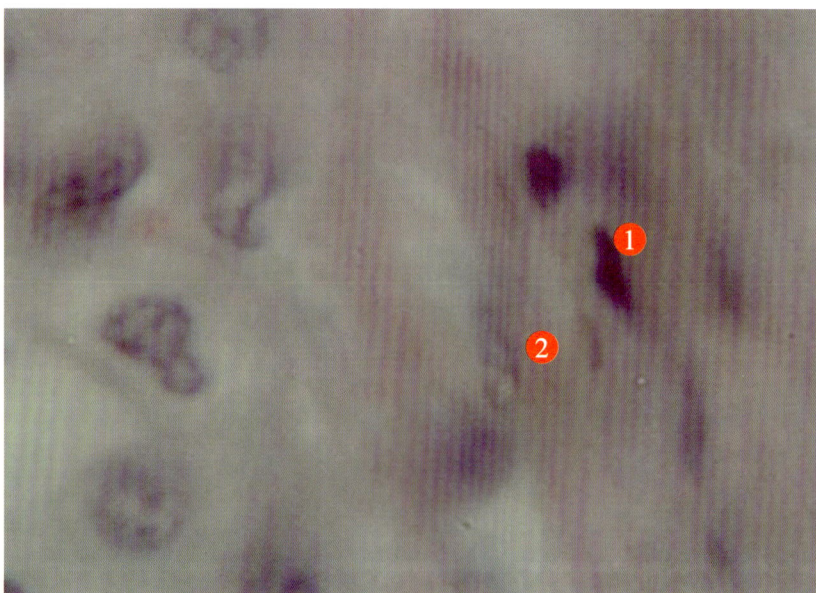

■ **图1-191 人肾被膜细胞演化序（6）**

苏木素-伊红染色 ×1 000

❶示未激发的中层被膜细胞；❷示激发的中层被膜细胞。

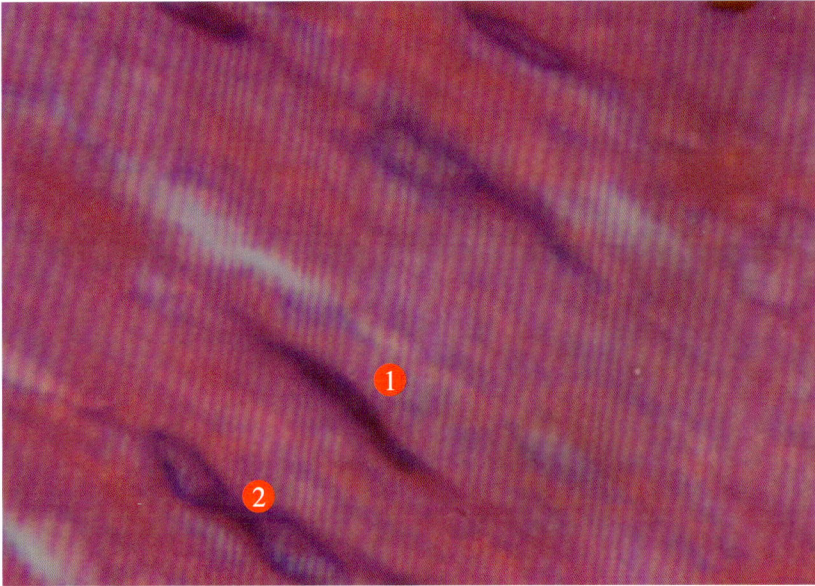

■ 图1-192　人肾被膜细胞演化序（7）

苏木素-伊红染色　×1 000

❶示被膜中层内具有外层特征的被膜细胞；❷示被膜中层细胞横缢型直接分裂象。

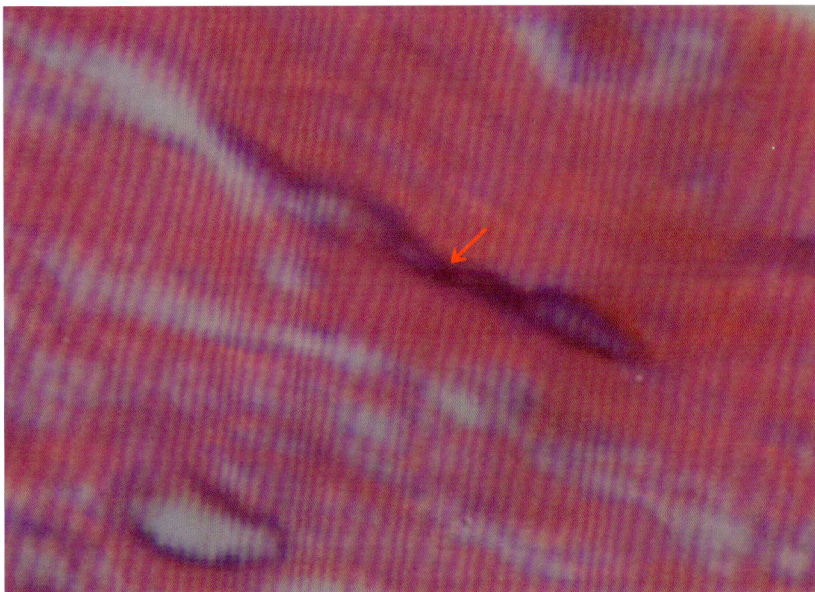

■ 图1-193　人肾被膜细胞演化序（8）

苏木素-伊红染色　×1 000

↙示被膜中层细胞横缢型直接分裂象。

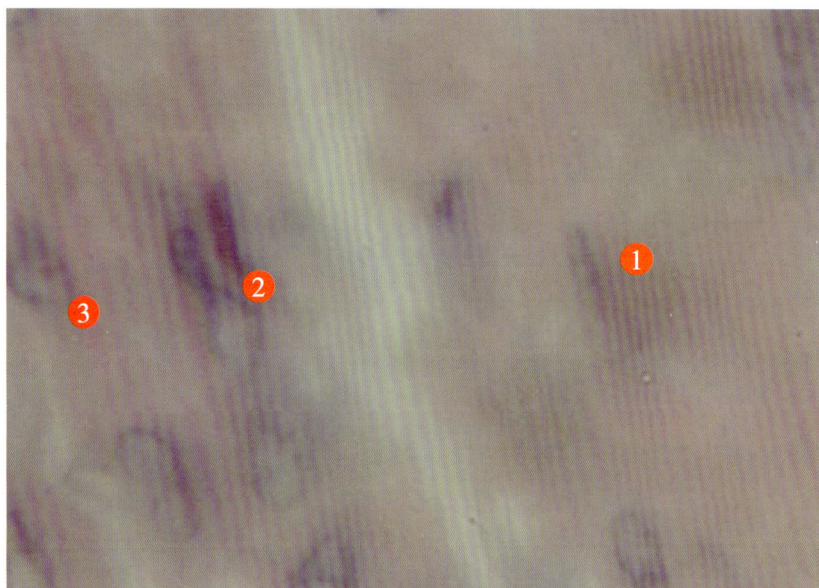

■ 图1-194　人肾被膜细胞演化序（9）

苏木素-伊红染色　×1 000

❶示被膜外层细胞；❷示被膜中层细胞横缢型直接分裂象；
❸示被膜内层细胞。

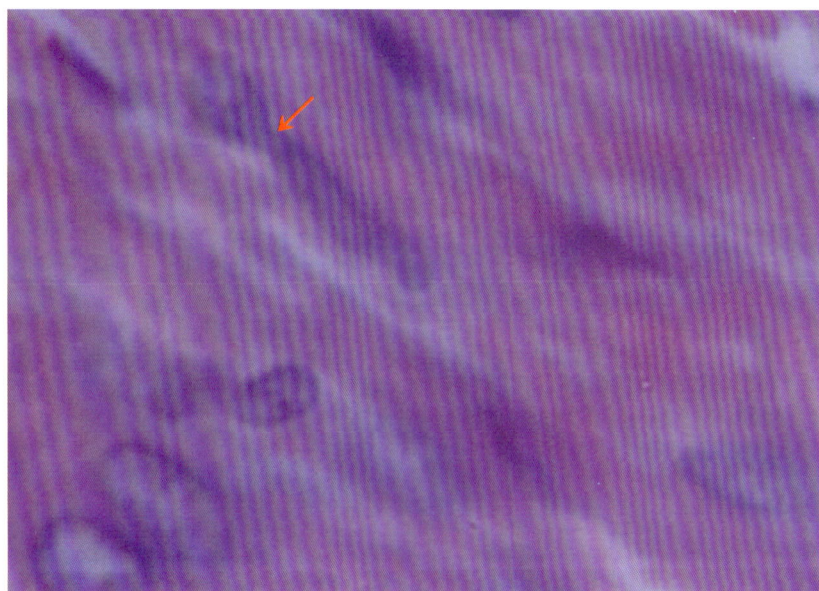

■ 图1-195　人肾被膜细胞演化序（10）

苏木素-伊红染色　×1 000

↙示中层被膜细胞横缢型直接分裂象。

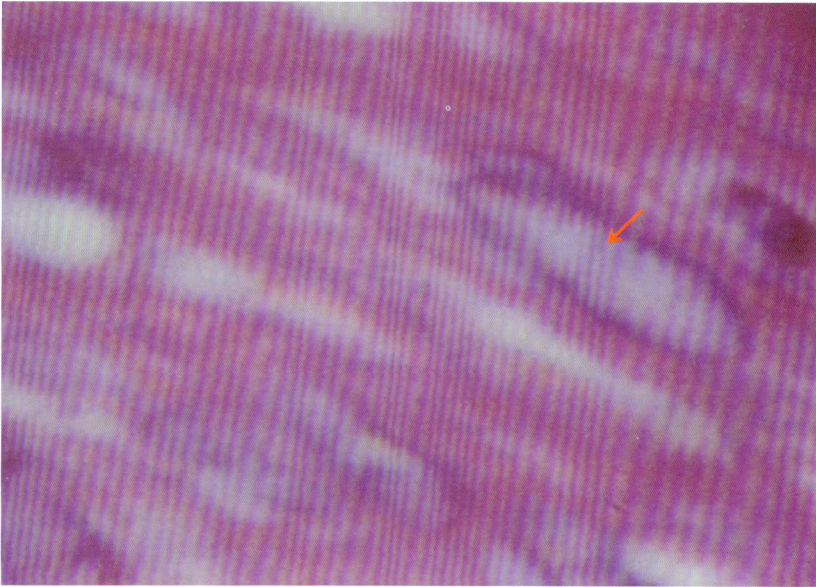

■ **图1-196　人肾被膜细胞演化序（11）**
苏木素-伊红染色　×1 000
示中层被膜细胞早期横隔式直接分裂象。

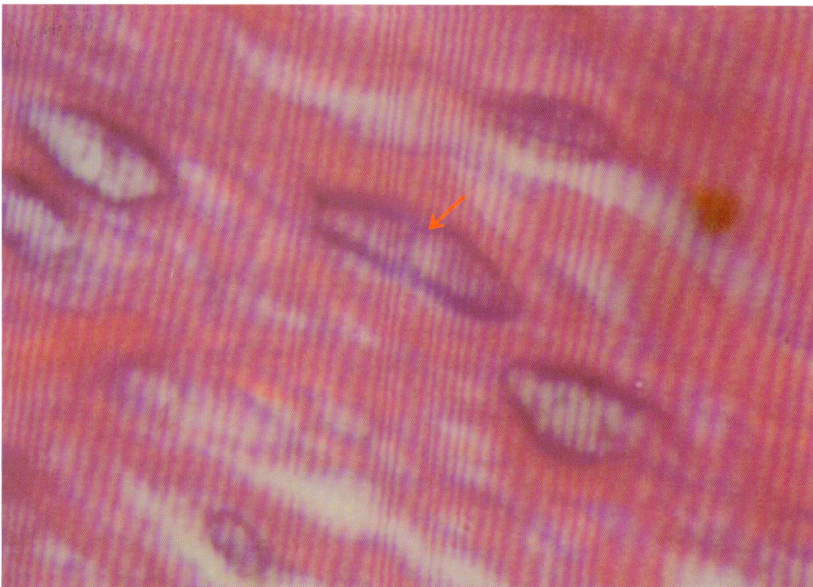

■ **图1-197　人肾被膜细胞演化序（12）**
苏木素-伊红染色　×1 000
示内层被膜细胞中期横隔式直接分裂象。

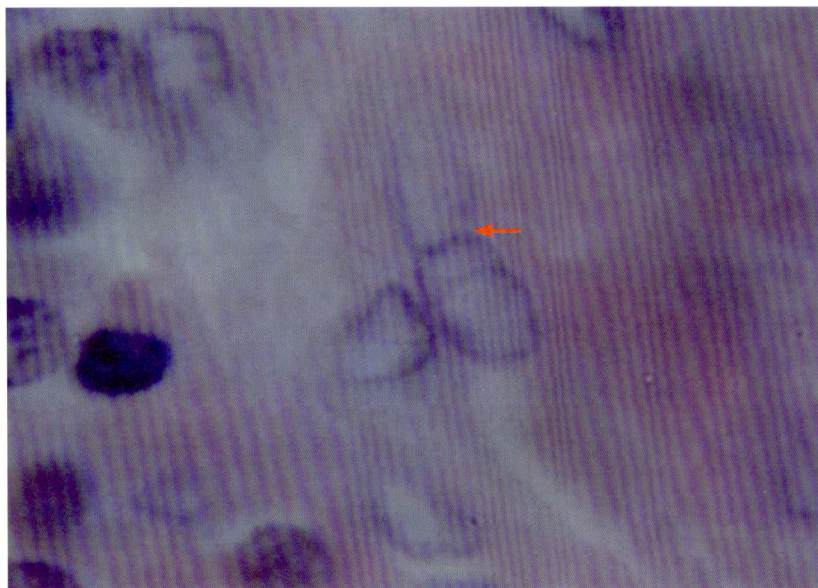

■ 图1-198　人肾被膜细胞演化序（13）

苏木素–伊红染色　×1 000

←示内层被膜细胞中期横隔式直接分裂象。

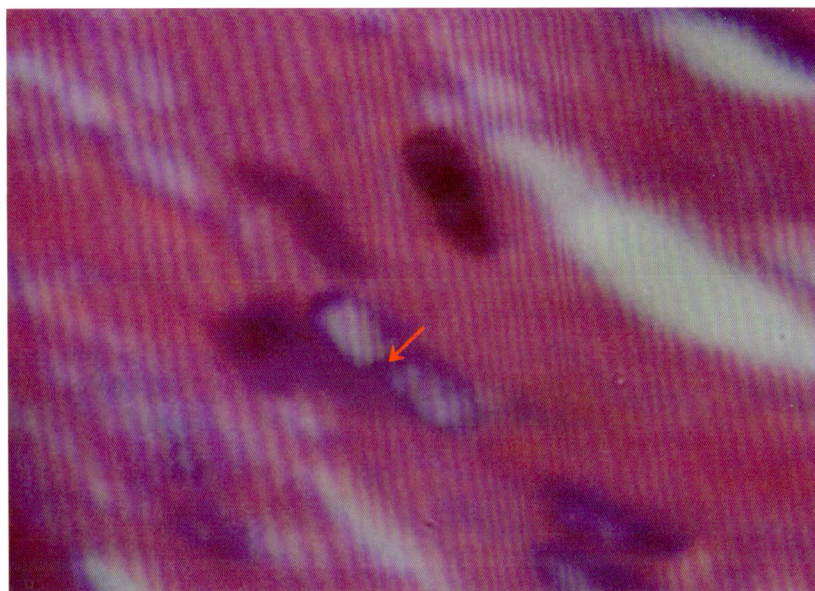

■ 图1-199　人肾被膜细胞演化序（14）

苏木素–伊红染色　×1 000

↙示内层被膜细胞晚期横隔式直接分裂象。

2. 肾被膜细胞-肾细胞演化 人肾内层被膜细胞可演化形成内膜下成肾细胞（图1-200~图1-202），有时内层被膜细胞则经过渡性细胞演化形成成肾细胞、肾细胞（图1-203~图1-205），过渡性细胞也可见横隔式直接分裂（图1-206）或横缢型直接分裂（图1-207）。成肾细胞迅速增生（图1-208、图1-209），形成成肾细胞克隆（图1-210、图1-211）和成肾细胞团（图1-212），成肾细胞团中心出现裂隙（图1-213、图1-214），裂隙扩大形成多层管壁细胞的远端肾小管（图1-215），管腔继续扩展（图1-216），成为单层立方上皮的远端肾小管（图1-217）。

不同部位的人肾被膜细胞-肾细胞演化并不均衡，在活跃区可在被膜下形成肾生长锥（图1-218~图1-220），有时肾生长锥可延伸到肾皮质深部（图1-221），甚至可形成直达髓质的纵行肾小管束（图1-222），被膜下成肾细胞还可向下迁移（图1-223），在皮质较深处增生形成成肾细胞团（图1-224）。

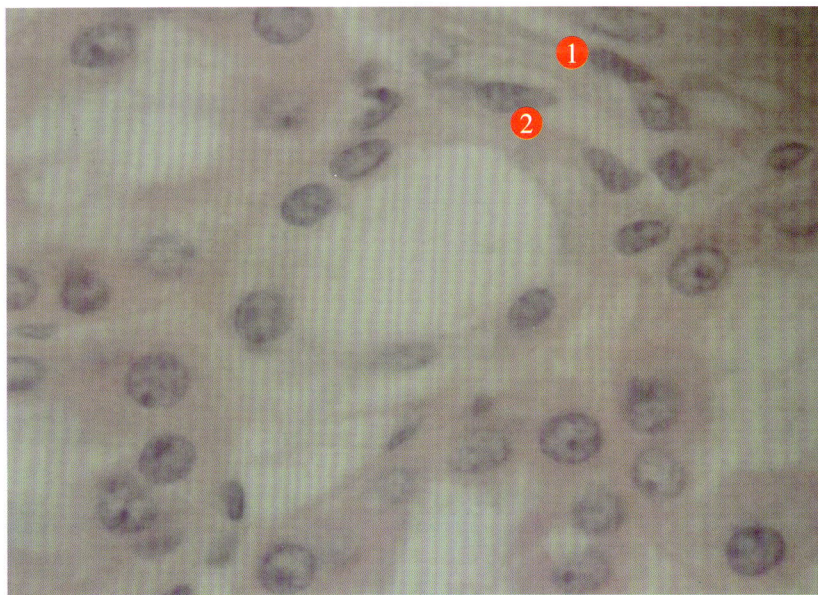

■ **图1-200 人肾被膜细胞-肾细胞演化系（1）**
苏木素-伊红染色 ×400
❶示内层被膜细胞；❷示成肾细胞。

115

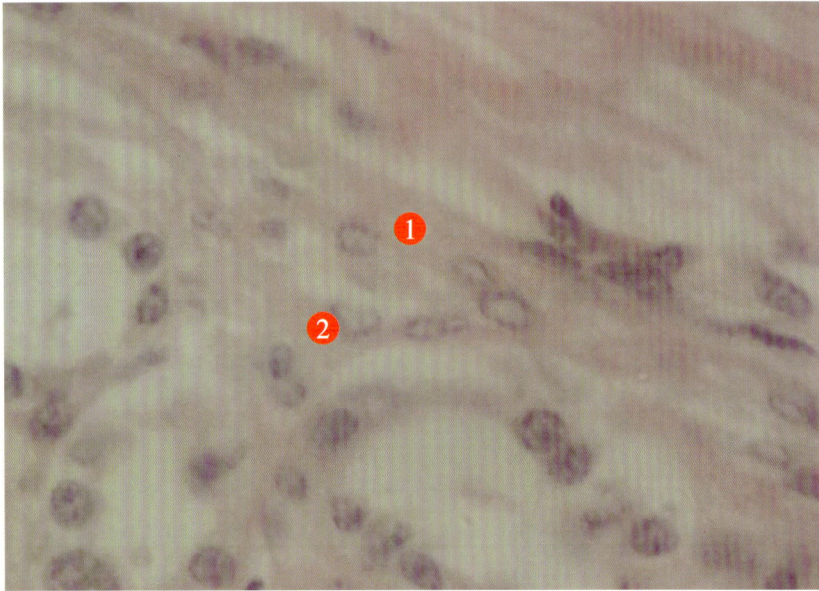

■ 图1-201 人肾被膜细胞-肾细胞演化系（2）

苏木素-伊红染色 ×400

❶示内层被膜细胞；❷示成肾细胞。

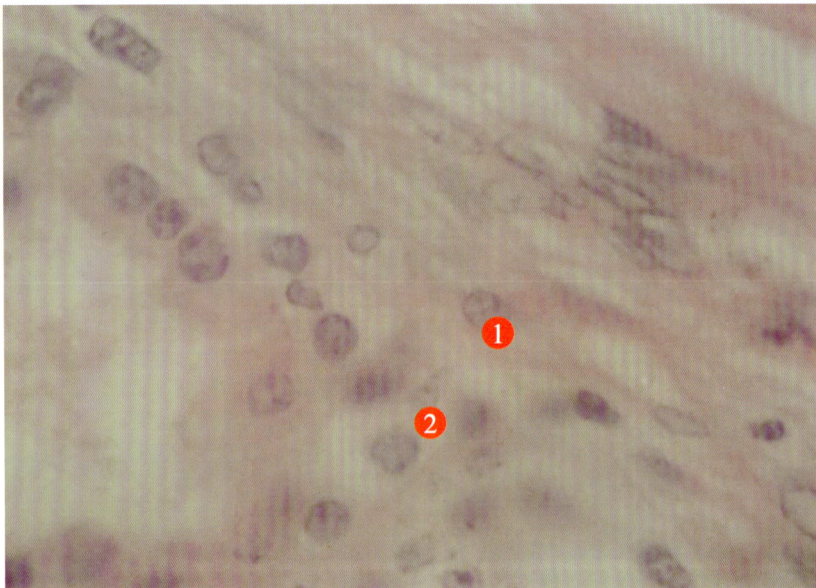

■ 图1-202 人肾被膜细胞-肾细胞演化系（3）

苏木素-伊红染色 ×400

❶示内层被膜细胞；❷示成肾细胞。

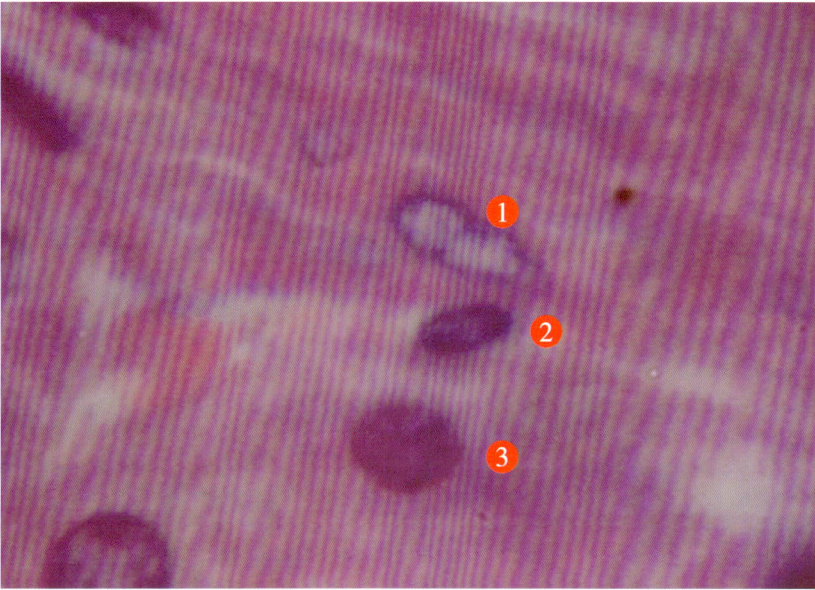

■ 图1-203　人肾被膜细胞-肾细胞演化系（4）
苏木素-伊红染色　×1 000
❶示直接分裂中的内层被膜细胞；❷示过渡性细胞；❸示成肾细胞。

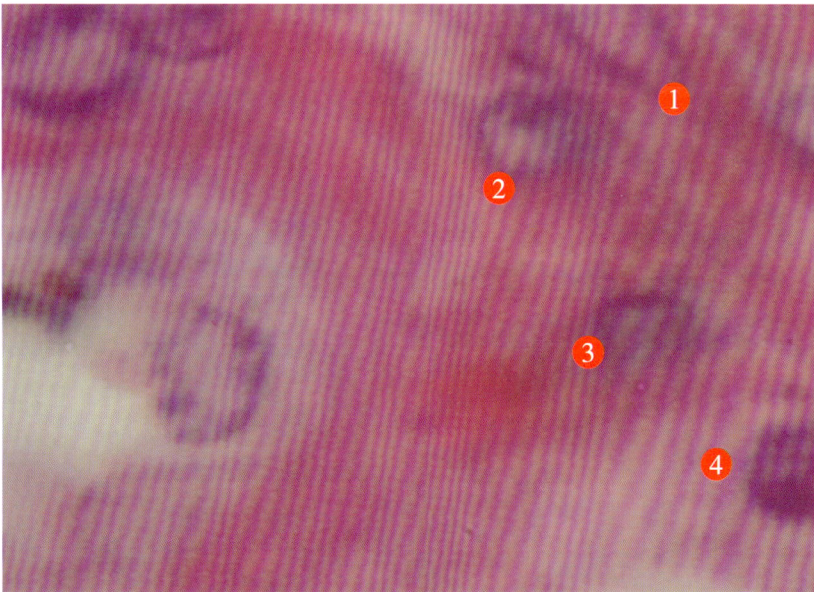

■ 图1-204　人肾被膜细胞-肾细胞演化系（5）
苏木素-伊红染色　×1 000
❶示内层被膜细胞；❷示过渡性细胞；❸示成肾细胞；❹示肾细胞。

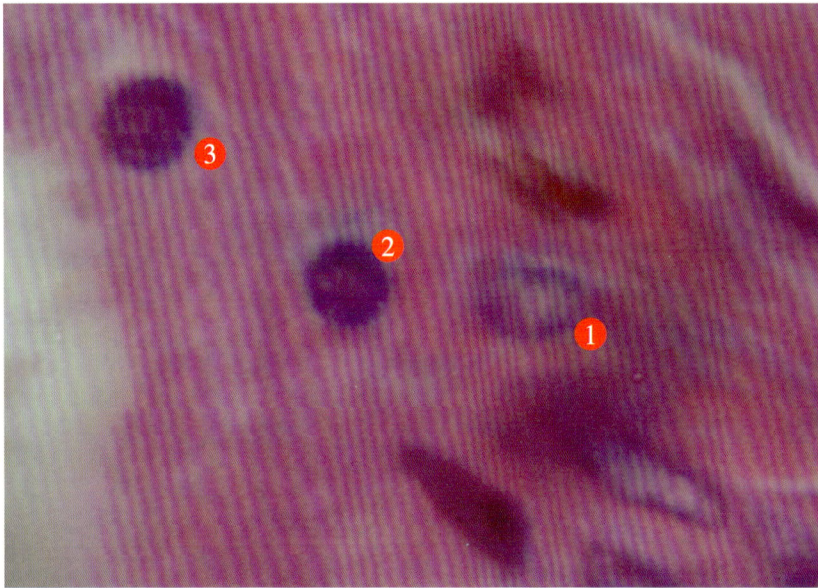

■ 图1-205 人肾被膜细胞-肾细胞演化系（6）

苏木素-伊红染色 ×1 000

❶示内层被膜细胞；❷示过渡性细胞；❸示肾细胞。

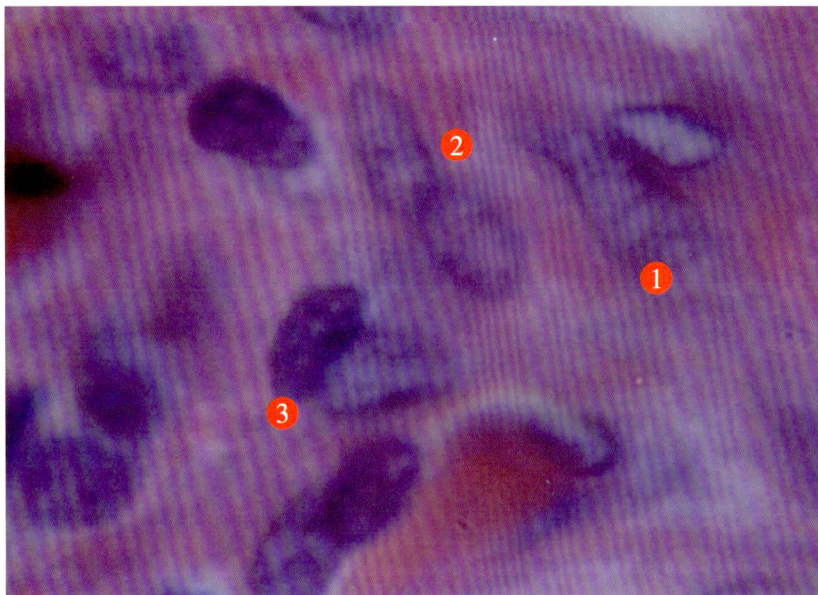

■ 图1-206 人肾被膜细胞-肾细胞演化系（7）

苏木素-伊红染色 ×1 000

❶示内层被膜细胞；❷示横隔式直接分裂中的过渡性细胞；❸示成肾细胞。

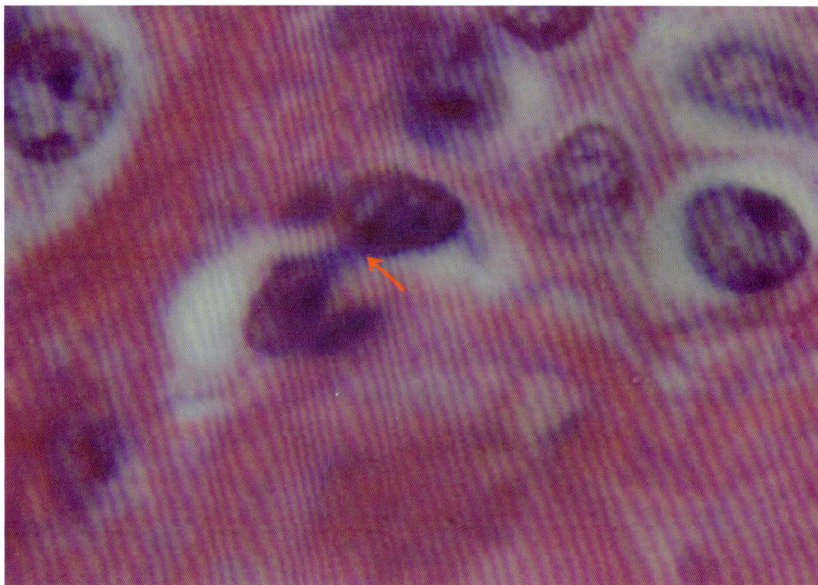

■ 图1-207　人肾被膜细胞-肾细胞演化系（8）

苏木素-伊红染色　×1 000

示人肾被膜细胞-肾细胞演化系中过渡性细胞横缢型直接分裂象。

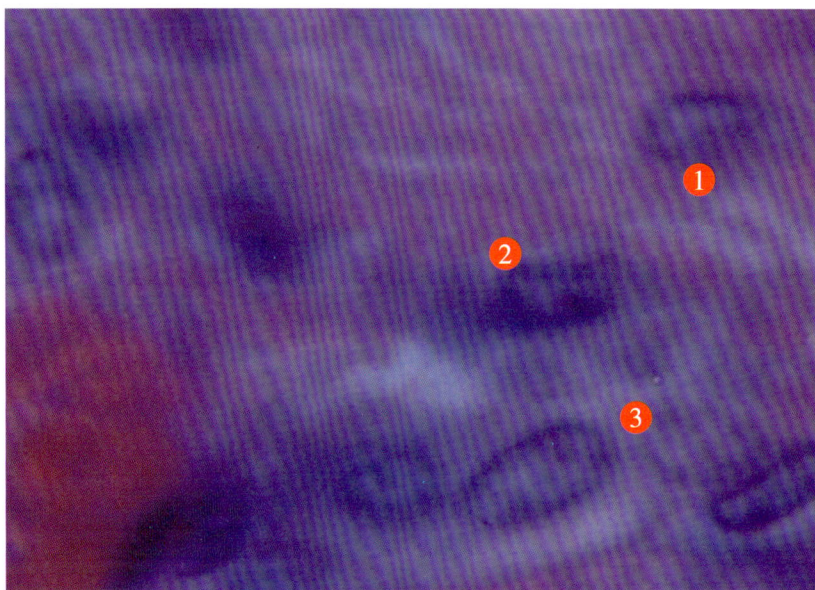

■ 图1-208　人肾被膜细胞-肾细胞演化系（9）

苏木素-伊红染色　×1 000

❶示内层被膜细胞；❷示过渡性细胞；❸示增生的成肾细胞。

119

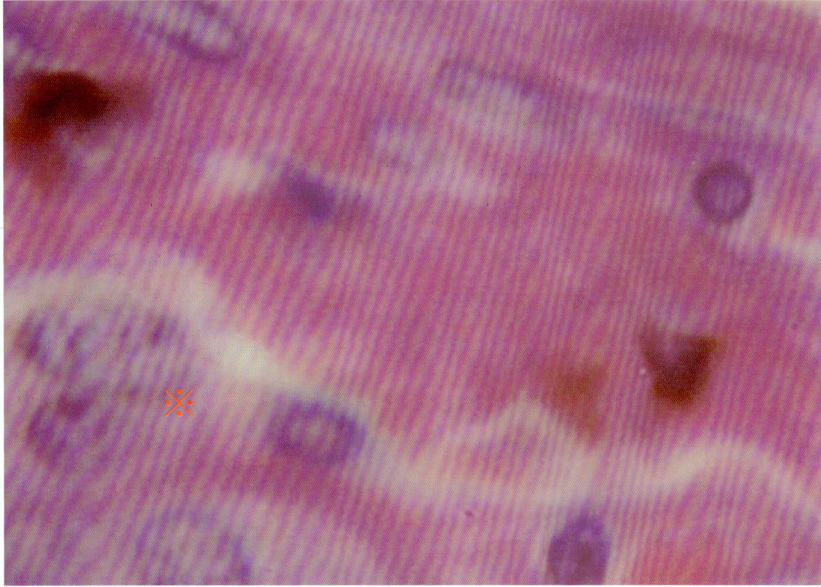

■ 图1-209　人肾被膜细胞-肾细胞演化系（10）

苏木素-伊红染色　×1 000

※示成肾细胞增殖。

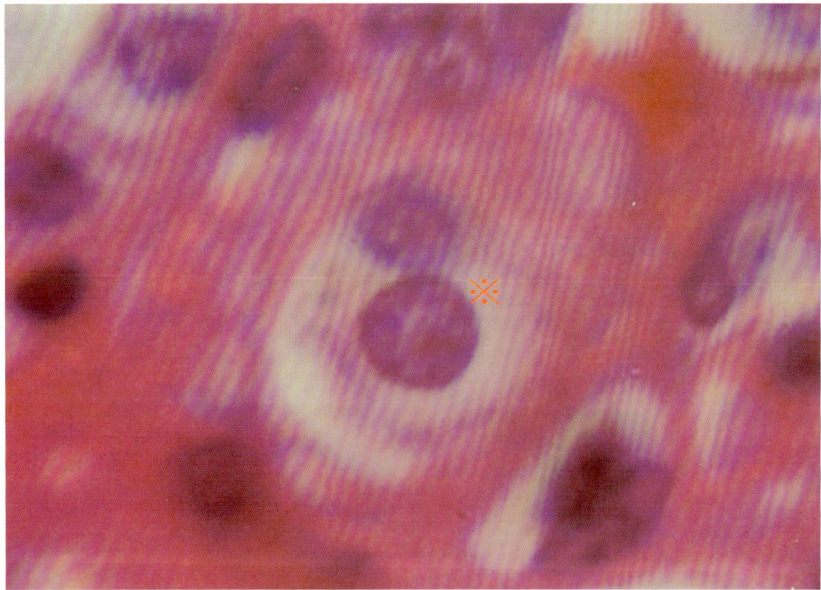

■ 图1-210　人肾被膜细胞-肾细胞演化系（11）

苏木素-伊红染色　×1 000

※示成肾细胞二细胞克隆。

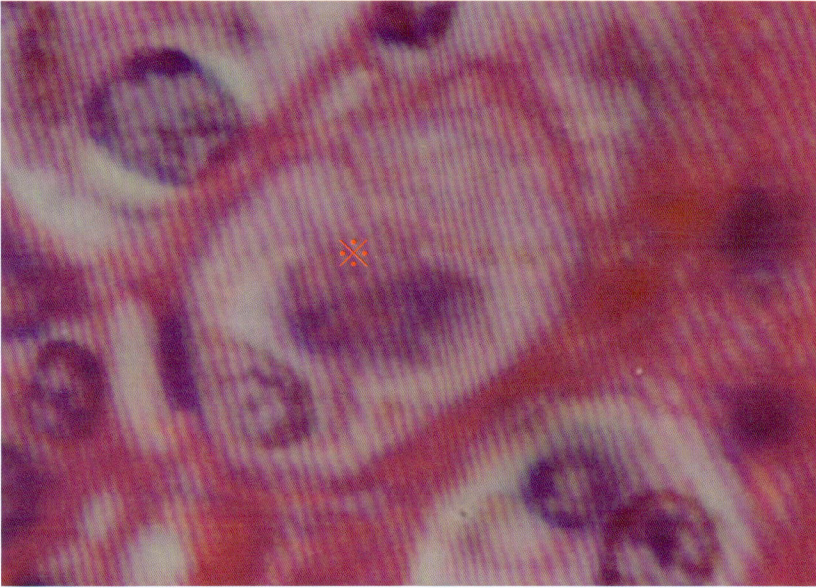

■ 图1-211　人肾被膜细胞-肾细胞演化系（12）

苏木素-伊红染色　×1 000

※示成肾细胞多细胞克隆。

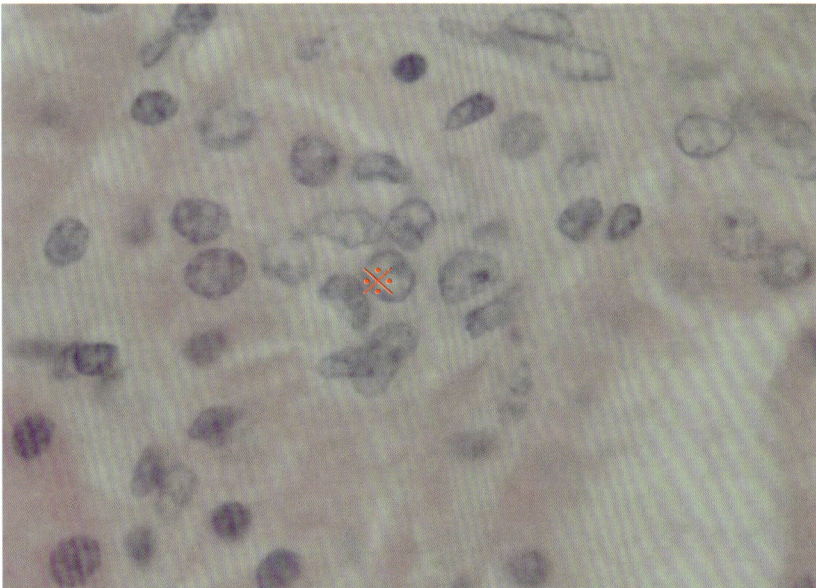

■ 图1-212　人肾被膜细胞-肾细胞演化系（13）

苏木素-伊红染色　×400

※示成肾细胞群。

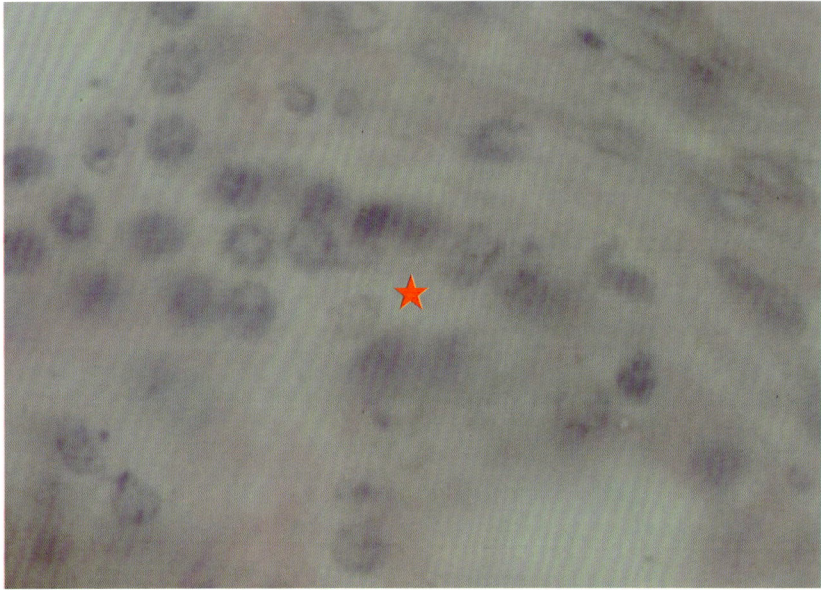

■ **图1-213　人肾被膜细胞-肾细胞演化系（14）**
苏木素-伊红染色　×400
★ 示成肾细胞团内出现裂隙。

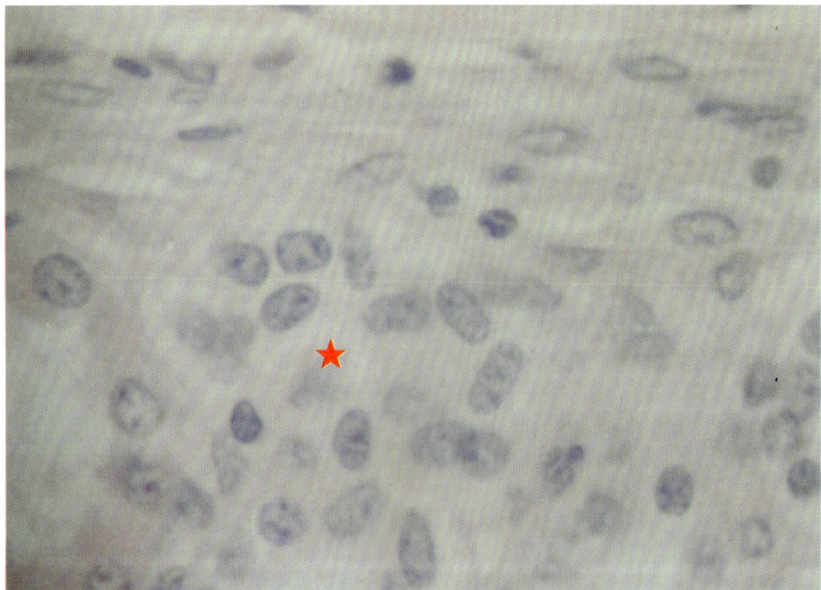

■ **图1-214　人肾被膜细胞-肾细胞演化系（15）**
苏木素-伊红染色　×400
★ 示成肾细胞团内出现裂隙。

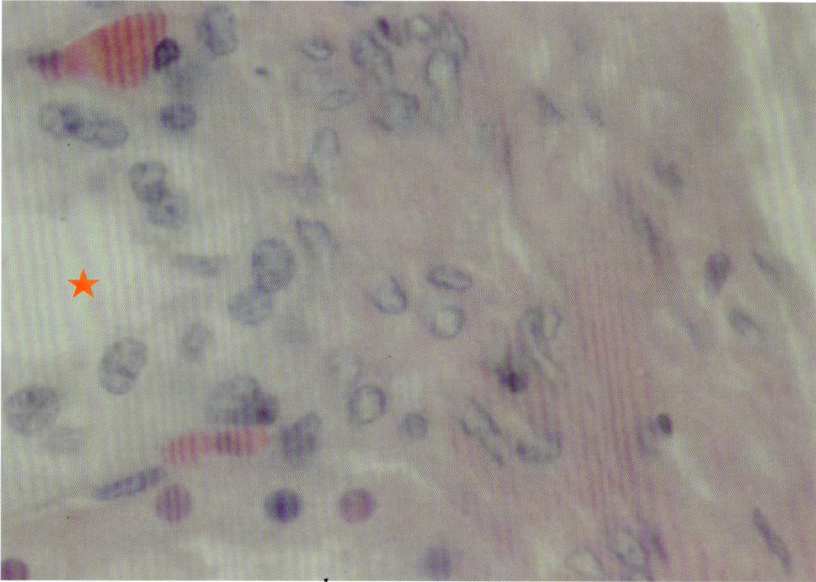

■ 图1-215 人肾被膜细胞-肾细胞演化系（16）

苏木素-伊红染色 ×400

★ 示裂隙扩大形成多层管壁细胞的远端肾小管。

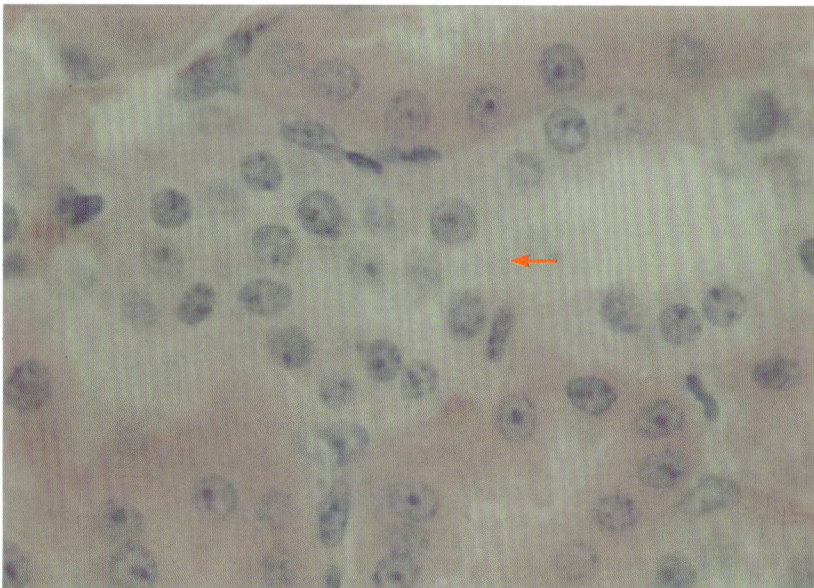

■ 图1-216 人肾被膜细胞-肾细胞演化系（17）

苏木素-伊红染色 ×400

← 示远端肾小管管腔继续扩展。

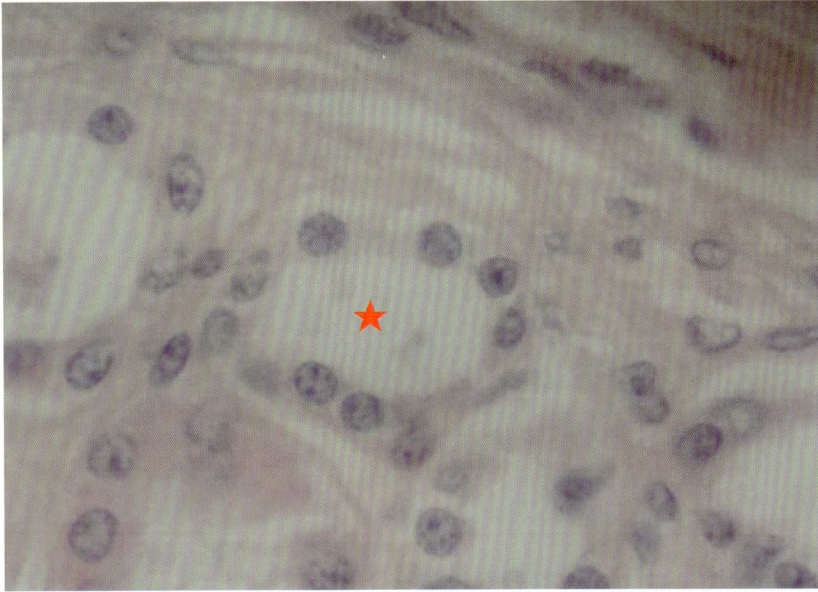

■ 图1-217 人肾被膜细胞-肾细胞演化系（18）

苏木素-伊红染色 ×400

★ 示单层立方细胞的远端肾小管。

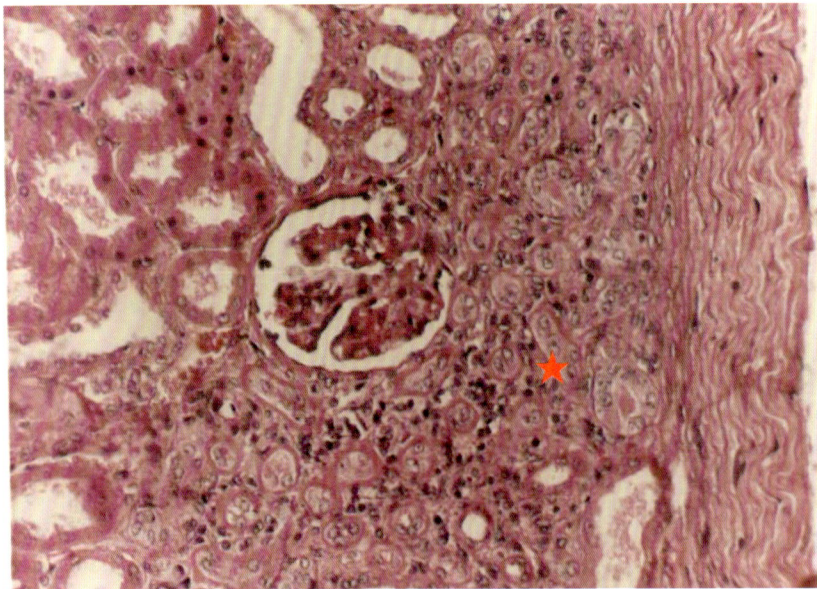

■ 图1-218 人肾被膜细胞-肾细胞演化系（19）

苏木素-伊红染色 ×100

★ 示被膜下肾生长锥。

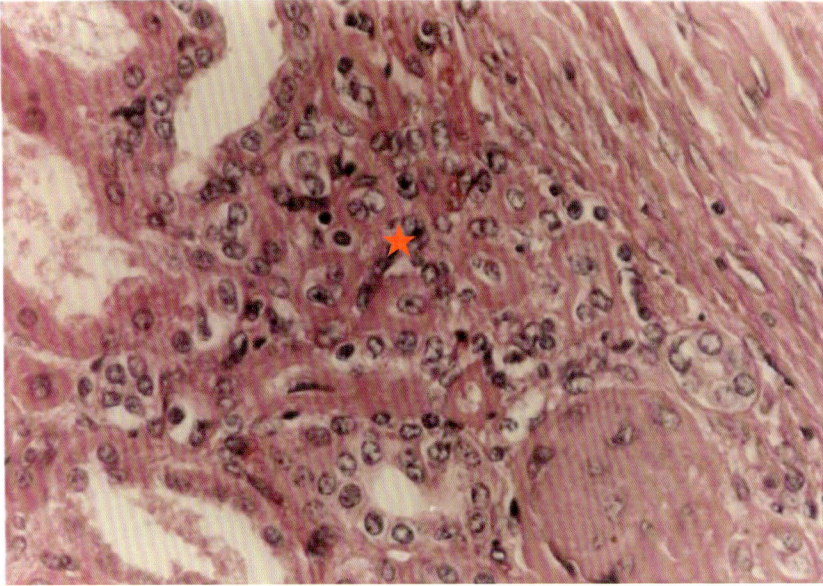

■ 图1-219　人肾被膜细胞-肾细胞演化系（20）

苏木素-伊红染色　×200

★ 示被膜下肾生长锥。

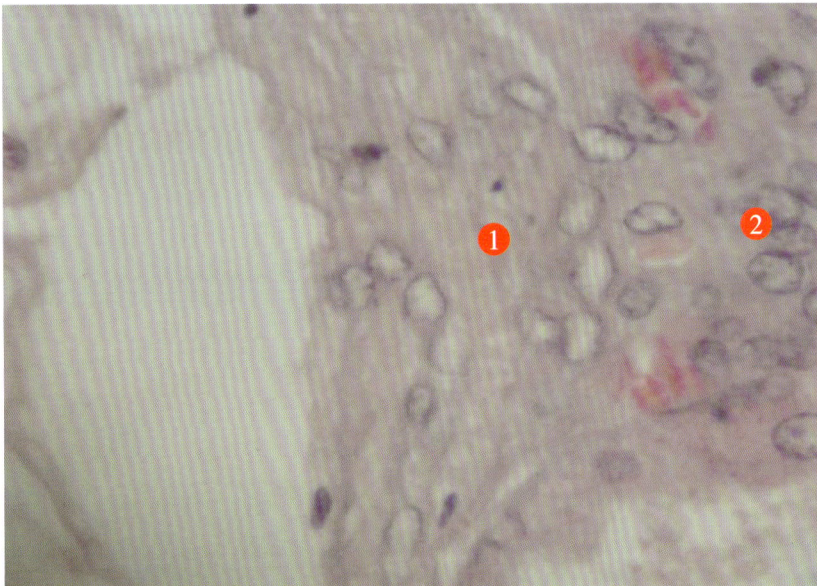

■ 图1-220　人肾被膜细胞-肾细胞演化系（21）

苏木素-伊红染色　×400

❶示被膜活跃区；❷示肾生长锥。

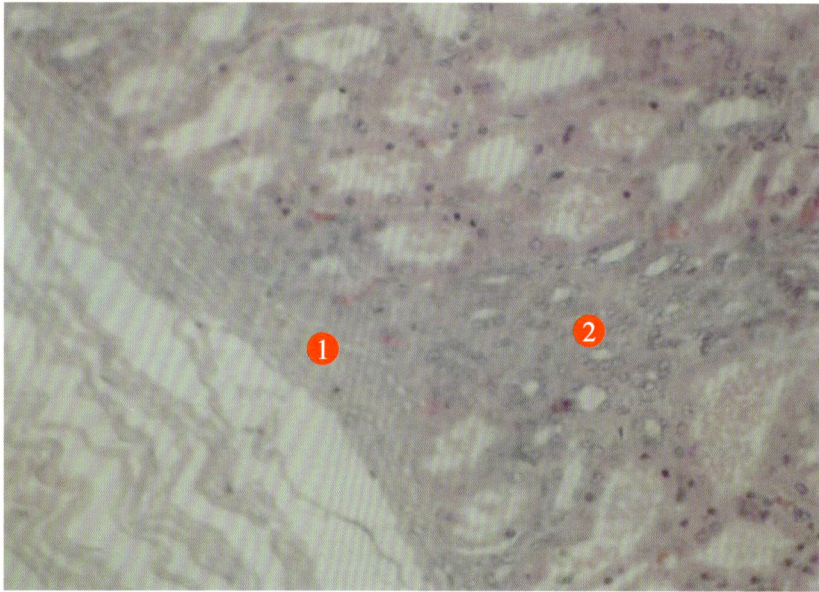

■ 图1-221 人肾被膜细胞-肾细胞演化系（22）
苏木素-伊红染色 ×100
❶示肾被膜；❷示肾生长锥。

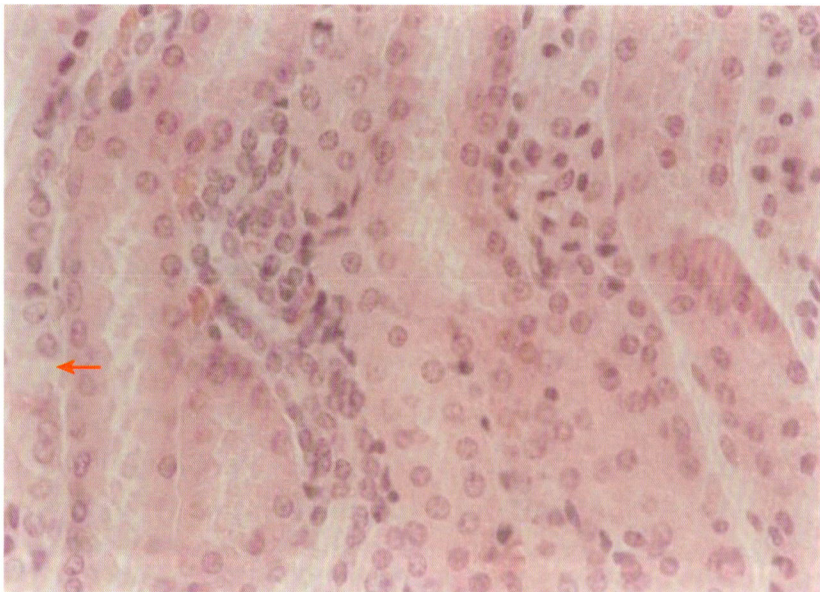

■ 图1-222 人肾被膜细胞-肾细胞演化系（23）
苏木素-伊红染色 ×200
←示由活跃区肾生长锥直通髓质的纵行肾小管。

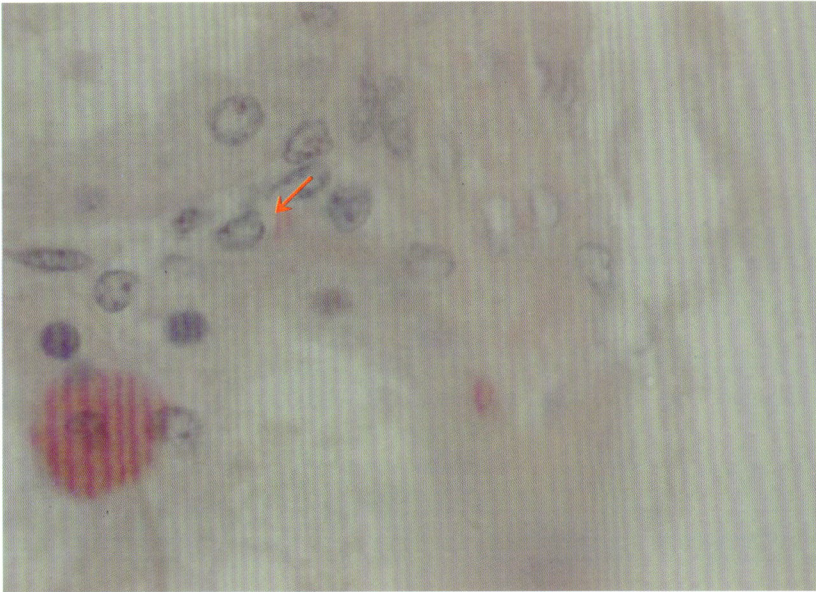

■ 图1-223　人肾被膜细胞-肾细胞演化系（24）
苏木素-伊红染色　×400
示成肾细胞从被膜下流向肾皮质深部的细胞流。

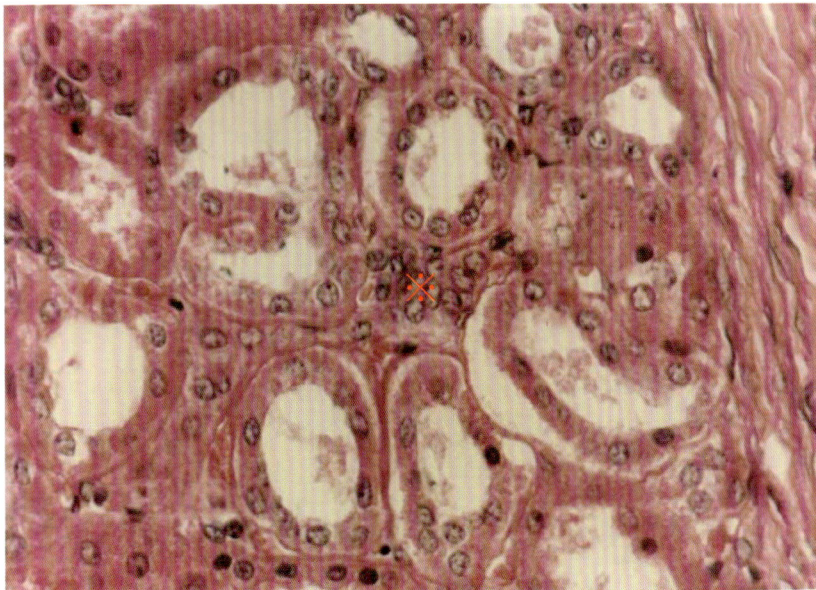

■ 图1-224　人肾被膜细胞-肾细胞演化系（25）
苏木素-伊红染色　×200
※示深在肾皮质的成肾细胞群。

（二）肾乳头源干细胞-肾细胞演化系

1. 肾乳头源干细胞-肾细胞演化　　肾盏内表面被覆上皮厚薄不等（图1-225～图1-227），厚上皮是包括基底层、中间层和表层的多层上皮（图1-228），薄上皮可薄至单层扁平上皮（图1-229、图1-230）。肾盏上皮下常见梭形的干细胞、类平滑肌细胞（图1-231），类平滑肌细胞可经过渡性细胞演化形成肾盏上皮细胞（图1-232），邻近肾实质侧的类平滑肌细胞则可经过渡性细胞演化形成成肾细胞（图1-233～图1-235），肾盏上皮下类平滑肌细胞还可离散演化为间质干细胞，间质干细胞可向肾髓质深部迁移（图1-236、图1-237），到肾实质不同部位增生演化形成成肾细胞团（图1-238、图1-239），深髓质成肾细胞团通过内蚀而中空（图1-240、图1-241），多层细胞的管壁经过修整逐步形成单层立方细胞管壁的集合管（图1-242、图1-243）。肾乳头源干细胞-肾细胞演化在肾盏不同部位也不均衡，肾乳头源干细胞-肾细胞演化活跃区对应着乳头活跃区（图1-244），与之相对的是乳头衰退区（图1-245、图1-246），二者差异明显（图1-247），在乳头衰退区除乳头管和集合管以外的髓质管状结构明显衰退而纤维化（图1-248、图1-249）。

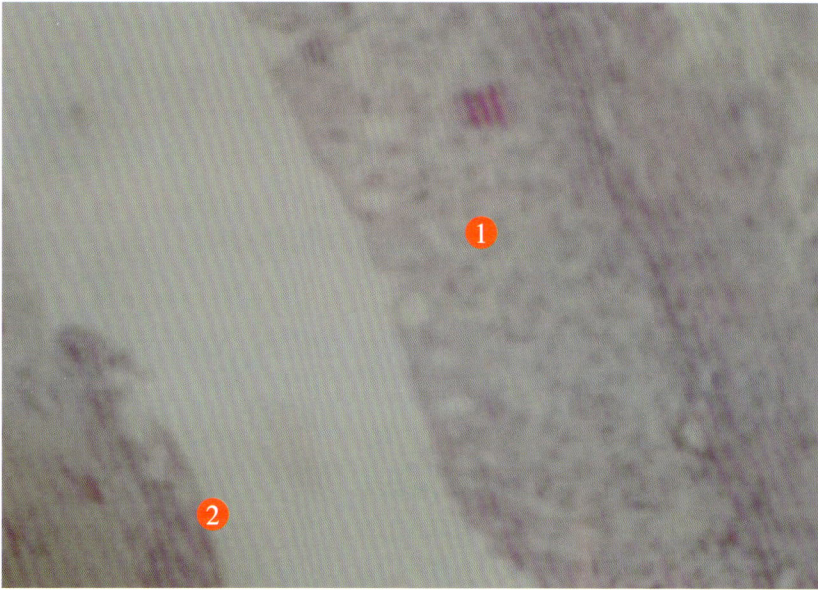

■ 图1-225　人肾盏上皮（1）

苏木素–伊红染色　×100

❶示较厚肾盏上皮；❷示较薄肾盏上皮。

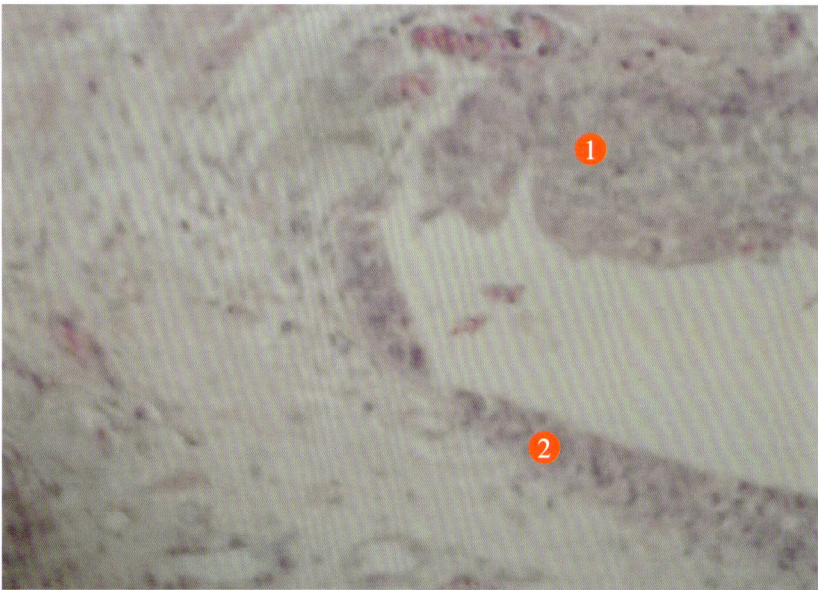

■ 图1-226　人肾盏上皮（2）

苏木素–伊红染色　×100

❶示较厚肾盏上皮；❷示较薄肾盏上皮。

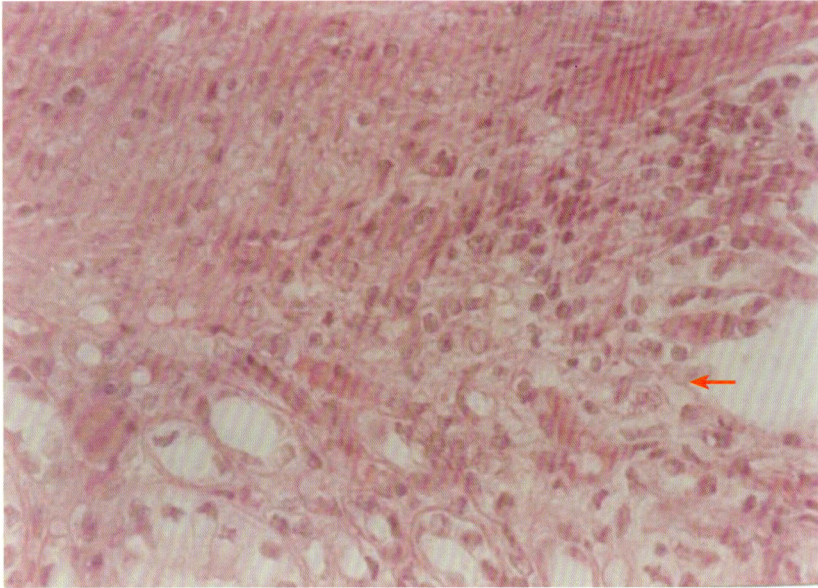

■ 图1-227　人肾盏上皮（3）

苏木素-伊红染色　×100

← 示肾盏多层厚上皮。

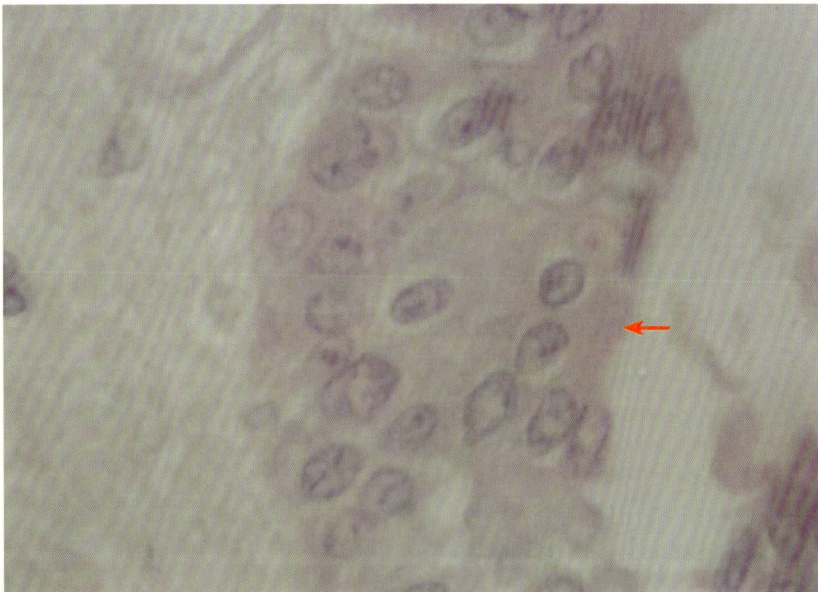

■ 图1-228　人肾盏上皮（4）

苏木素-伊红染色　×400

← 示肾盏多层厚上皮。

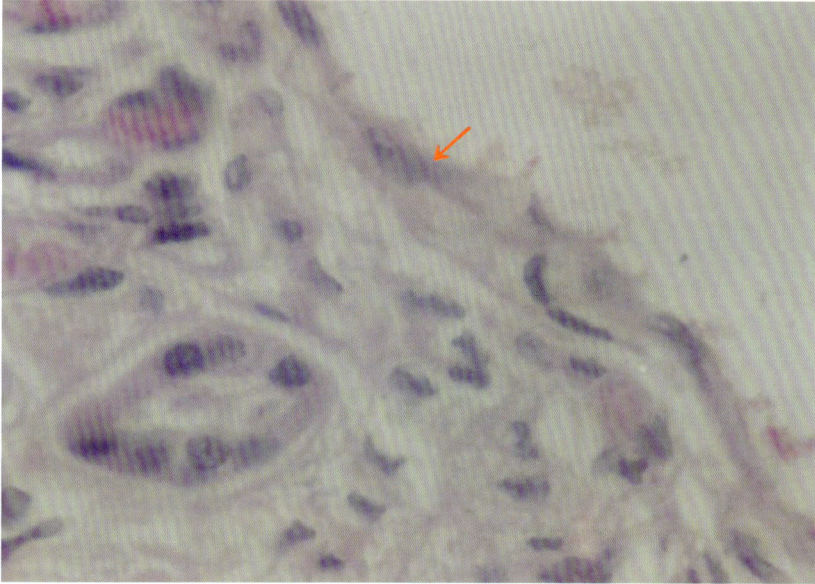

■ 图1-229　人肾盏上皮（5）

苏木素-伊红染色　×400

示肾盏单层上皮。

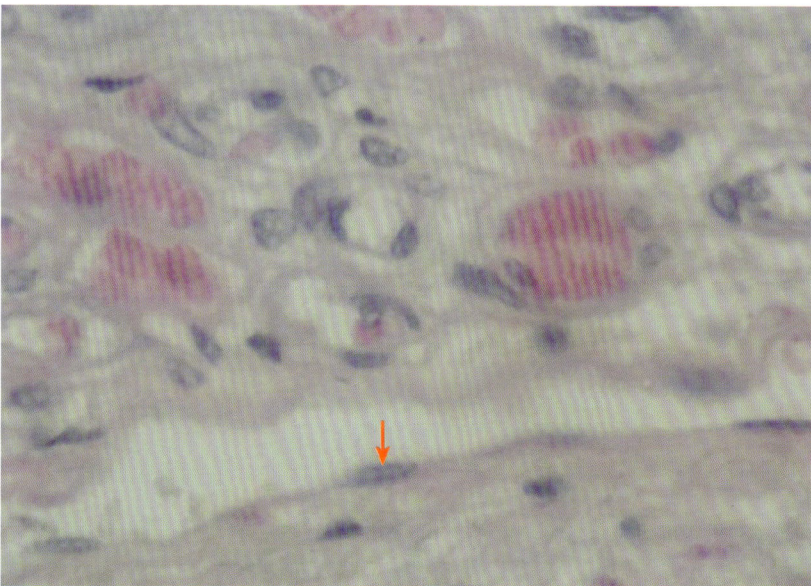

■ 图1-230　人肾盏上皮（6）

苏木素-伊红染色　×400

示肾盏单层扁平上皮。

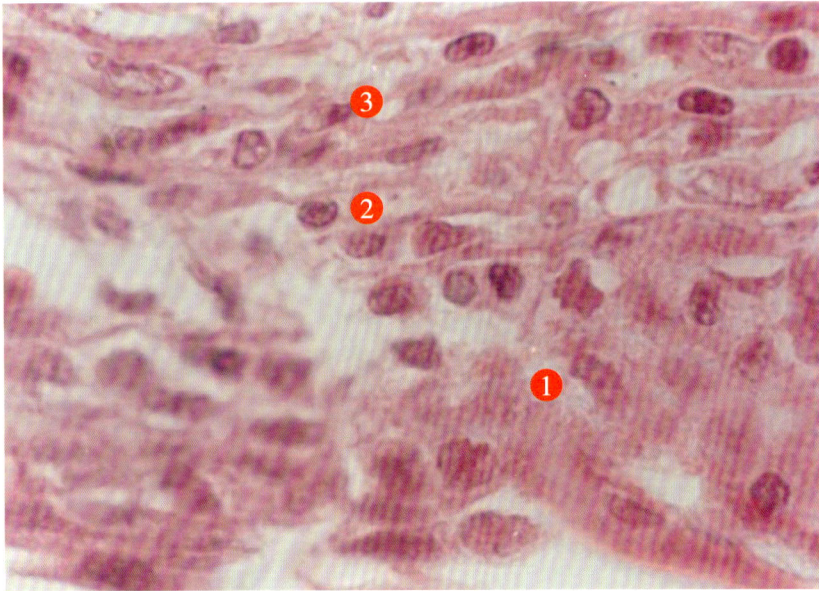

■ 图1-231　人肾乳头源干细胞-肾细胞演化系（1）
苏木素-伊红染色　×400
❶示较厚肾盏上皮；❷示较薄肾盏上皮；❸示类平滑肌细胞。

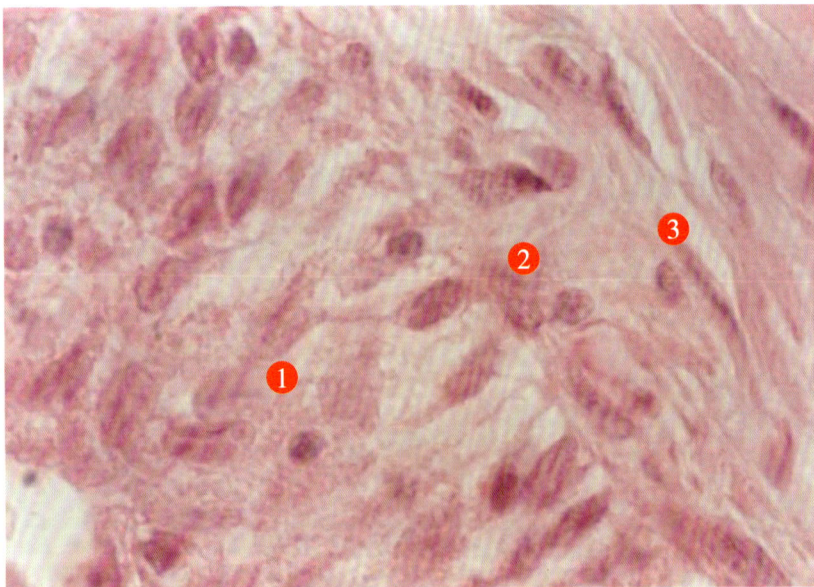

■ 图1-232　人肾乳头源干细胞-肾细胞演化系（2）
苏木素-伊红染色　×400
❶示较厚肾盏上皮；❷示过渡性细胞；❸示类平滑肌细胞。

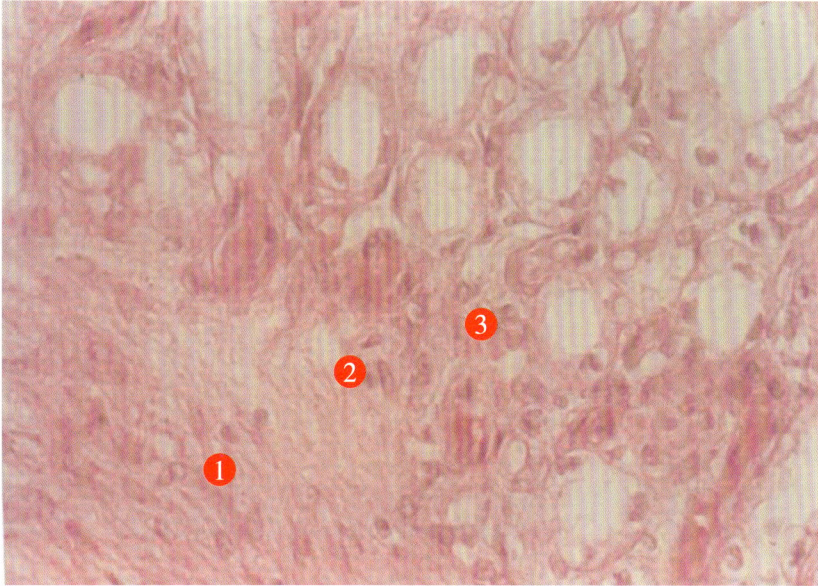

■ 图1-233　人肾乳头源干细胞-肾细胞演化系（3）

苏木素-伊红染色　×200

❶示类平滑肌细胞；❷示过渡性细胞；❸示成肾细胞。

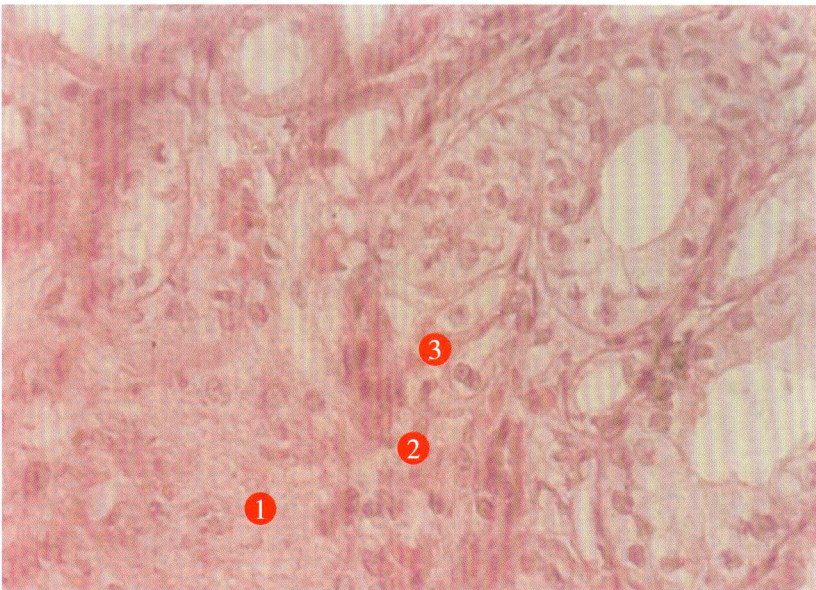

■ 图1-234　人肾乳头源干细胞-肾细胞演化系（4）

苏木素-伊红染色　×200

❶示类平滑肌细胞；❷示过渡性细胞；❸示成肾细胞。

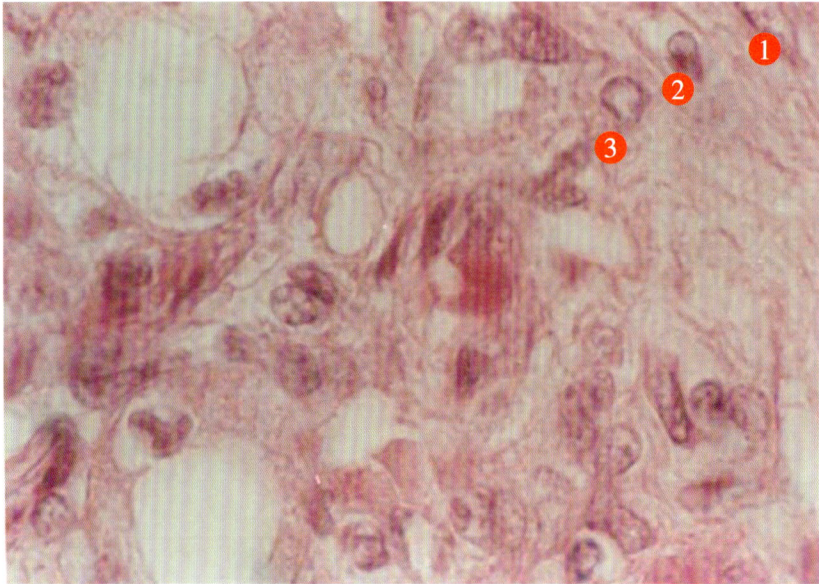

■ 图1-235 人肾乳头源干细胞-肾细胞演化系（5）

苏木素–伊红染色 ×400

❶示类平滑肌细胞；❷示过渡性细胞；❸示成肾细胞。

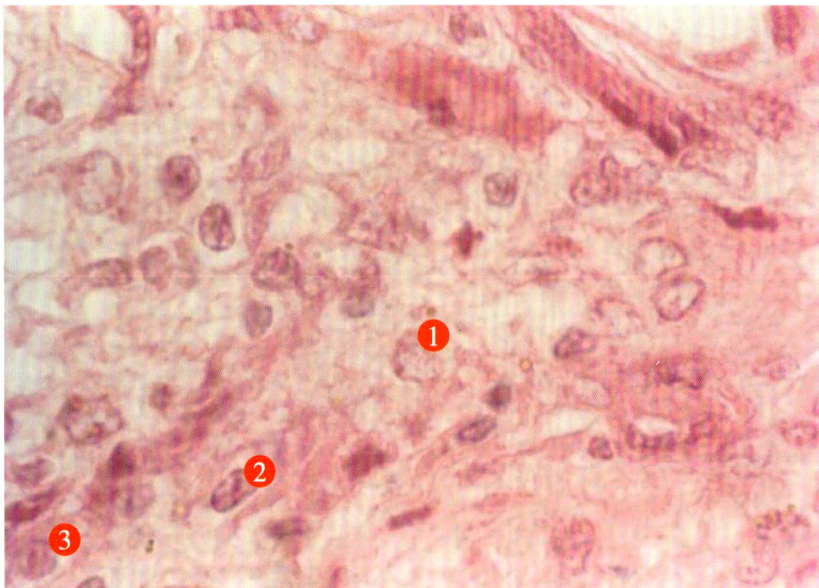

■ 图1-236 人肾乳头源干细胞-肾细胞演化系（6）

苏木素–伊红染色 ×400

❶示肾盏间质干细胞；❷示过渡性细胞；❸示成肾细胞。

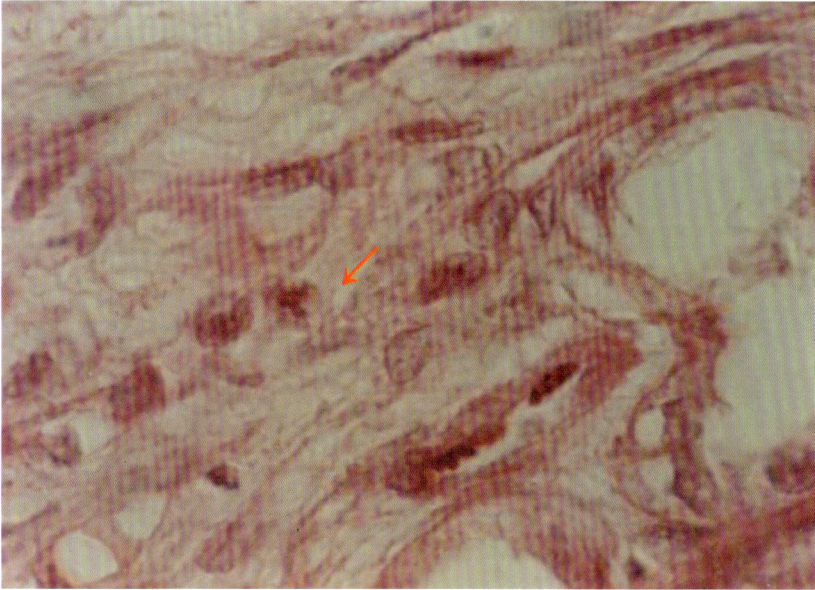

■ 图1-237　人肾乳头源干细胞-肾细胞演化系（7）
苏木素-伊红染色　×400
示类平滑肌细胞演化形成的间质干细胞向上迁移。

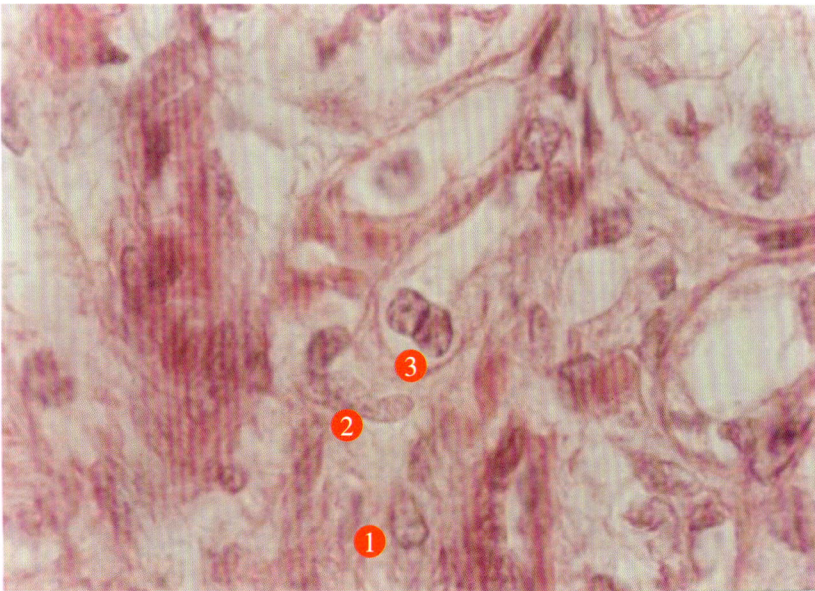

■ 图1-238　人肾乳头源干细胞-肾细胞演化系（8）
苏木素-伊红染色　×400
❶示肾盏间质干细胞；❷示过渡性细胞；❸示直接分裂的成肾细胞。

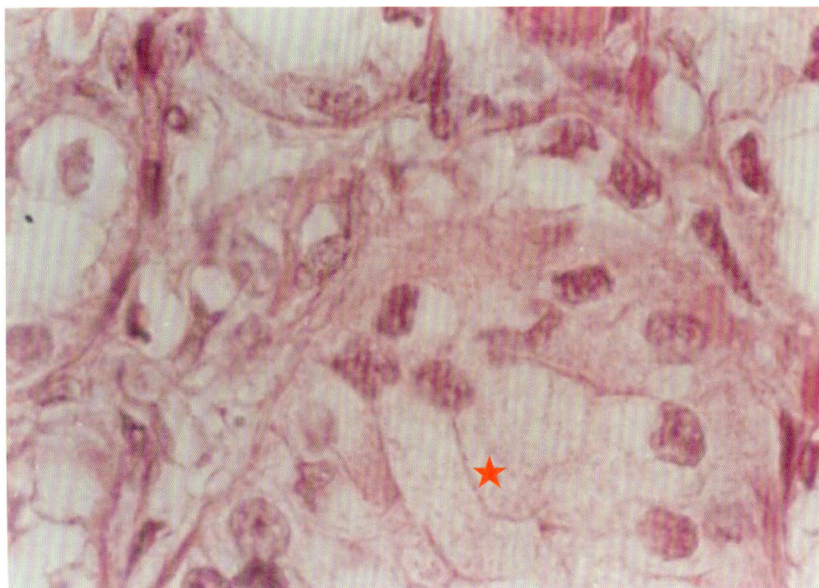

■ 图1-239　人肾乳头源干细胞-肾细胞演化系（9）
苏木素-伊红染色　×400
★示肾髓质细胞团。

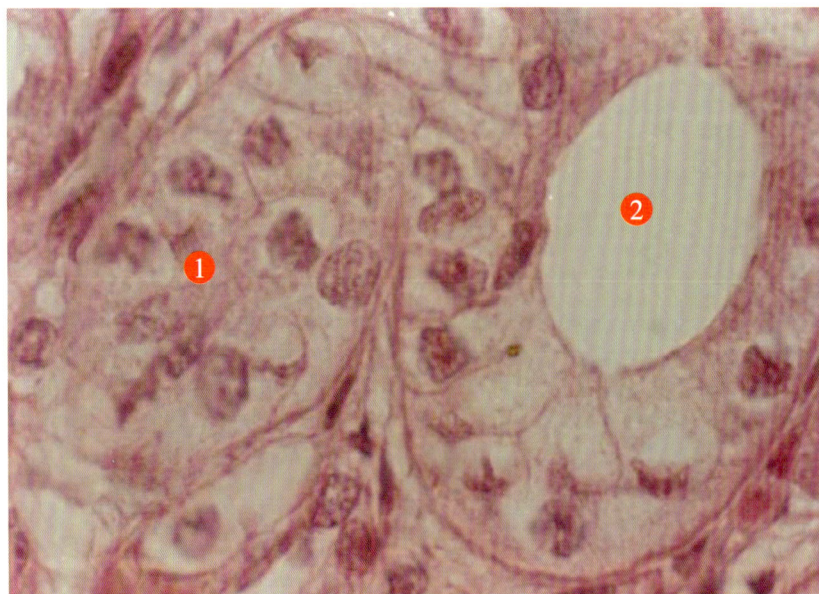

■ 图1-240　人肾乳头源干细胞-肾细胞演化系（10）
苏木素-伊红染色　×400
❶示肾髓质细胞团；❷示基本呈单层立方上皮的乳头管。

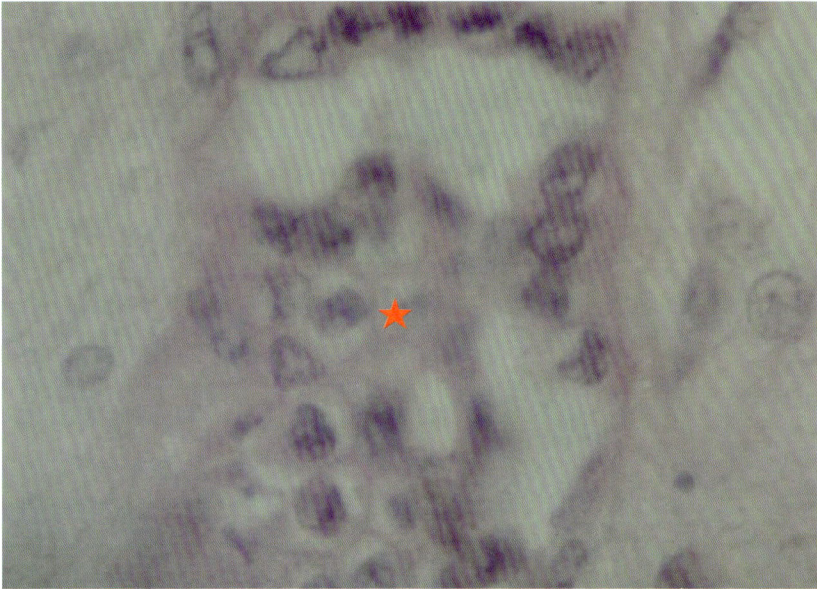

■ 图1-241 人肾乳头源干细胞-肾细胞演化系（11）
苏木素-伊红染色 ×400
★示正在内蚀中空的集合管。

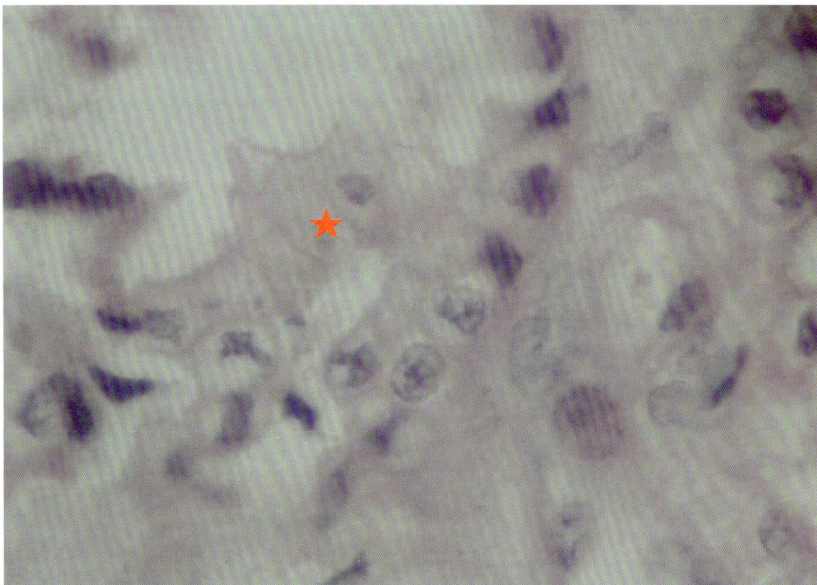

■ 图1-242 人肾乳头源干细胞-肾细胞演化系（12）
苏木素-伊红染色 ×400
★示集合管壁整修中将剥脱的组织片。

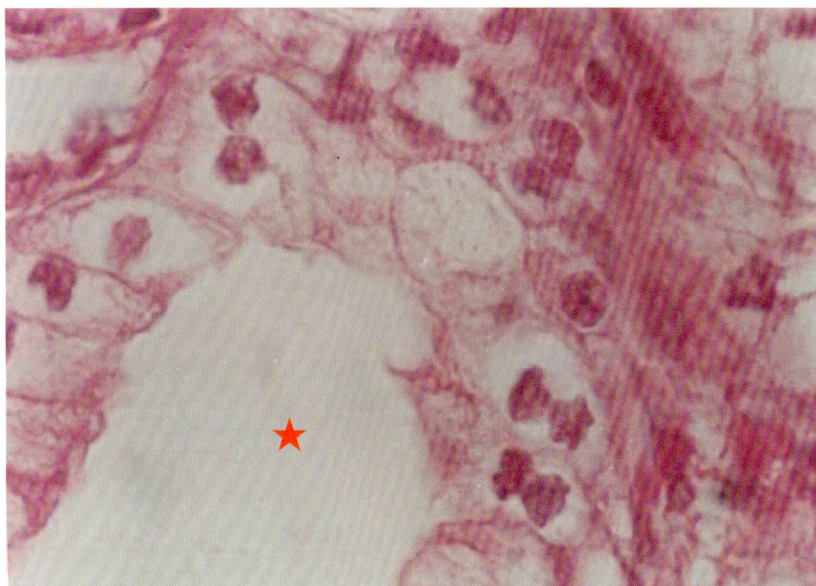

■ 图1-243　人肾乳头源干细胞-肾细胞演化系（13）
苏木素-伊红染色　×400
★示乳头管。

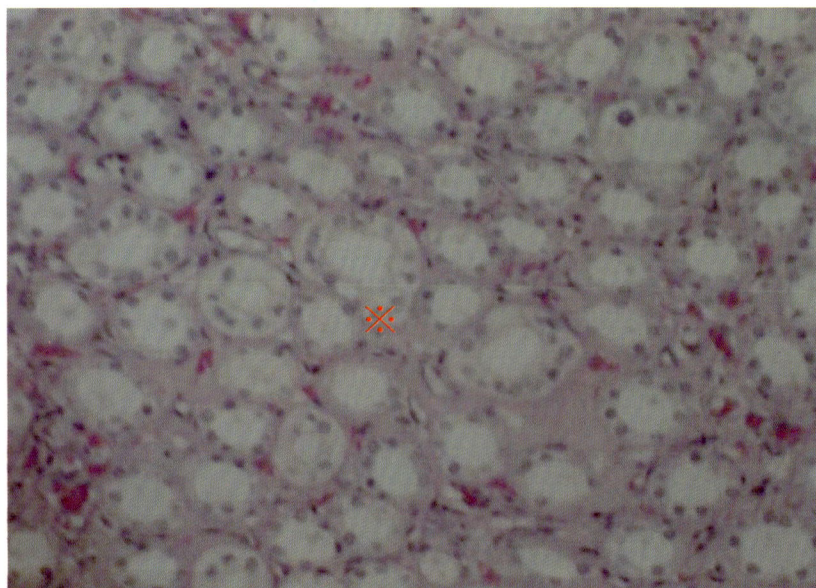

■ 图1-244　人肾乳头源干细胞-肾细胞演化系（14）
苏木素-伊红染色　×100
※示乳头活跃区。

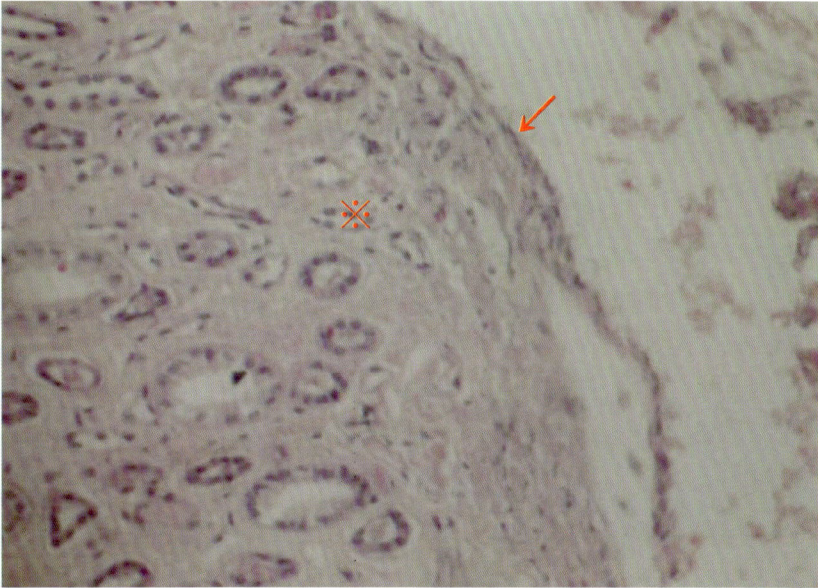

■ 图1-245 人肾乳头源干细胞-肾细胞演化系（15）

苏木素-伊红染色 ×100

※示肾盏衰退区。 示乳头静息区。

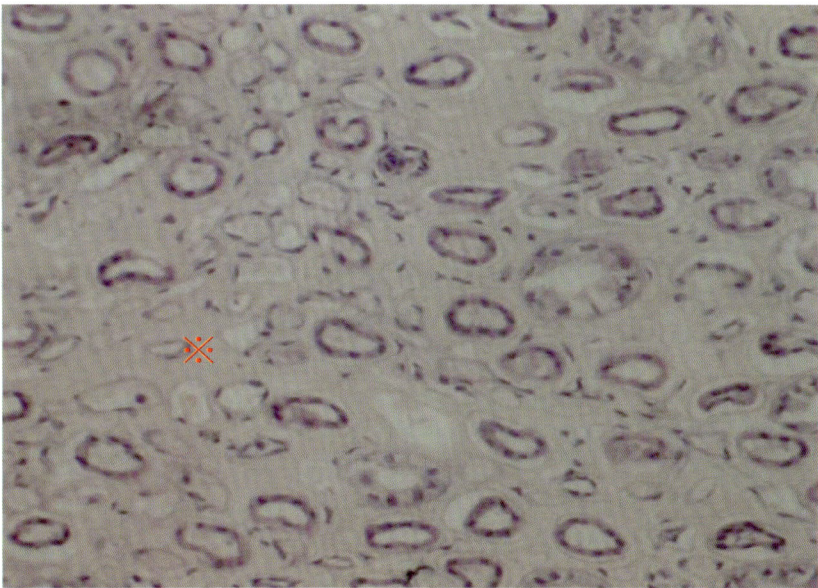

■ 图1-246 人肾乳头源干细胞-肾细胞演化系（16）

苏木素-伊红染色 ×100

※示肾盏衰退区。

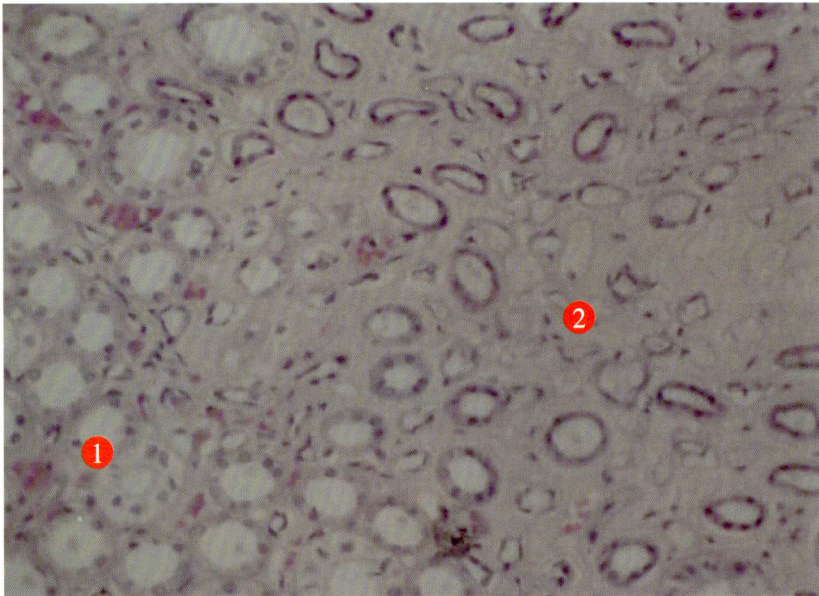

■ 图1-247　人肾乳头源干细胞–肾细胞演化系（17）

苏木素–伊红染色　×100

❶示肾盏增生活跃区；❷示肾盏衰退区。

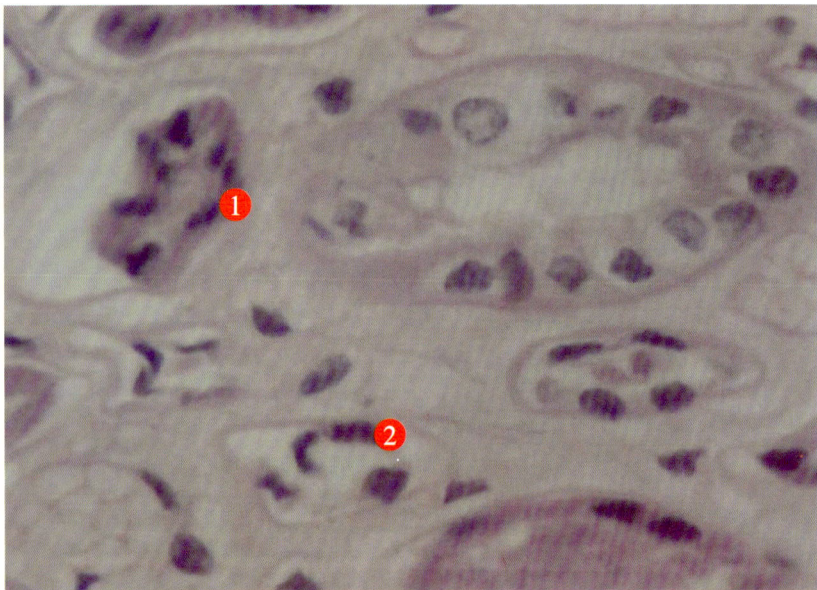

■ 图1-248　人肾乳头源干细胞–肾细胞演化系（18）

苏木素–伊红染色　×400

❶和❷示衰退的肾小管。

140

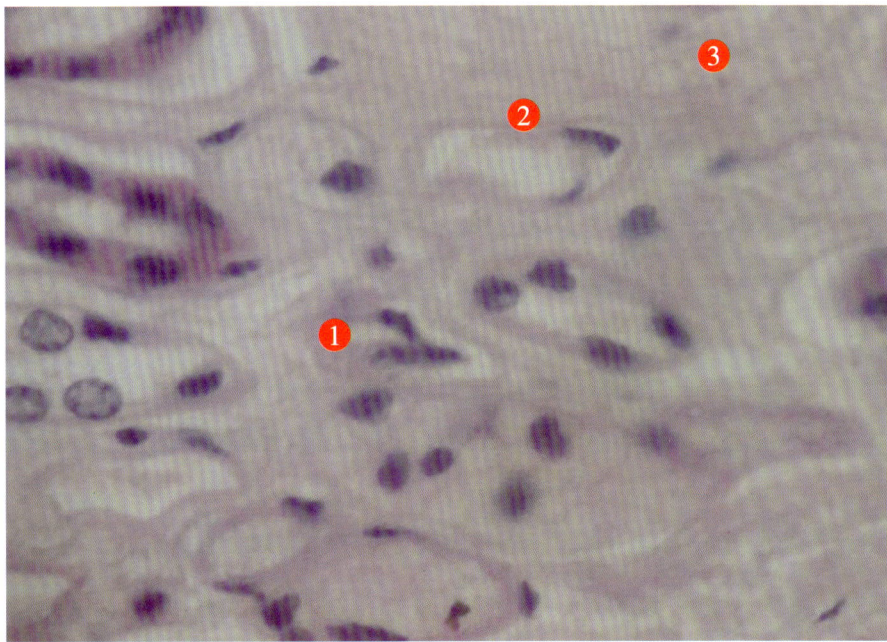

■ 图1-249　人肾乳头源干细胞-肾细胞演化系（19）

苏木素-伊红染色　×400

❶和❷示衰退的肾小管；❸示乳头间质。

2．肾小管内组织残片　肾髓质管状结构内可见大小不等的组织残片，包括过渡性肾小管内，多保留较大且细胞轮廓较清晰的近端小管组织残片（图1-250～图1-253），远端肾小管内组织残片较小，细胞轮廓模糊。远端肾小管内蚀性中空过程中可见残留的远端肾小管细胞（图1-254），也可见被剥蚀下来的近端肾小管壁残片（图1-255）。远乳头的集合管内组织残片尚略能分辨细胞轮廓（图1-256、图1-257），近乳头集合管内残片已被消化、均质化并浓缩（图1-258～图1-260）。泌尿小管下游管腔内组织残片存在为"管状结构由细胞条索中空而成"和"低演化细胞侵蚀高演化细胞"两条形态发生学和组织动力学机体自组织基本原理提供了强有力的佐证。

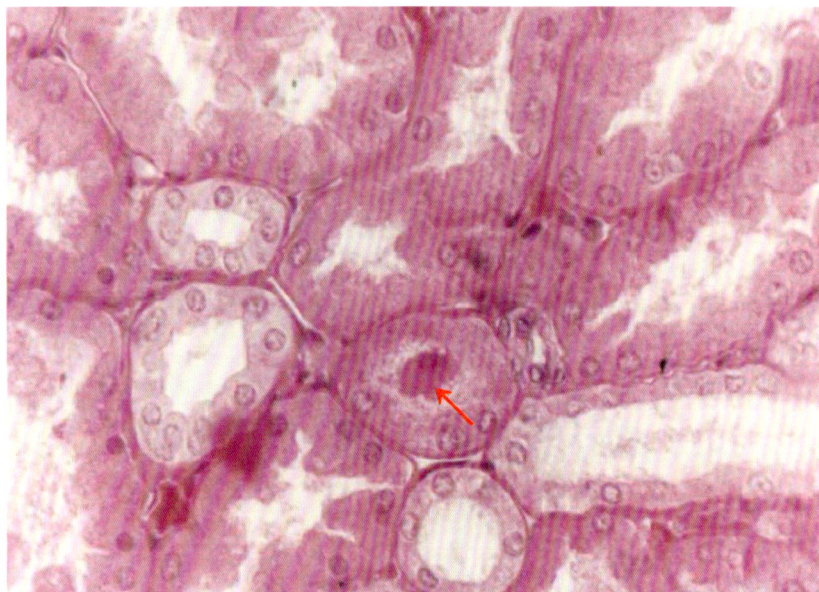

■ 图1-250 人肾小管内组织碎片（1）
苏木素-伊红染色 ×200
示过渡性肾小管内组织碎片。

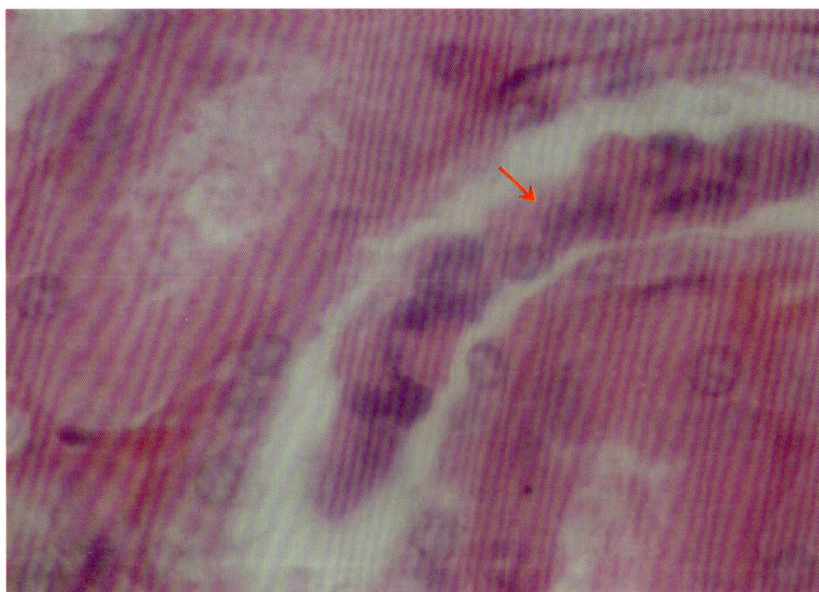

■ 图1-251 人肾小管内组织碎片（2）
苏木素-伊红染色 ×400
示过渡性肾小管内较大组织碎片。

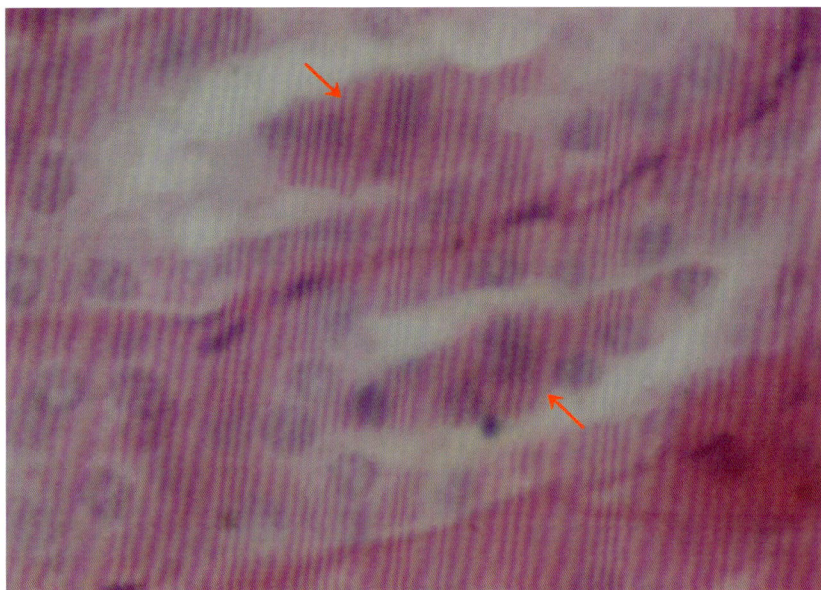

■ 图1-252　人肾小管内组织碎片（3）

苏木素-伊红染色　×400

↙和↖分别示两个过渡性肾小管内的组织碎片。

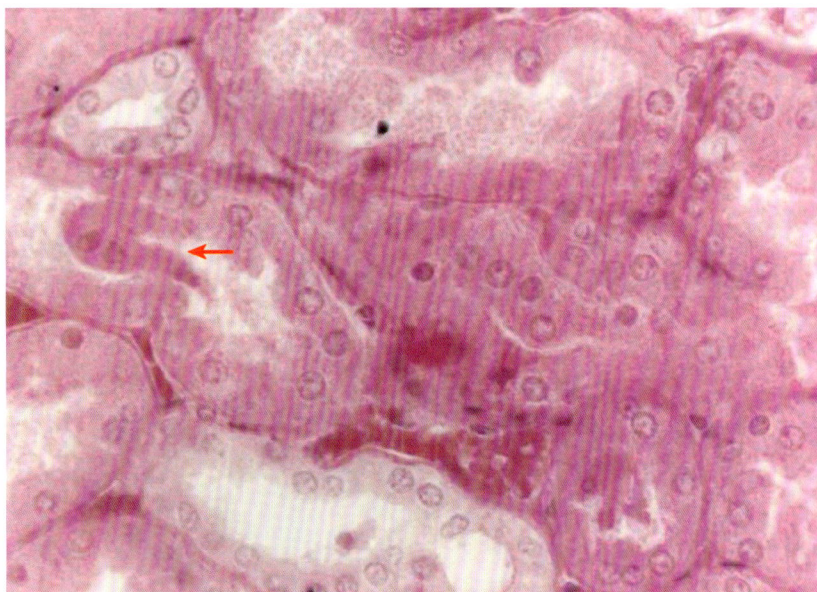

■ 图1-253　人肾小管内组织碎片（4）

苏木素-伊红染色　×200

←示过渡性肾小管内组织碎片。

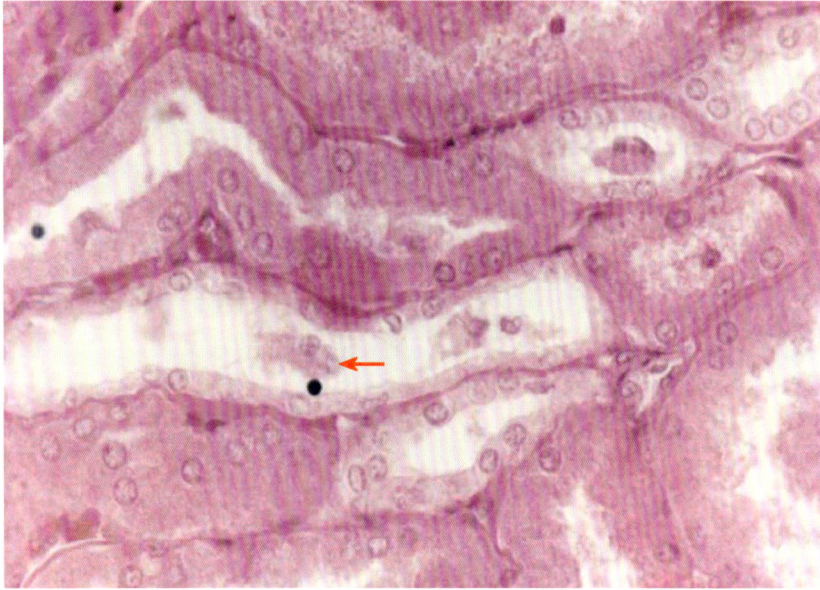

■ 图1-254　人肾小管内组织碎片（5）

苏木素-伊红染色　×200

←示远端肾小管内远端小管组织碎片。

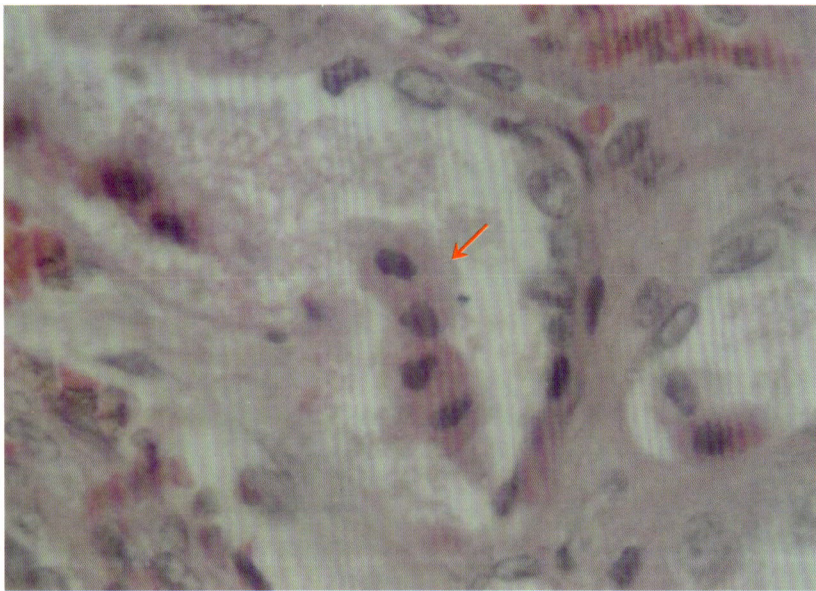

■ 图1-255　人肾小管内组织碎片（6）

苏木素-伊红染色　×400

示远端肾小管内近端小管壁组织碎片。

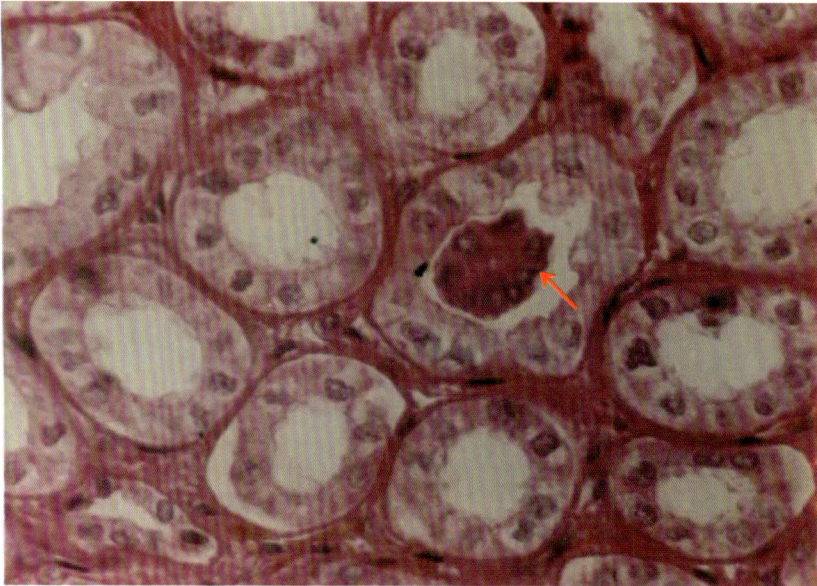

■ 图1-256 人肾小管内组织碎片（7）

苏木素-伊红染色 ×200

示集合管内套近端小管片段。

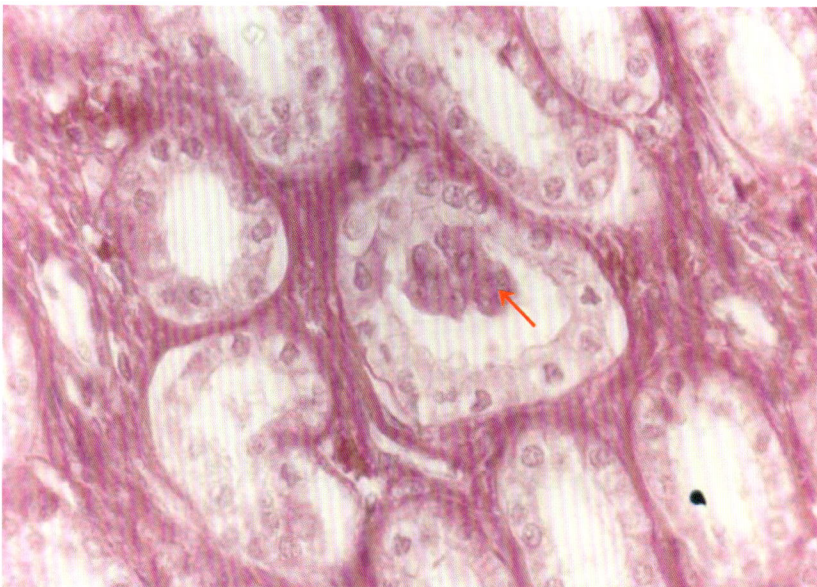

■ 图1-257 人肾小管内组织碎片（8）

苏木素-伊红染色 ×200

示集合管内细胞轮廓分明的组织碎片。

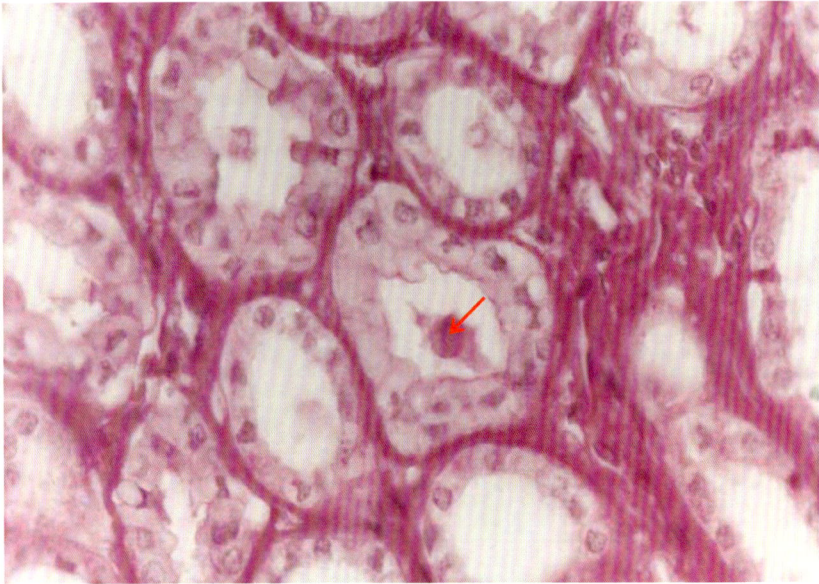

■ 图1-258　人肾小管内组织碎片（9）

苏木素-伊红染色　×200

示集合管内细胞轮廓模糊的组织碎片。

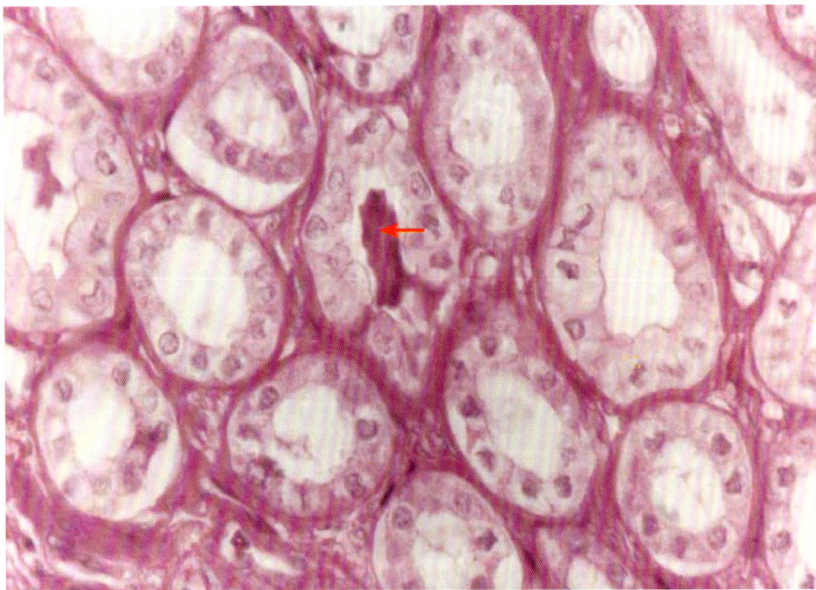

■ 图1-259　人肾小管内组织碎片（10）

苏木素-伊红染色　×200

示集合管内组织碎片均质化。

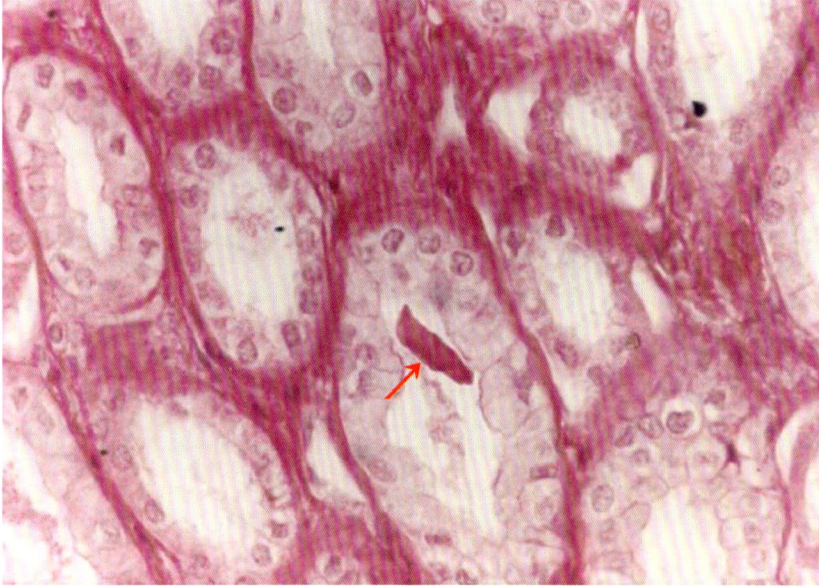

■ 图1-260　人肾小管内组织碎片（11）

苏木素-伊红染色　×200

↗示集合管内组织碎片均质化。

（三）血管源干细胞-肾细胞演化系

　　肾内小血管壁外层细胞可向周围离散，经过渡性细胞演化形成成肾细胞、肾细胞（图1-261～图1-263），微血管壁外缘细胞更多见演化形成肾细胞（图1-264、图1-265）。

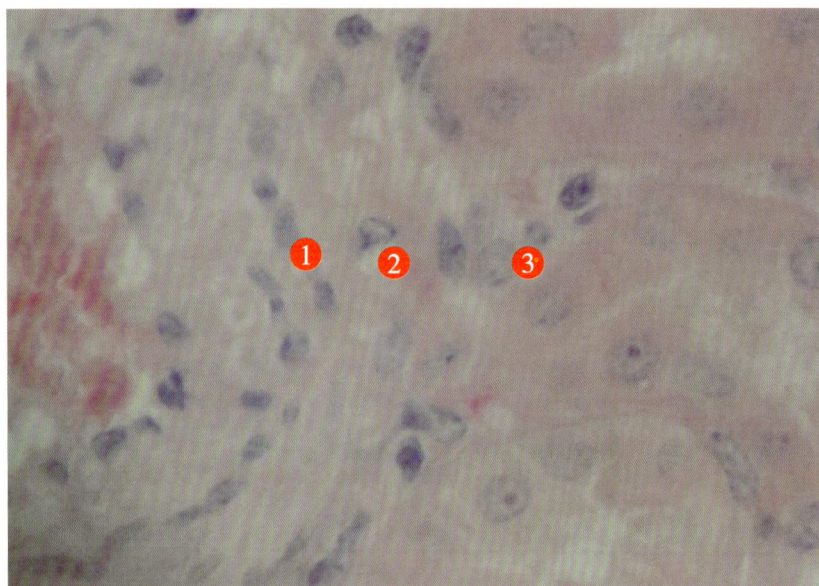

■ 图1-261　人血管源干细胞-肾细胞演化系（1）
苏木素-伊红染色　×400
❶示血管壁细胞；❷示过渡性细胞；❸示成肾细胞。

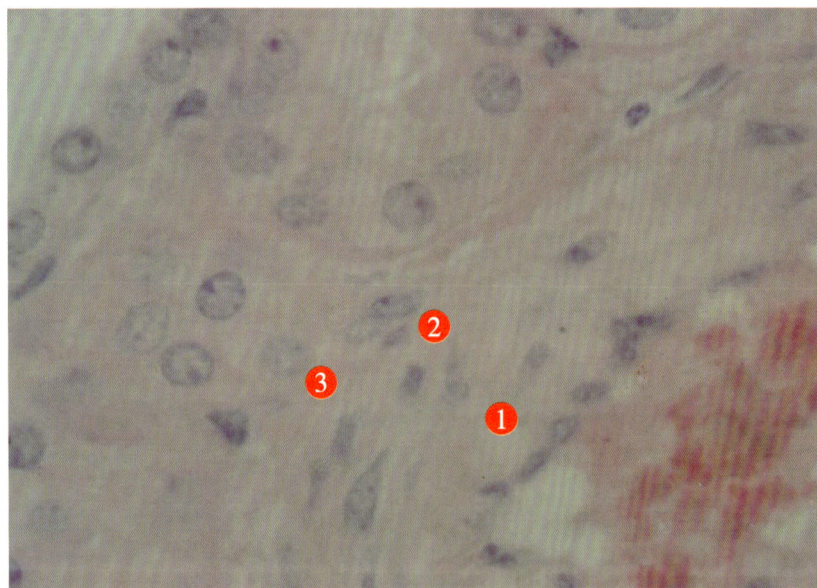

■ 图1-262　人血管源干细胞-肾细胞演化系（2）
苏木素-伊红染色　×400
❶示血管壁细胞；❷示过渡性细胞；❸示成肾细胞。

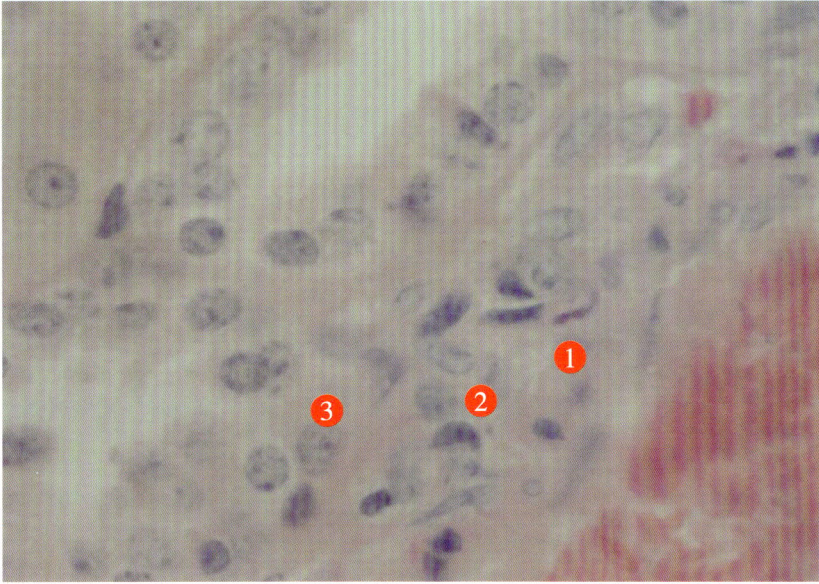

■ 图1-263　人血管源干细胞-肾细胞演化系（3）

苏木素-伊红染色　×400

❶示血管壁细胞；❷示过渡性细胞；❸示成肾细胞。

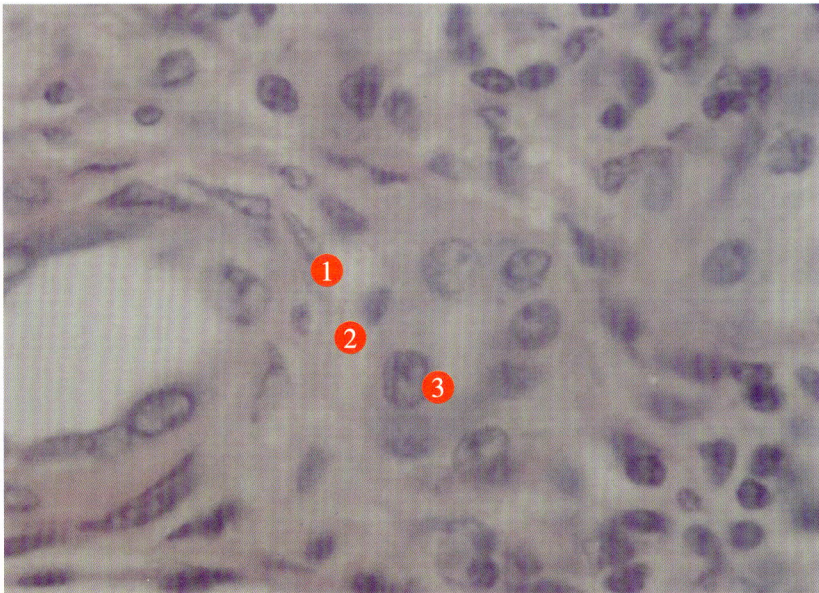

■ 图1-264　人血管源干细胞-肾细胞演化系（4）

苏木素-伊红染色　×400

❶示血管壁细胞；❷示过渡性细胞；❸示肾细胞。

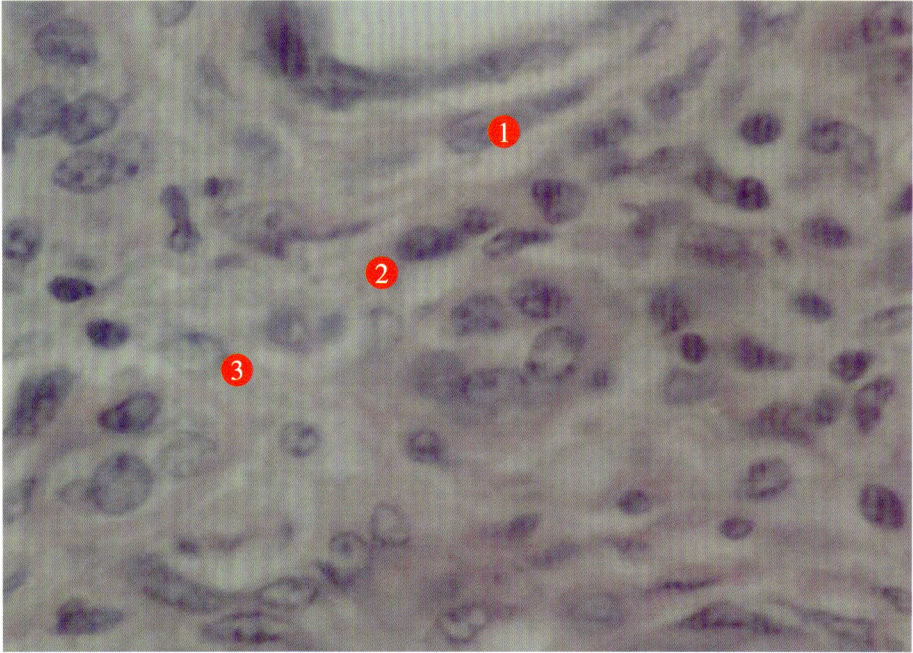

■ 图1-265　人血管源干细胞-肾细胞演化系（5）
苏木素-伊红染色　×400
❶示血管壁细胞；❷示过渡性细胞；❸示成肾细胞。

（四）肾干细胞巢-肾细胞演化系

　　人肾干细胞巢可见于肾盏附近（图1-266）、肾皮质（图1-267）和肾髓质（图1-268、图1-269）。干细胞巢演化的首要条件是微环境开放，在周围理化及生物因子刺激与诱导下去同步化（图1-270），干细胞巢被封闭，不能去同步化，则演化顿挫（图1-271）。肾干细胞巢可经过渡性细胞演化形成成肾细胞、肾细胞（图1-272、图1-273），继而形成局部密集的新生肾小管（图1-274、图1-275）。

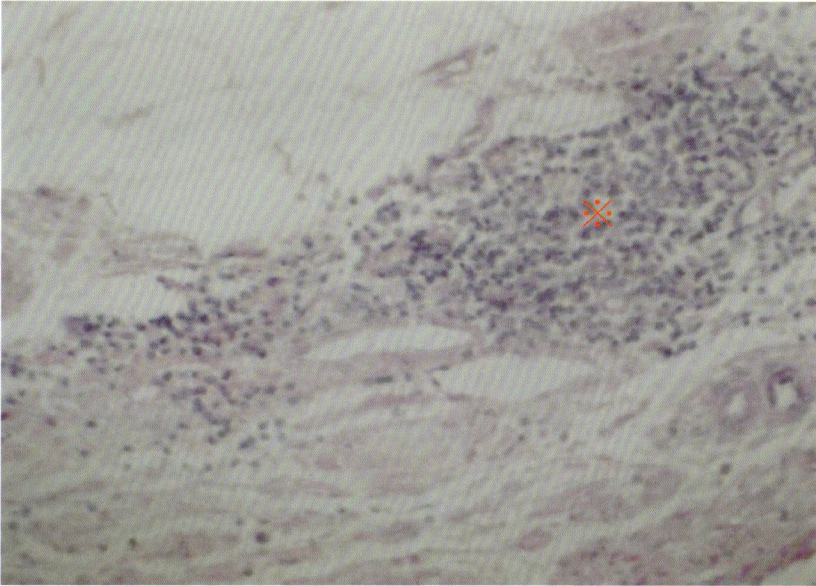

■ 图1-266　人肾干细胞巢-肾细胞演化系（1）

苏木素-伊红染色　×100

※示邻肾盏肾干细胞巢

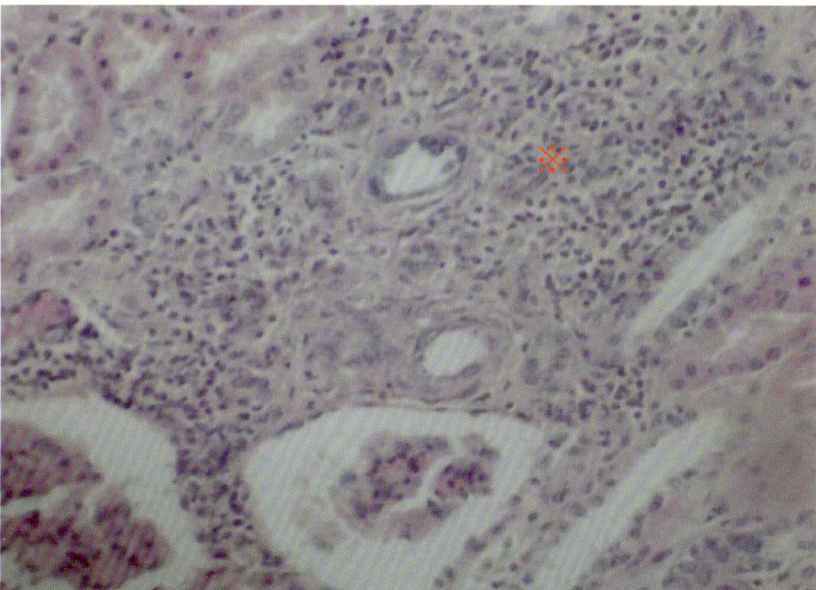

■ 图1-267　人肾干细胞巢-肾细胞演化系（2）

苏木素-伊红染色　×100

※示皮质肾干细胞巢。

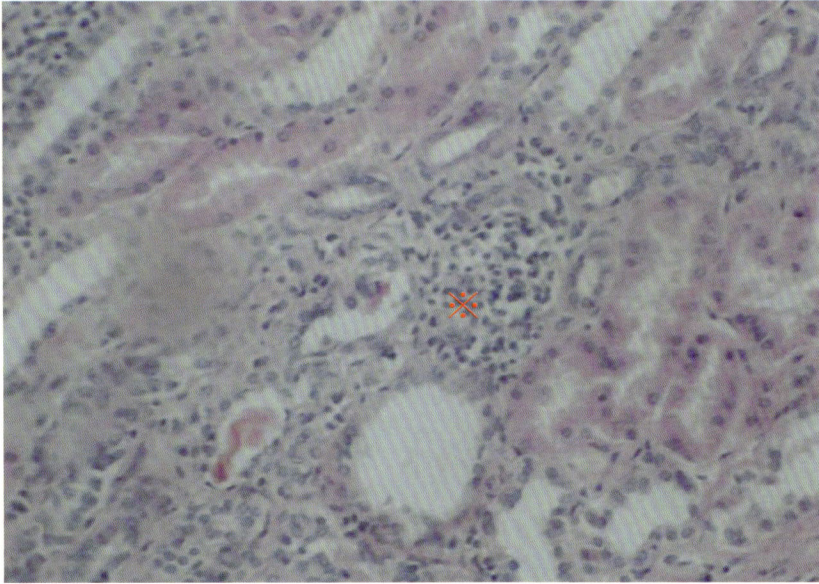

■ 图1-268　人肾干细胞巢-肾细胞演化系（3）
　　苏木素-伊红染色　　×100
　　※示髓质肾干细胞巢。

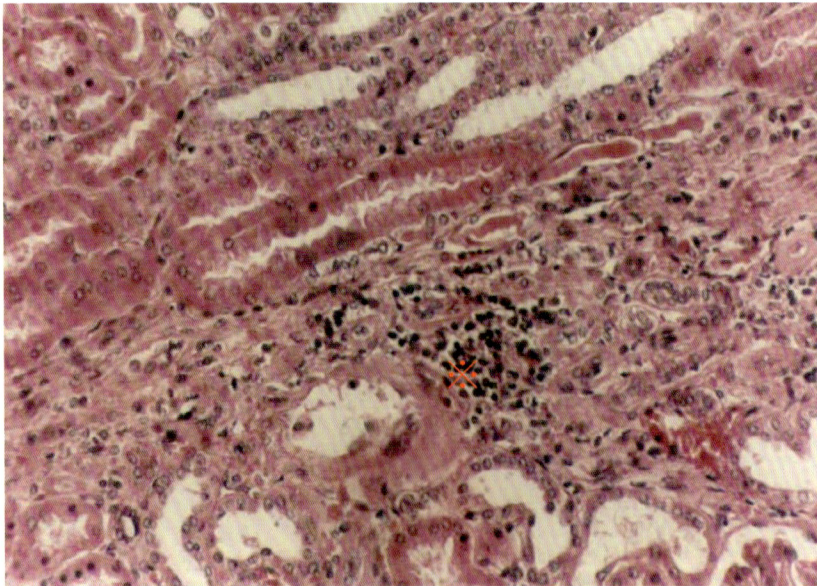

■ 图1-269　人肾干细胞巢-肾细胞演化系（4）
　　苏木素-伊红染色　　×100
　　※示髓质肾干细胞巢。

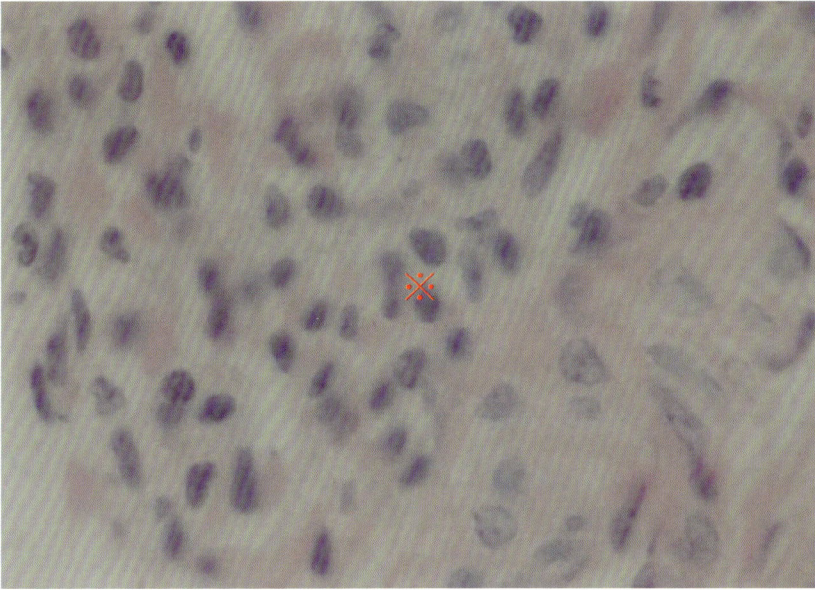

■ 图1-270　人肾干细胞巢–肾细胞演化系（5）

苏木素–伊红染色　×400

※示开放环境中干细胞巢细胞去同步化。

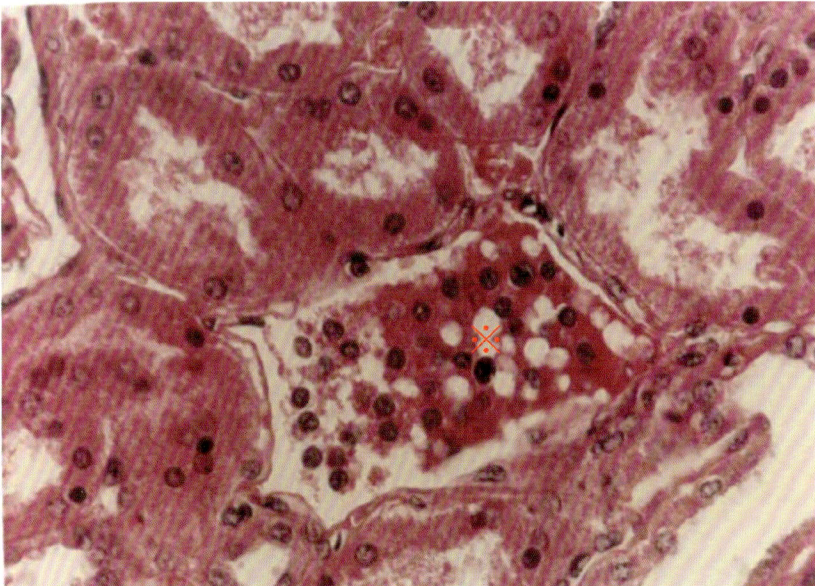

■ 图1-271　人肾干细胞巢–肾细胞演化系（6）

苏木素–伊红染色　×200

※示封闭的干细胞巢所形成的肾小管失去与周围肾小管接通机
会而退化。

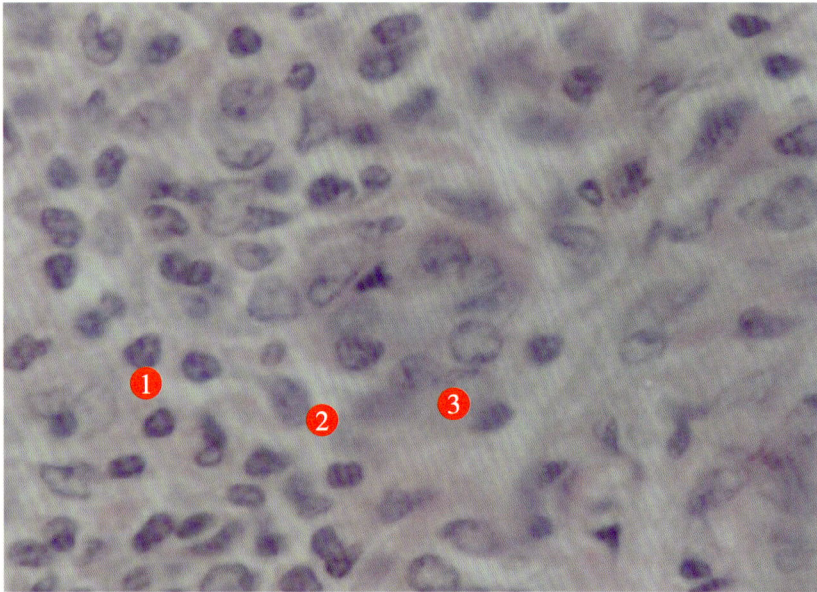

■ 图1-272　人肾干细胞巢-肾细胞演化系（7）

苏木素-伊红染色　×400

❶示血管壁细胞；❷示过渡性细胞；❸示成肾细胞。

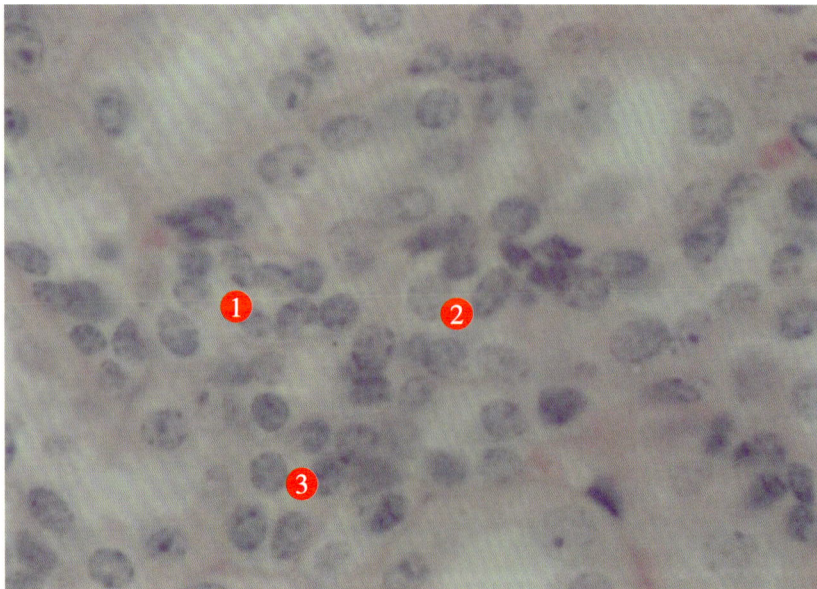

■ 图1-273　人肾干细胞巢-肾细胞演化系（8）

苏木素-伊红染色　×400

❶示干细胞巢干细胞；❷示过渡性细胞；❸示成肾细胞。

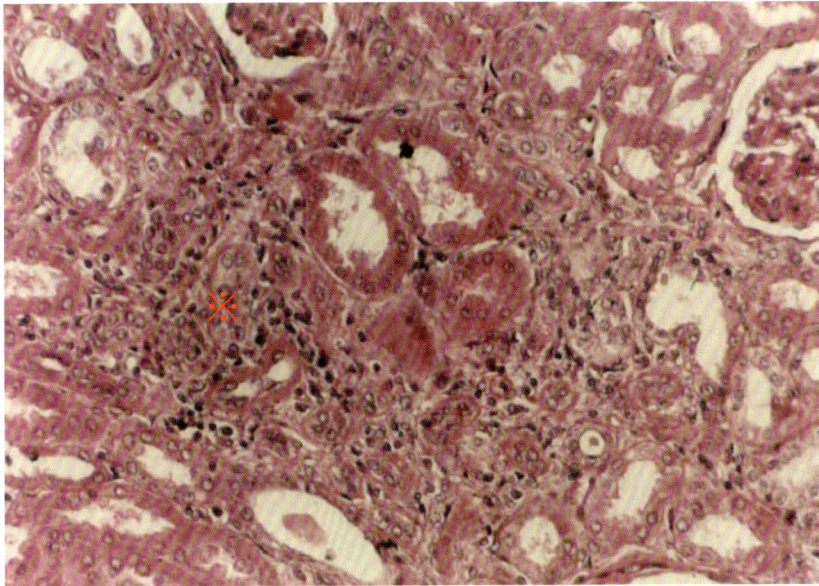

■ 图1-274　人肾干细胞巢–肾细胞演化系（9）

苏木素–伊红染色　×100

※示近端小管周围新生远端肾小管簇。

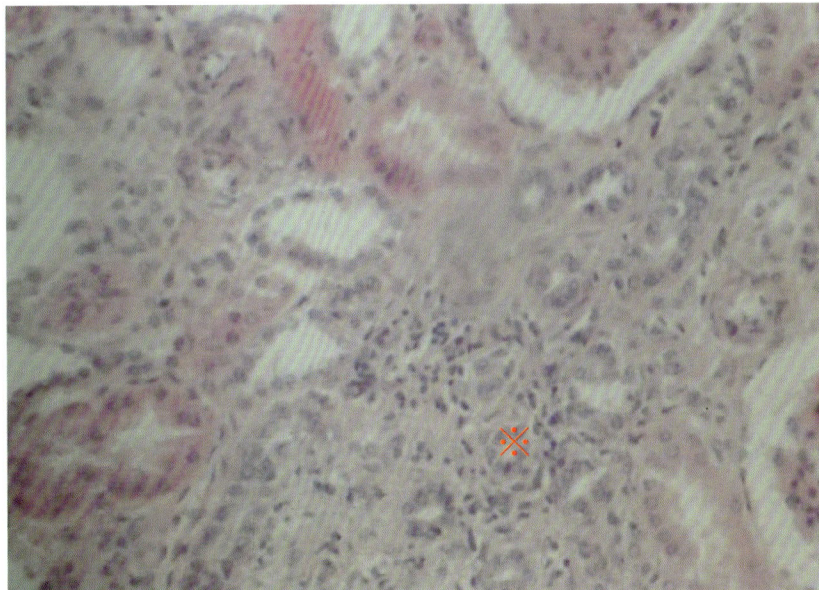

■ 图1-275　人肾干细胞巢–肾细胞演化系（10）

苏木素–伊红染色　×200

※示由肾干细胞巢演化生成的密集新生肾小管。

（五）神经束细胞-肾细胞演化系

肾内可见小神经束衣细胞可经过渡性细胞演化形成肾细胞（图1-276、图1-277）。

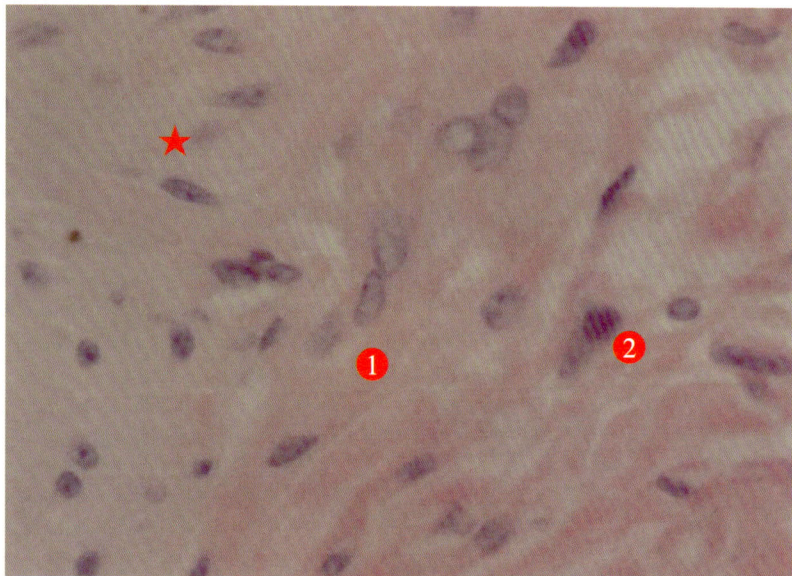

■ 图1-276　人神经束细胞-肾细胞演化系（1）
苏木素-伊红染色　×400
★示小神经束。❶示神经束衣细胞；❷示过渡性细胞。

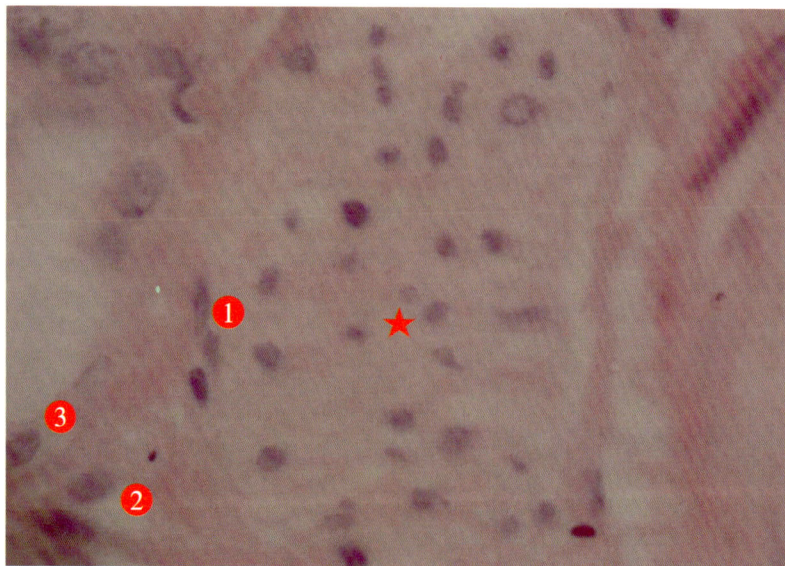

■ 图1-277　人神经束细胞-肾细胞演化系（2）
苏木素-伊红染色　×400
★示小神经束。❶示神经束衣细胞；❷示过渡性细胞；❸示肾细胞。

三、人肾小体结构动力学

肾小体是肾细胞的特殊衍生结构，也经历生成、成熟和衰亡过程。

（一）肾小体形成阶段

人肾小体由肾干细胞巢和肾小管套突两种途径演化而来。

1. **肾干细胞巢－肾小体演化**　肾干细胞巢（图1-278）也是肾小体的演化来源，最初干细胞巢细胞演化是同步的（图1-279），但干细胞巢演化形成肾小体的首要条件是在周围环境诱导下去同步化（图1-280～图1-283），干细胞巢周围环境封闭去同步化不充分则演化受挫（图1-284）。肾干细胞巢演化成肾小体的第二个必要条件是血管化，血管化开始很少（图1-285），常先从周边开始（图1-286、图1-287），再到内部（图1-288、图1-289），而后完全血管化（图1-290）。从血管化开始，干细胞巢改称肾小体原基。肾小体原基周围可逐渐出现裂隙和空泡（图1-291、图1-292），这些裂隙与空泡逐渐相互融合通连（图1-293、图1-294）。形成统一的肾小囊（图1-295、图1-296），其所包围的结构称血管球，与肾小囊一起合称肾小体。肾小囊包围血管球的范围逐渐扩大（图1-297、图1-298），但有时仍可见除血管球蒂之外的血管球与肾小囊壁层相连处（图1-299），血管球蒂内血管源干细胞团血管化可为血管球及整个肾小体扩大提供支持（图1-300、图1-301）。幼稚肾小体肾小囊壁层细胞为立方形细胞（图1-302），而后均逐渐变扁（图1-303、图1-304），肾小体的血管球表面也同步由立方变扁（图1-305～图1-307），直至肾小体成熟。

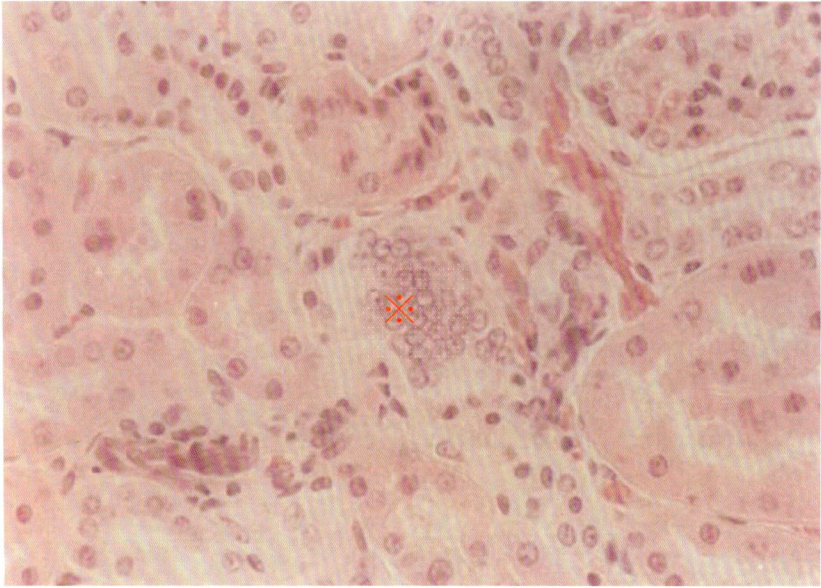

■ 图1-278　人肾干细胞巢（1）
苏木素–伊红染色　×200
※示肾干细胞巢。

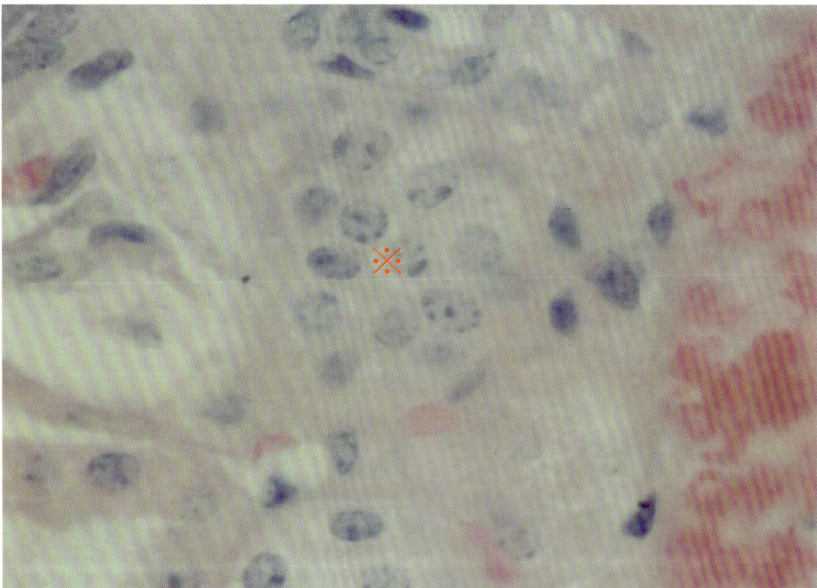

■ 图1-279　人肾干细胞巢（2）
苏木素–伊红染色　×400
※示肾干细胞巢同步演化干细胞。

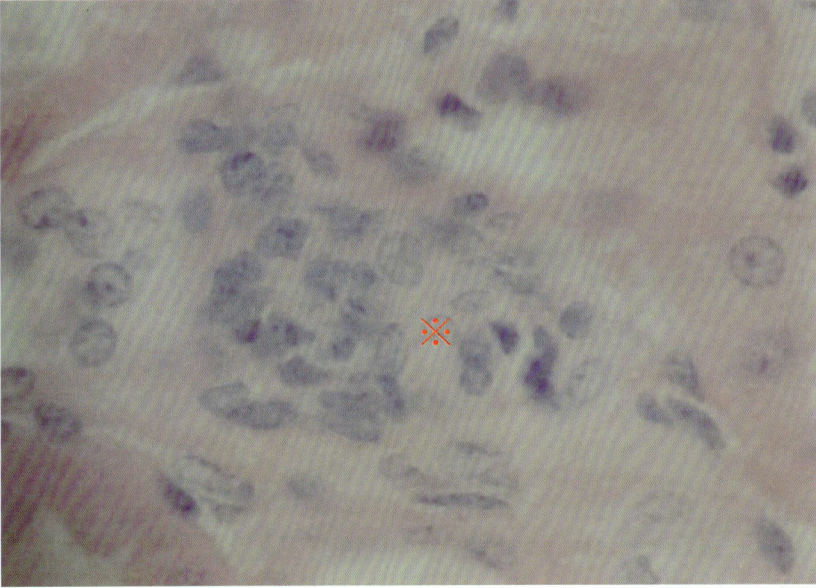

■ 图1-280　人肾干细胞巢（3）
苏木素-伊红染色　×400
※示肾干细胞巢干细胞开始去同步化。

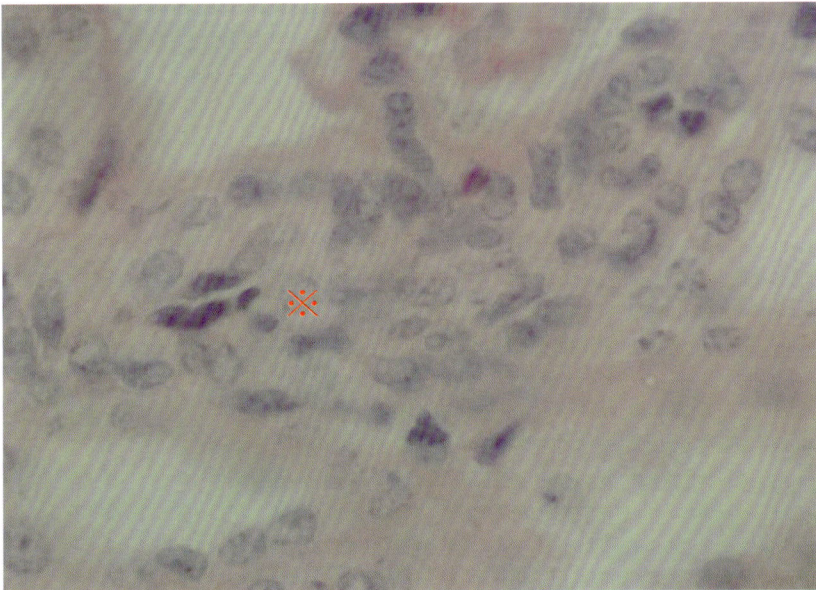

■ 图1-281　人肾干细胞巢（4）
苏木素-伊红染色　×400
※示肾干细胞巢干细胞开始去同步化。

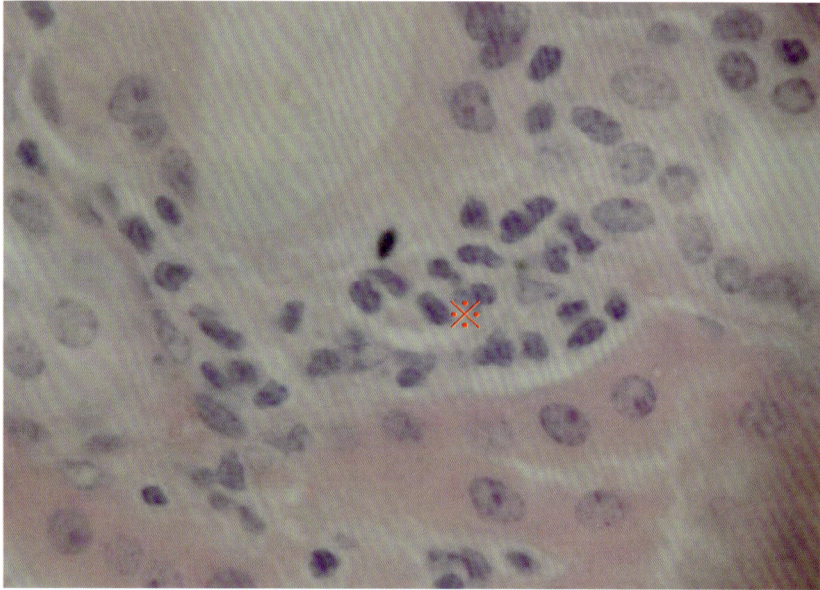

■ 图1-282　人肾干细胞巢（5）

苏木素-伊红染色　×400

※ 示肾干细胞巢干细胞进一步去同步化。

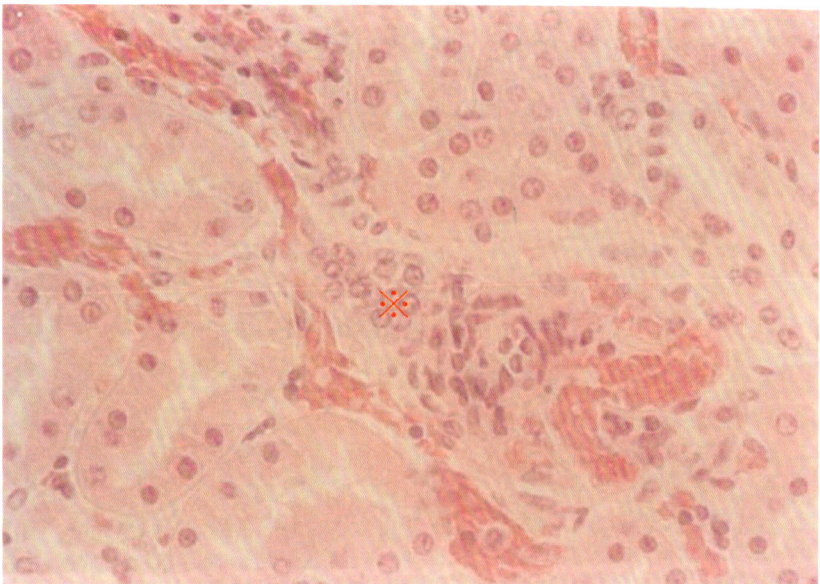

■ 图1-283　人肾干细胞巢（6）

苏木素-伊红染色　×200

※ 示肾干细胞巢从一端去同步化、血管化。

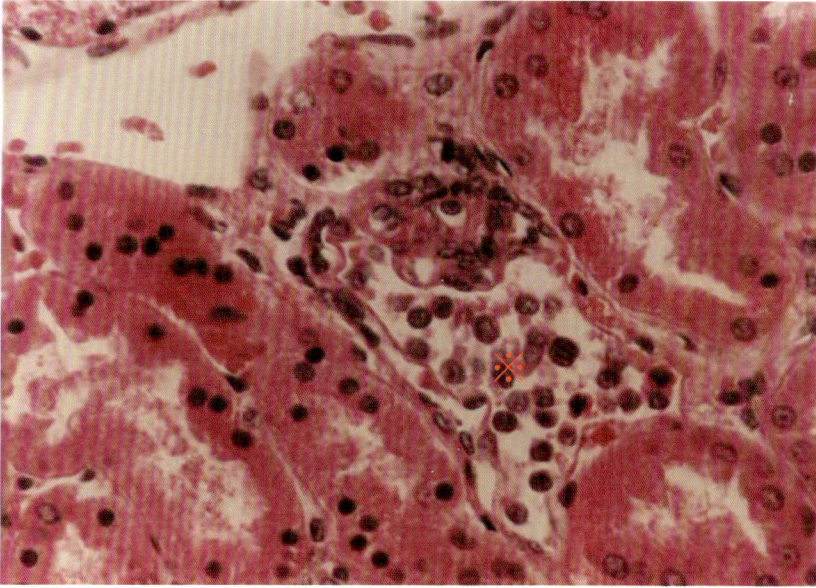

■ 图1-284　人肾干细胞巢（7）

苏木素-伊红染色　×200

※示肾干细胞巢干细胞未充分去同步化。

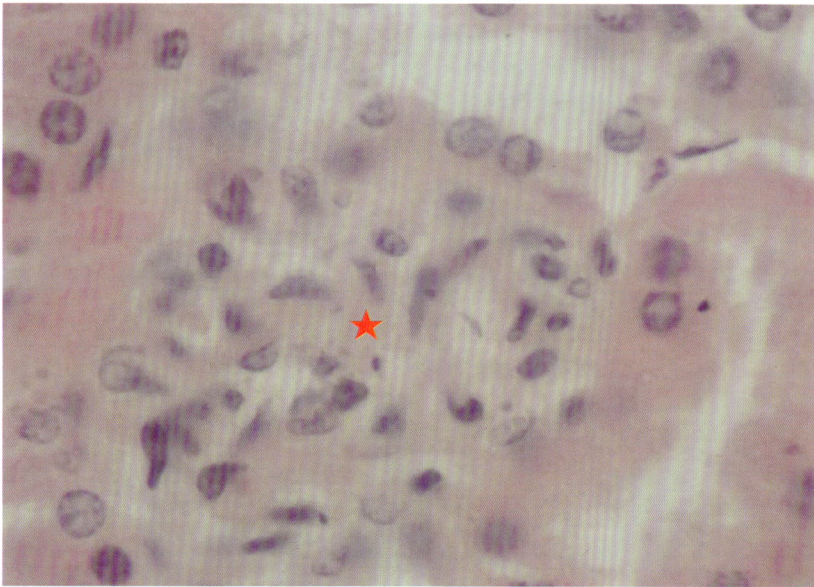

■ 图1-285　人肾小体原基（1）

苏木素-伊红染色　×400

★示肾干细胞巢去同步化，开始血管化，即为肾小体原基。

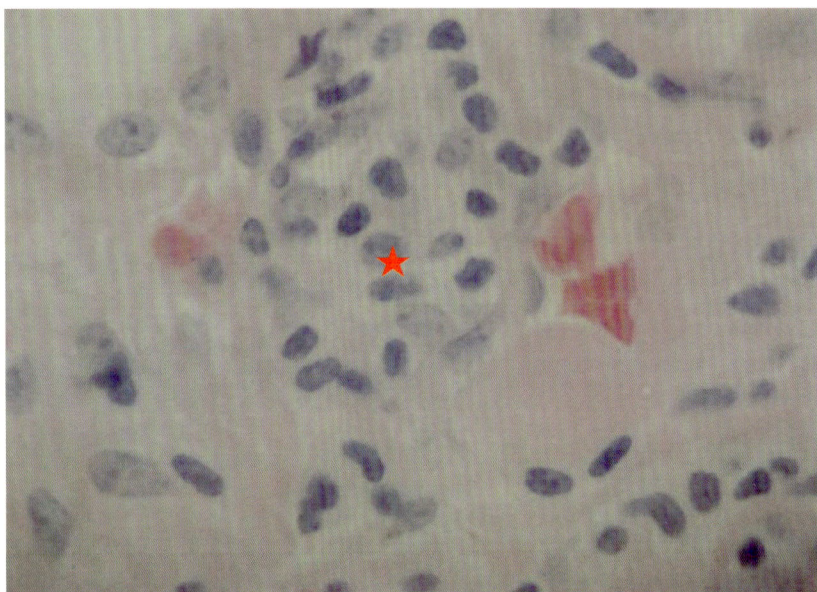

■ 图1-286　人肾小体原基（2）

苏木素–伊红染色　×400

★示肾小体原基进一步血管化。

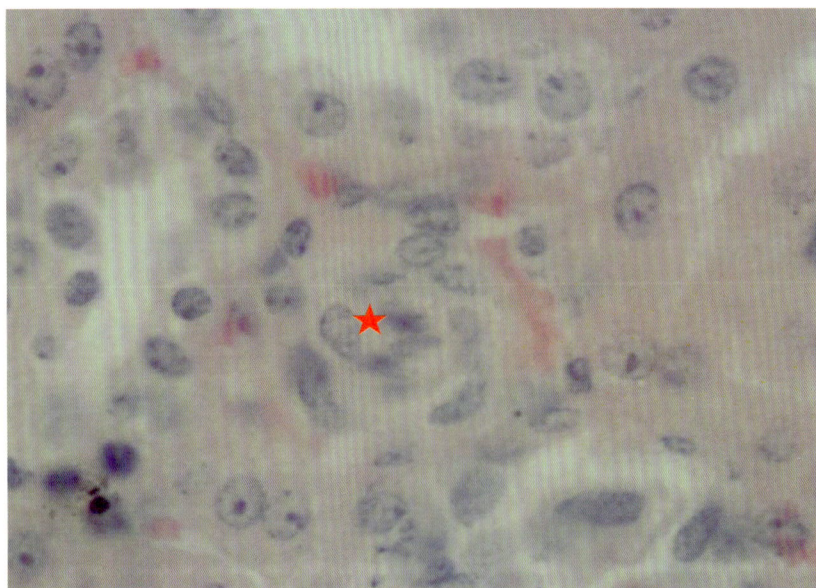

■ 图1-287　人肾小体原基（3）

苏木素–伊红染色　×400

★示肾小体原基从周边进一步血管化。

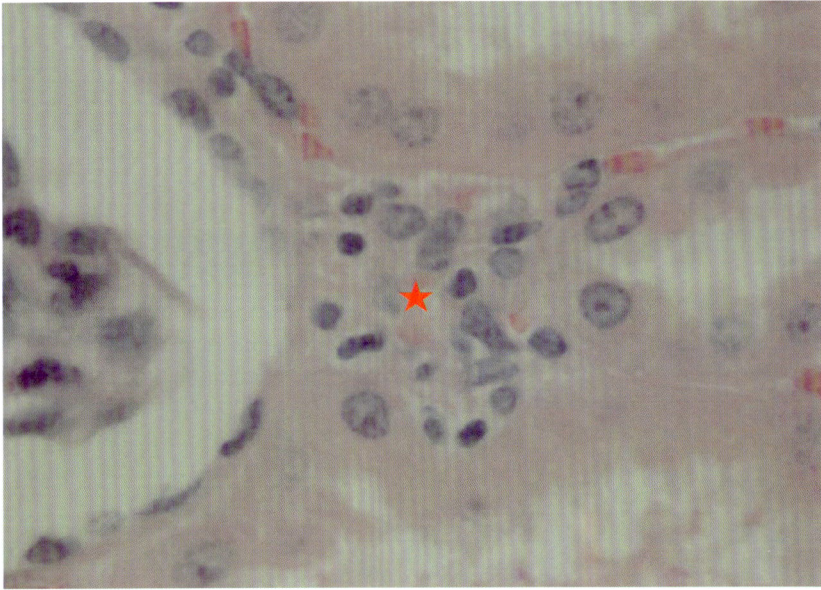

■ 图1-288　人肾小体原基（4）

苏木素−伊红染色　×400

★ 示肾小体原基内部血管化。

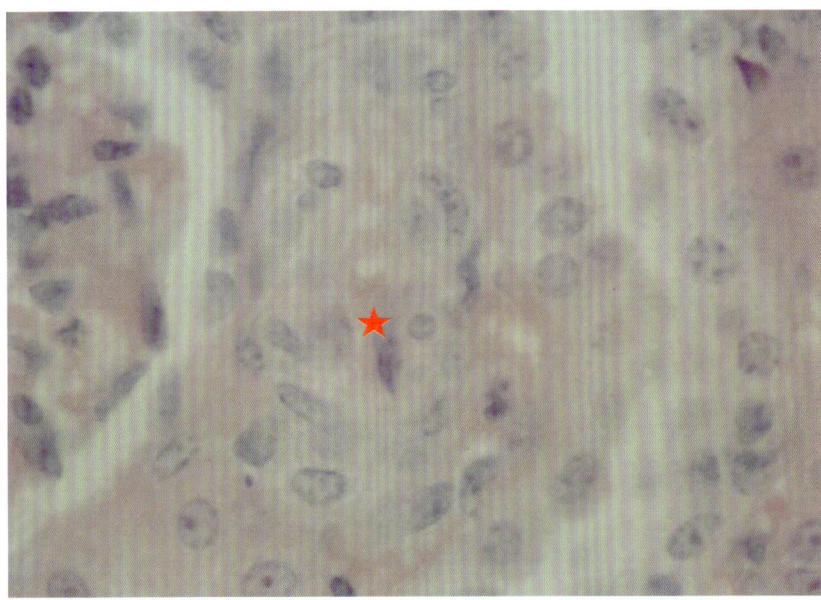

■ 图1-289　人肾小体原基（5）

苏木素−伊红染色　×400

★ 示肾小体原基内部血管化。

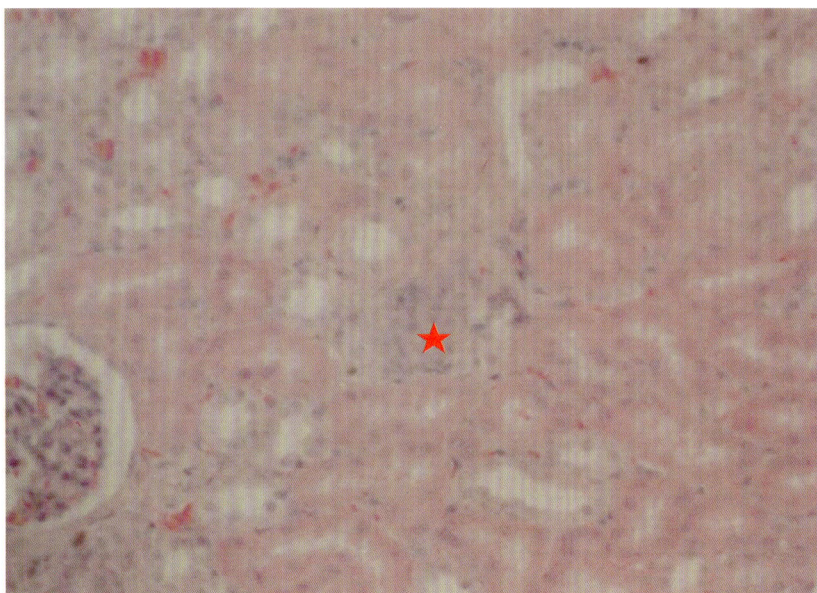

■ 图1-290　人肾小体原基（6）

苏木素-伊红染色　×100

★示干细胞巢去同步化、全面血管化成为血管球。

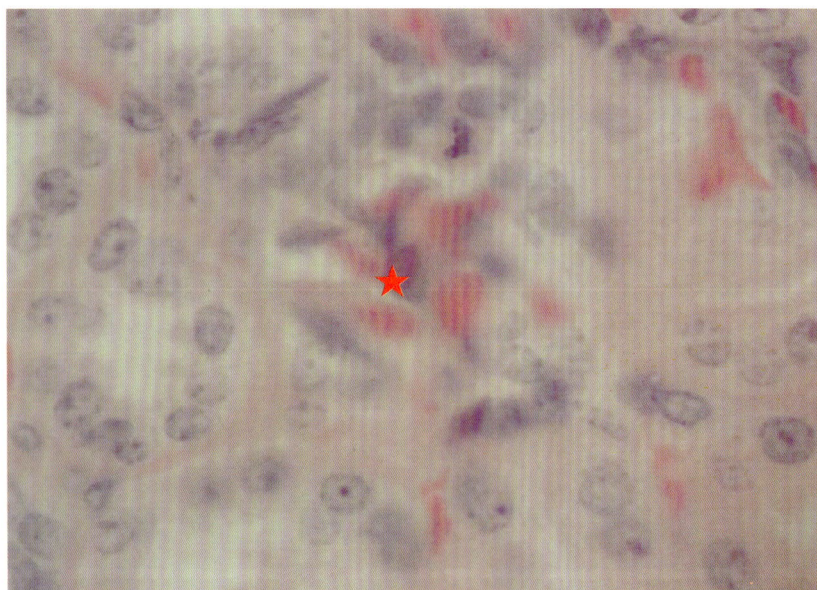

■ 图1-291　人肾小体原基（7）

苏木素-伊红染色　×400

★示肾小体原基周围出现裂隙。

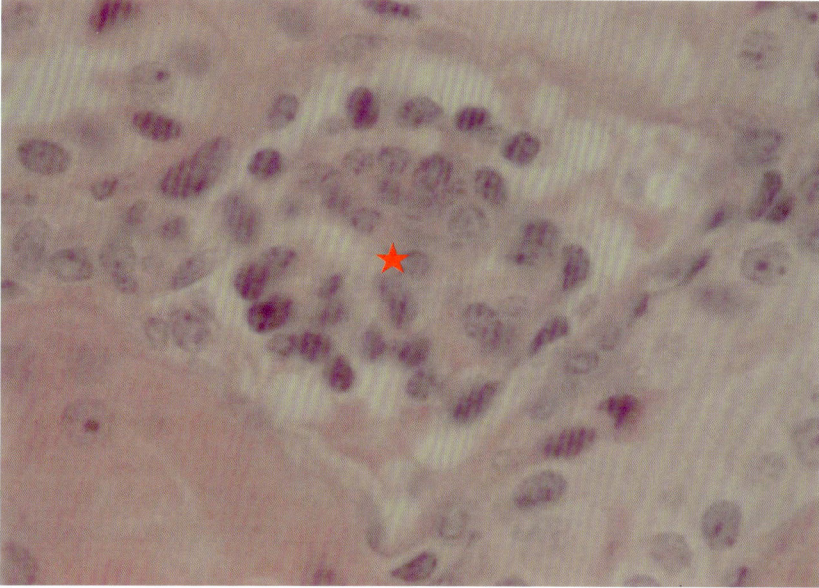

■ 图1-292　人肾小体原基（8）

苏木素-伊红染色　×400

★ 示肾小体原基周围出现裂隙、空泡。

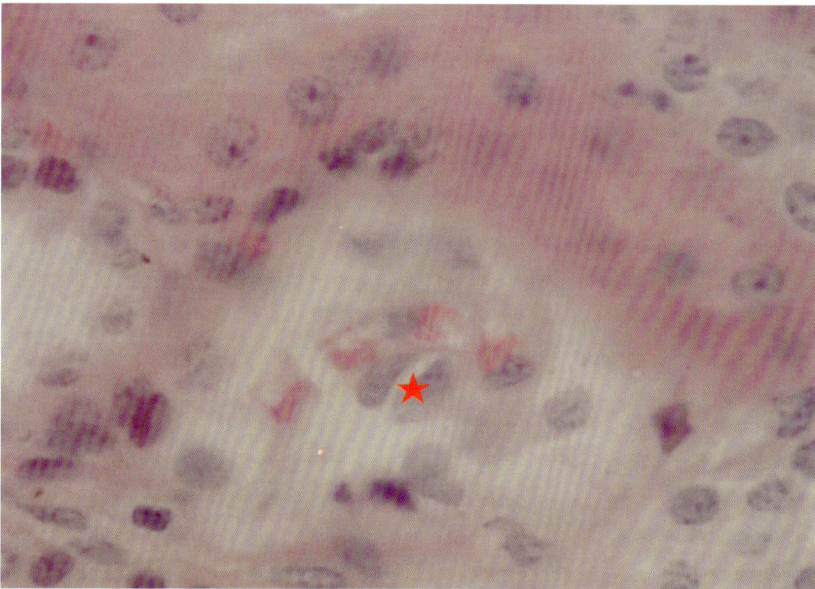

■ 图1-293　人肾小体原基（9）

苏木素-伊红染色　×400

★ 示肾小体原基周围裂隙融合。

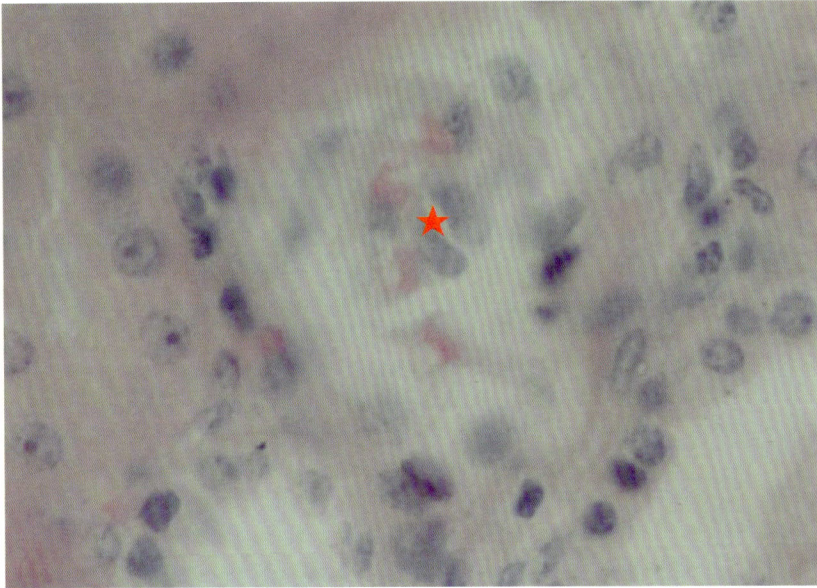

■ 图1-294　人肾小体原基（10）

苏木素–伊红染色　×400

★ 示肾小体原基周围裂隙融合。

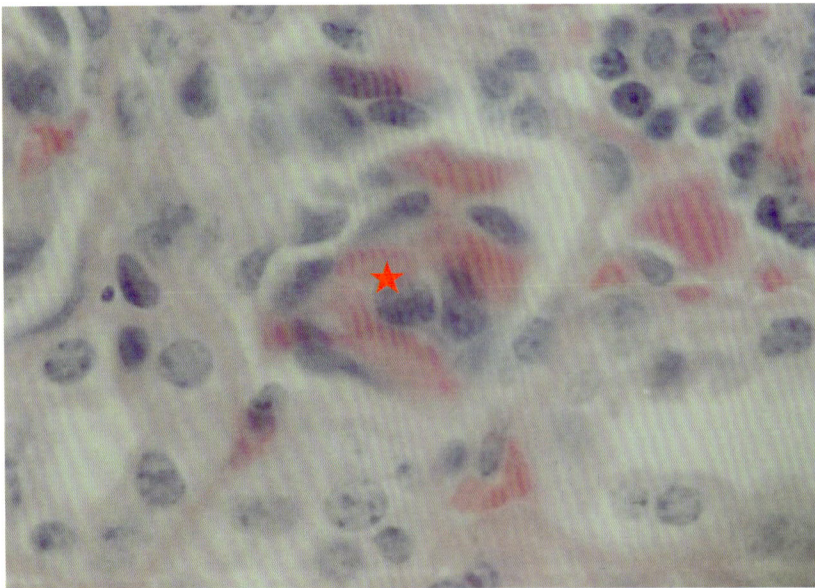

■ 图1-295　人肾小体生成（1）

苏木素–伊红染色　×400

★ 示周围裂隙融合形成肾小囊腔。

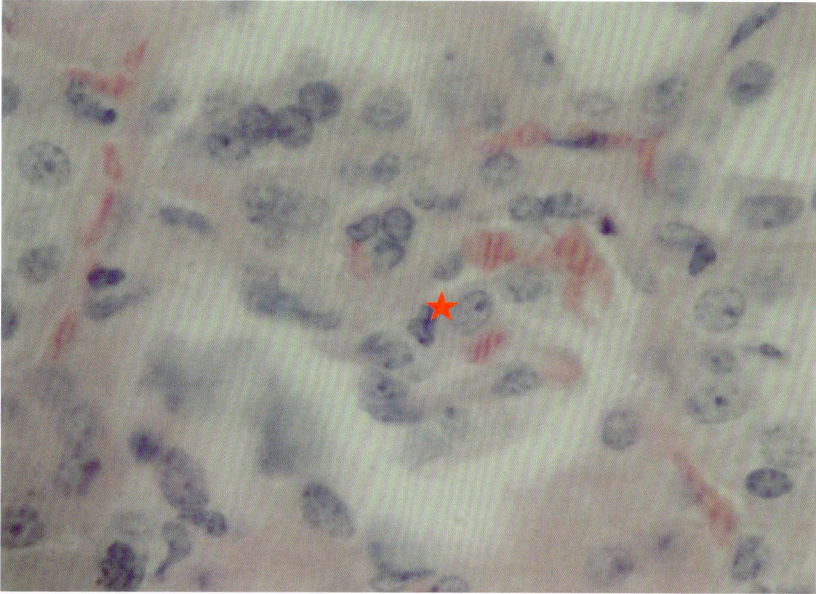

■ 图1-296　人肾小体生成（2）

苏木素-伊红染色　×400

★ 示肾小体原基周围裂隙融合形成肾小囊腔，肾小体初步形成。

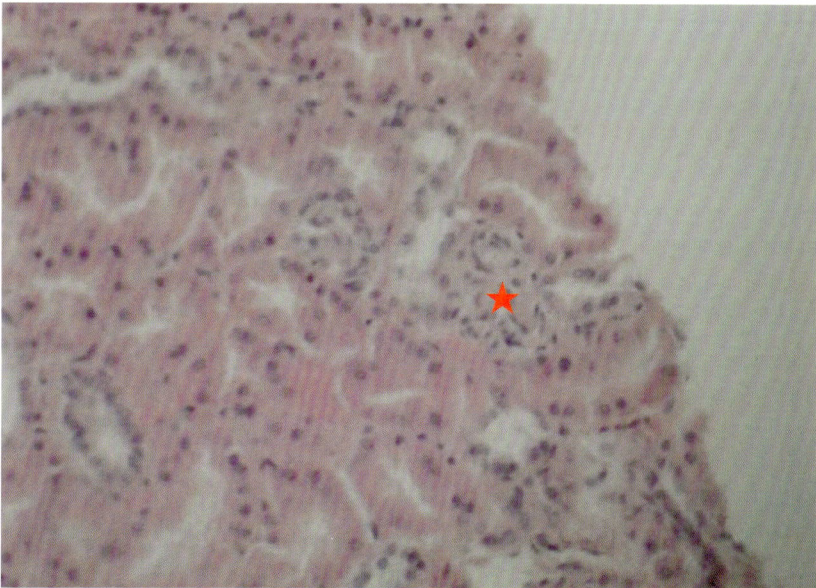

■ 图1-297　人肾小体生成（3）

苏木素-伊红染色　×100

★ 示肾小囊腔包括范围逐步扩大。

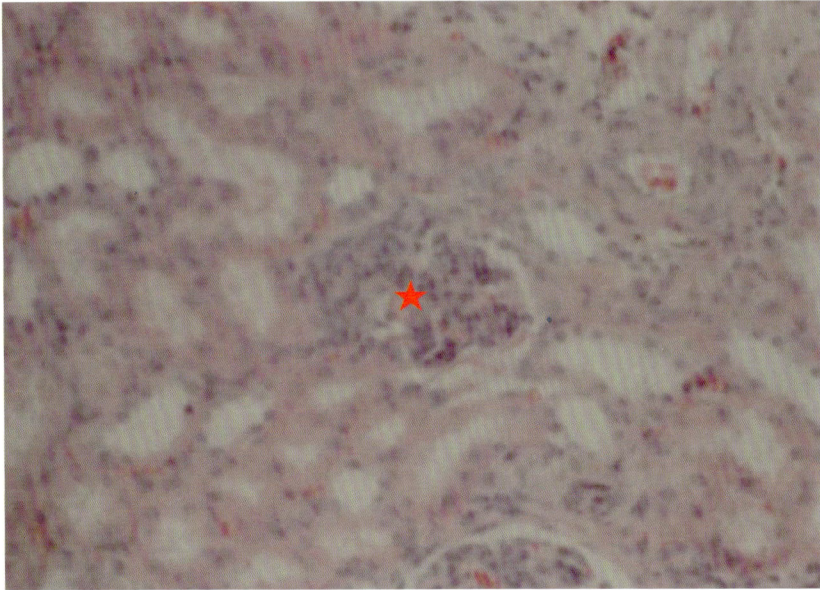

■ 图1-298　人肾小体生成（4）
苏木素-伊红染色　×100
★示肾小囊腔包括范围逐步扩大。

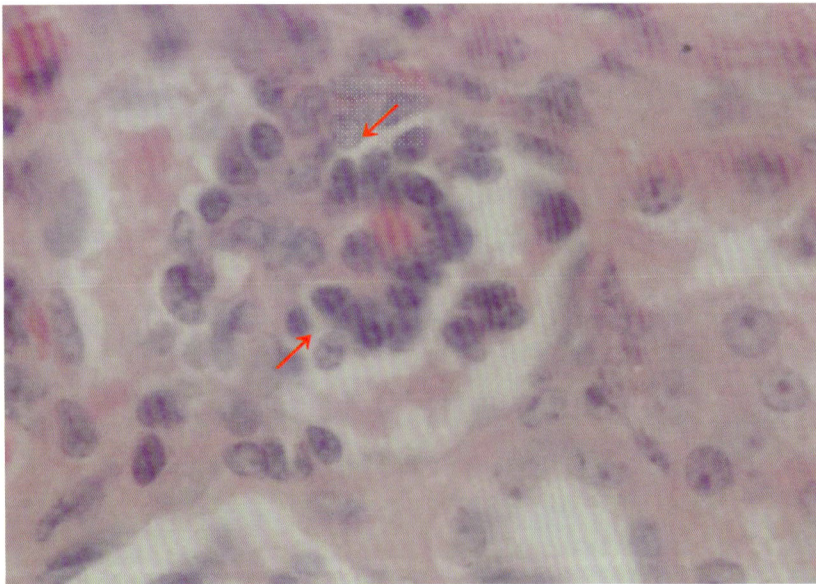

■ 图1-299　人肾小体生成（5）
苏木素-伊红染色　×400
↗和↙示血管球与肾小囊壁层两处连接。

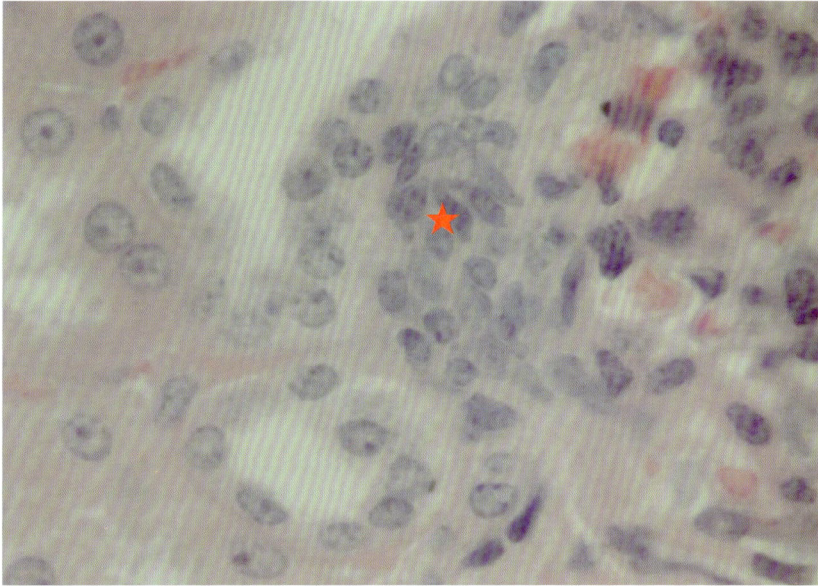

■ 图1-300 人肾小体扩展（1）
苏木素-伊红染色 ×400
★ 示肾小体血管极血管源干细胞团。

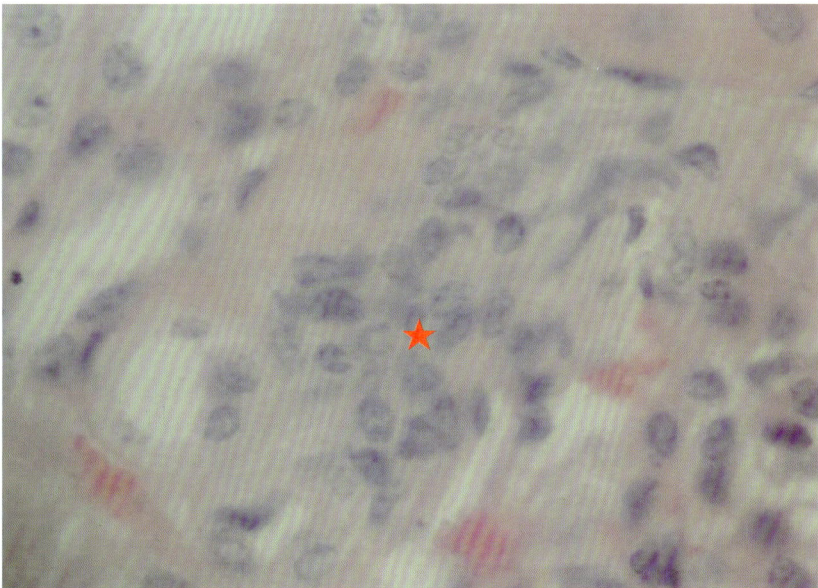

■ 图1-301 人肾小体扩展（2）
苏木素-伊红染色 ×400
★ 示肾小体血管极血管源干细胞团。

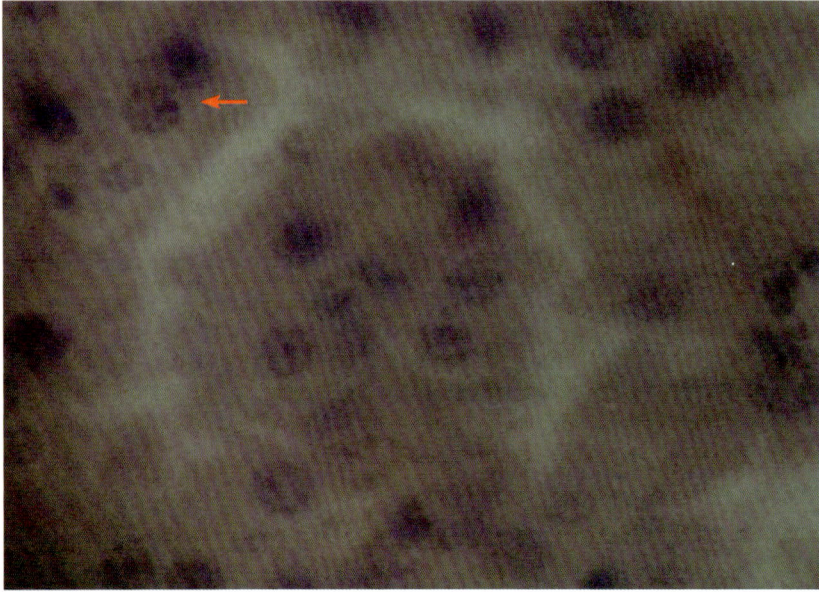

■ 图1-302　人幼稚肾小体（1）

苏木素-伊红染色　×400

←示幼稚肾小体的肾小囊腔壁层立方细胞。

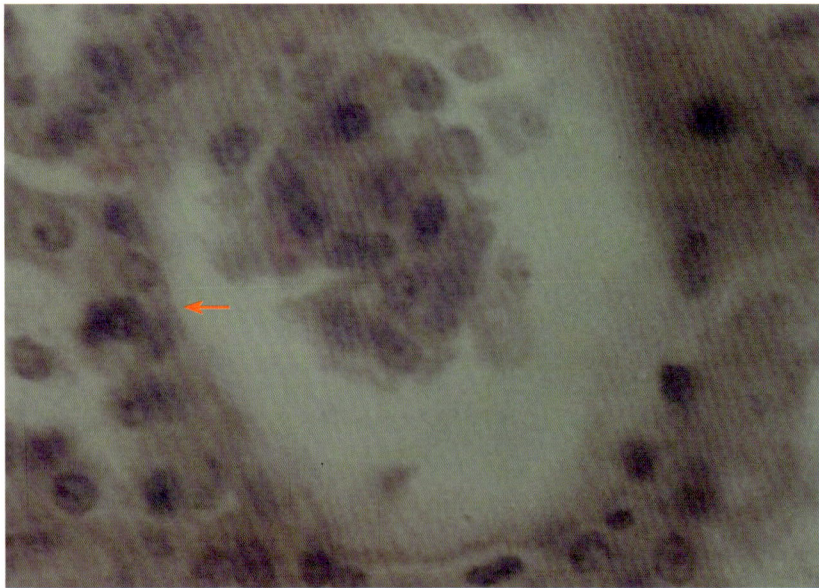

■ 图1-303　人幼稚肾小体（2）

苏木素-伊红染色　×400

←示幼稚肾小体的肾小囊腔壁层立方细胞。

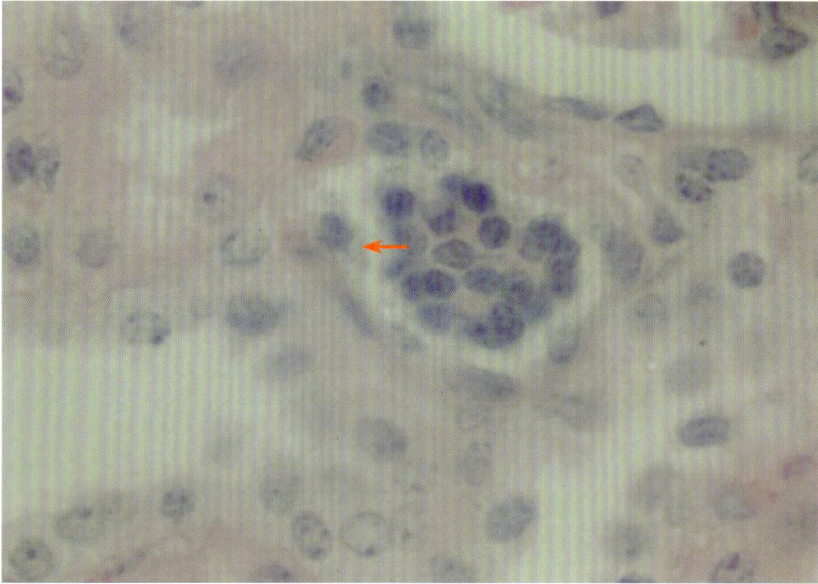

■ 图1-304　人幼稚肾小体（3）

苏木素-伊红染色　×400

←示幼稚肾小体的肾小囊腔壁层立方细胞。

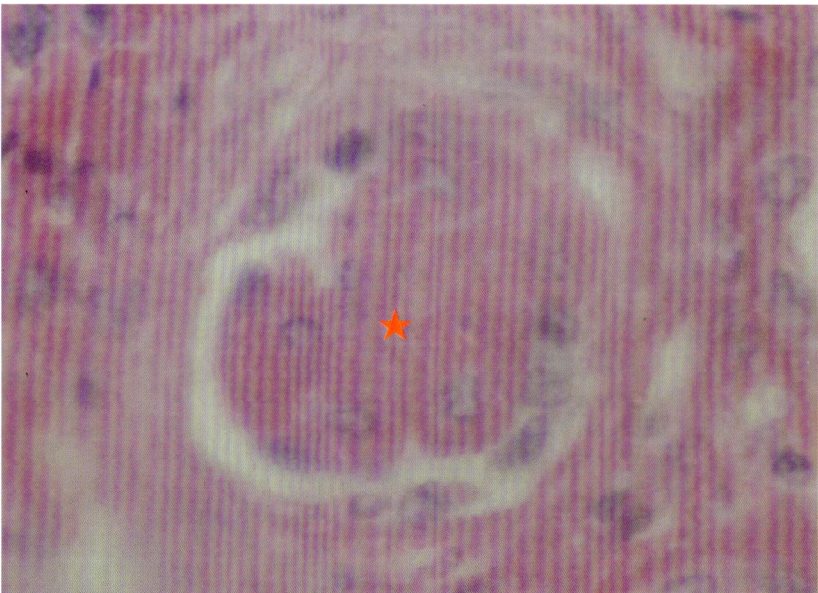

■ 图1-305　人幼稚肾小体（4）

苏木素-伊红染色　×400

★示血管球表面上皮细胞混入血管球，肾小囊壁仍保留少数立方细胞。

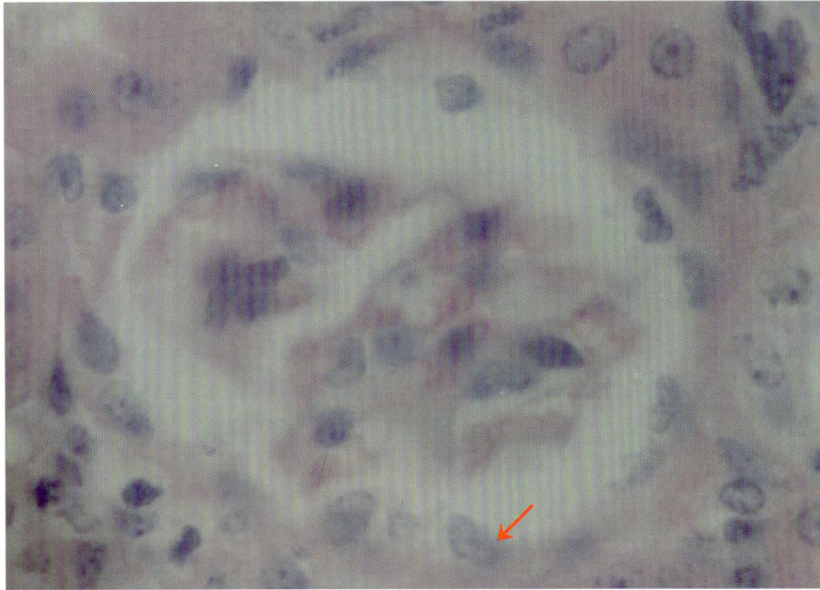

■ **图1-306 人幼稚肾小体（5）**

苏木素-伊红染色 ×400

示幼稚肾小体的肾小囊腔壁层立方细胞。

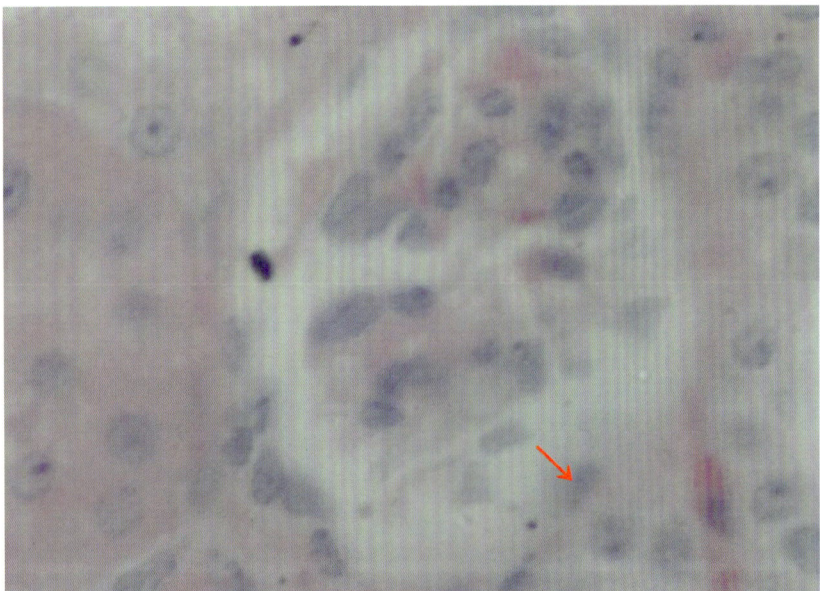

■ **图1-307 人幼稚肾小体（6）**

苏木素-伊红染色 ×400

示幼稚肾小体的肾小囊腔壁层厚扁平细胞。

2. 肾小管套突-肾小体演化　人肾小体发生的第二条途径是肾小管套突-肾小体演化，肾小管套突多见于肾被膜下，肾小管套突是由被膜下血管推挤新形成远端肾小管被膜侧管壁突入管腔所致（图1-308～图1-311），肾皮质深部也可见肾小管套突形成（图1-312、图1-313），肾小管套突能演化成为肾小体的必要条件是适当的血管供应和充足的干细胞来源（图1-314），适合的血管供应是首要条件，血管可带来血源干细胞和血管源干细胞（图1-315），血管化逐步进行（图1-316～图1-318），血管化的肾小管套突可继续长大（图1-319、图1-320），肾小管套突完全血管化，其表面上皮细胞变扁，即可改称血管球，早期肾小体宣告形成（图1-321），肾小囊壁层细胞也同时变扁平（图1-322、图1-323）。

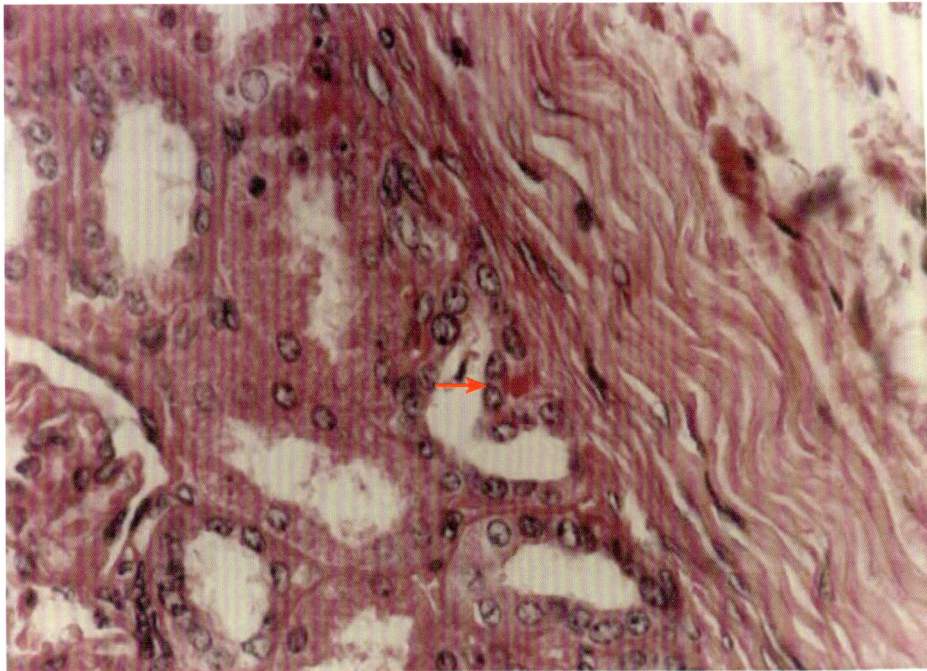

■ 图1-308　人肾小管套突-肾小体演化（1）

苏木素-伊红染色　×200

→示被膜下肾小管套突。

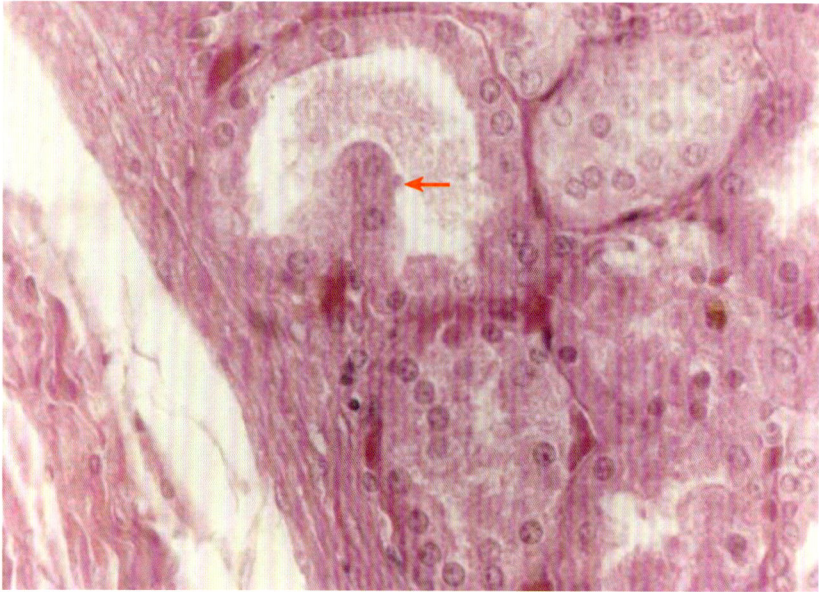

■ 图1-309　人肾小管套突-肾小体演化（2）

苏木素-伊红染色　×200

← 示被膜下肾小管套突。

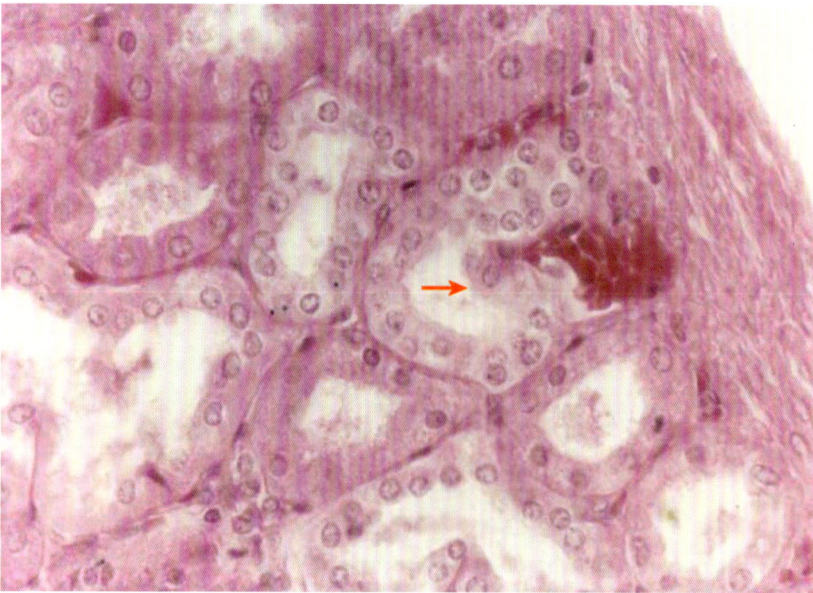

■ 图1-310　人肾小管套突-肾小体演化（3）

苏木素-伊红染色　×200

→ 示被膜下肾小管套突。

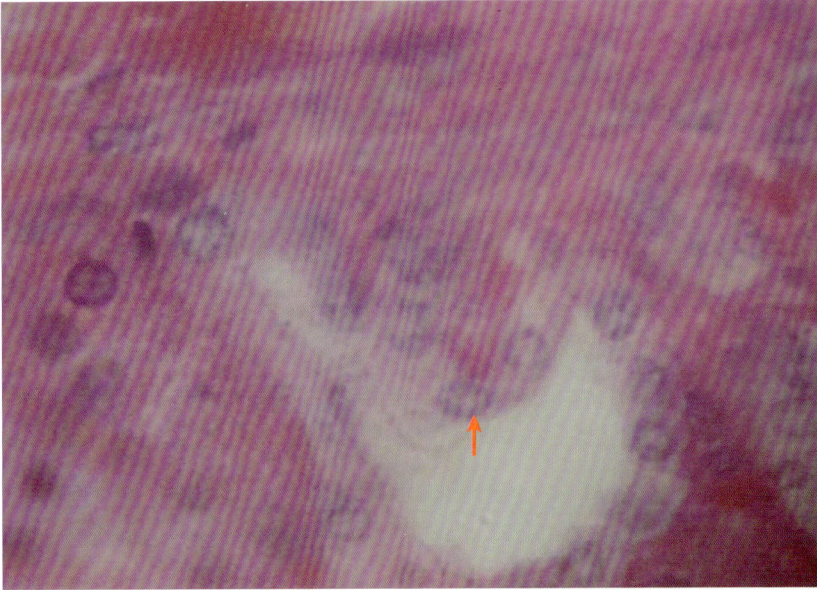

■ 图1-311　人肾小管套突-肾小体演化（4）
苏木素-伊红染色　×400
↑ 示被膜下肾小管套突。

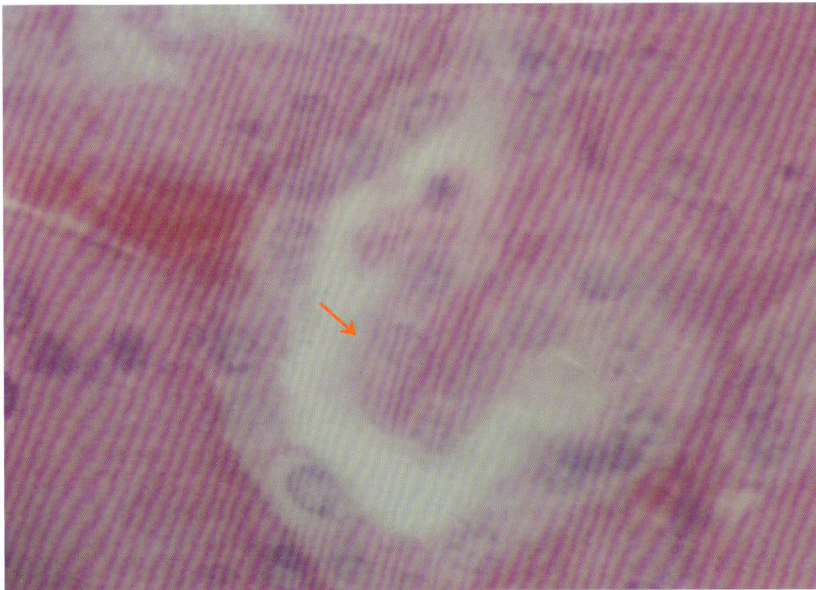

■ 图1-312　人肾小管套突-肾小体演化（5）
苏木素-伊红染色　×400
示肾皮质内肾小管套突。

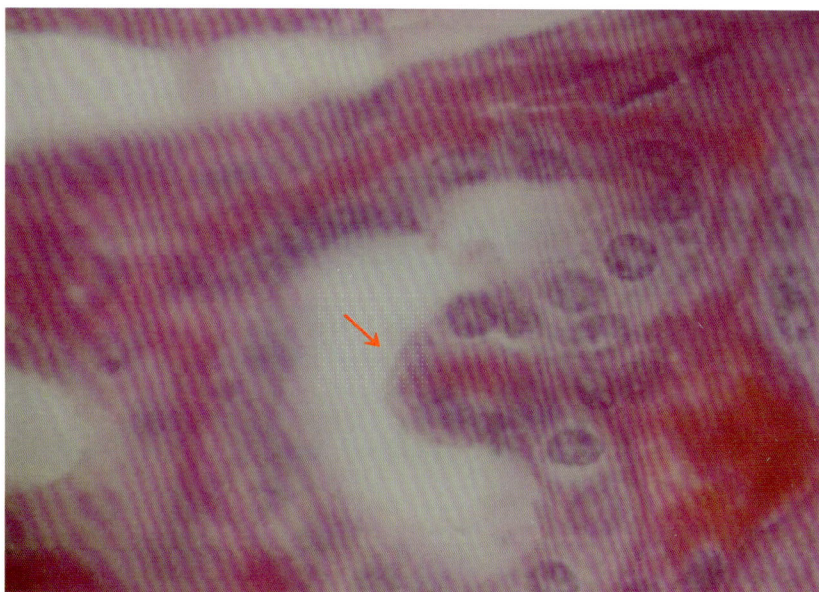

■ 图1-313　人肾小管套突–肾小体演化（6）

苏木素–伊红染色　×400

示肾皮质内肾小管套突。

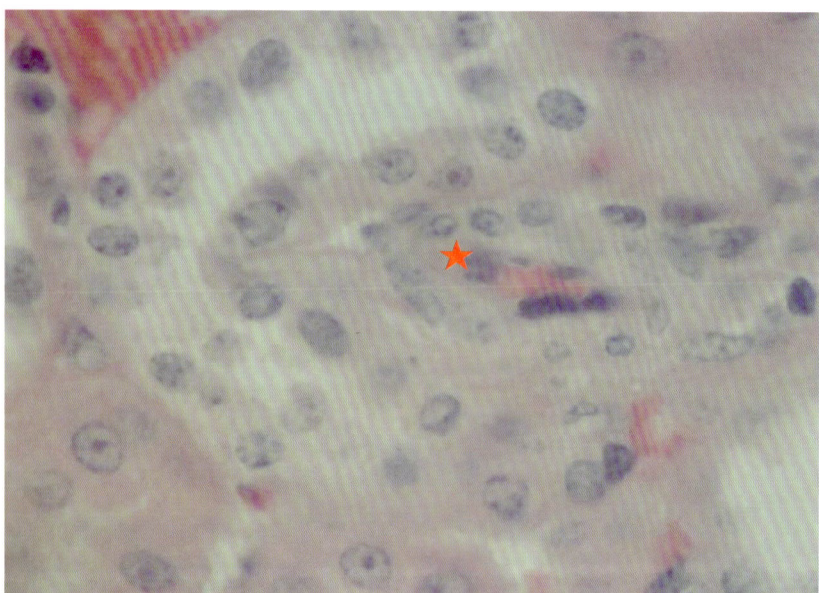

■ 图1-314　人肾小管套突–肾小体演化（7）

苏木素–伊红染色　×400

★示有适合血管供应的肾小管套突。

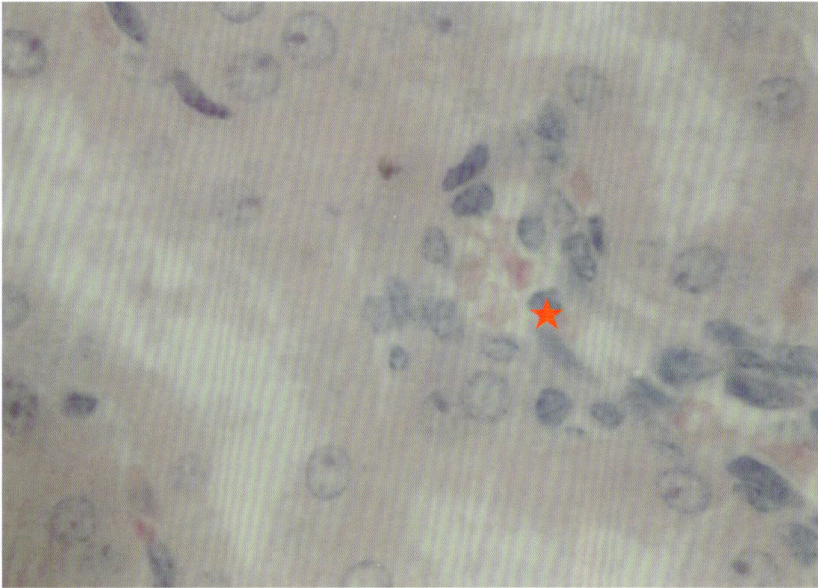

■ 图1-315　人肾小管套突-肾小体演化（8）
苏木素-伊红染色　×400
★ 示有较大血管供应的肾小管套突。

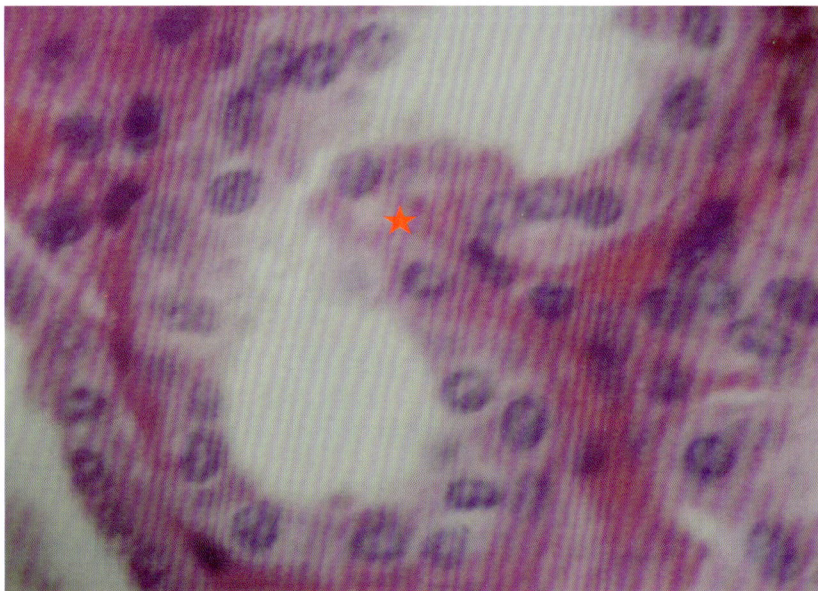

■ 图1-316　人肾小管套突-肾小体演化（9）
苏木素-伊红染色　×400
★ 示肾小管套突血管化。

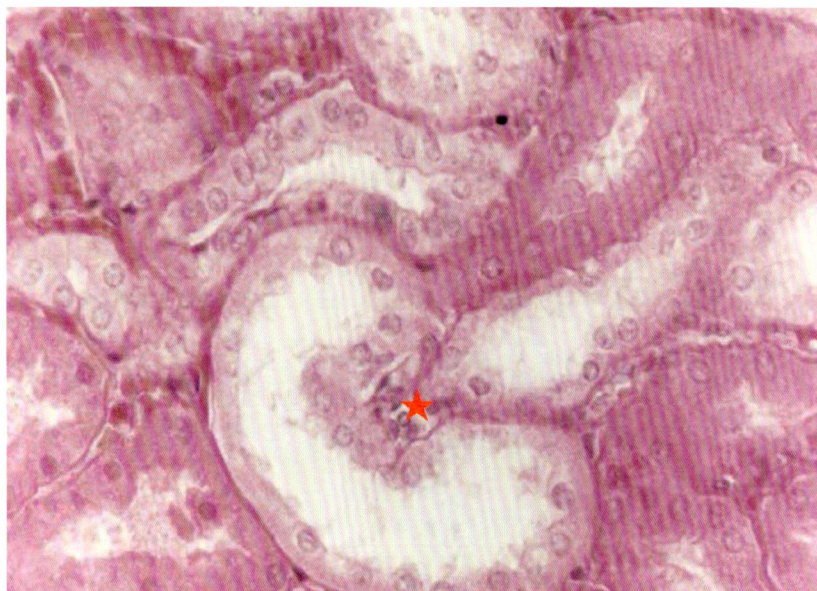

■ 图1-317　人肾小管套突-肾小体演化（10）

苏木素–伊红染色　×200

★ 示肾小管套突进一步血管化。

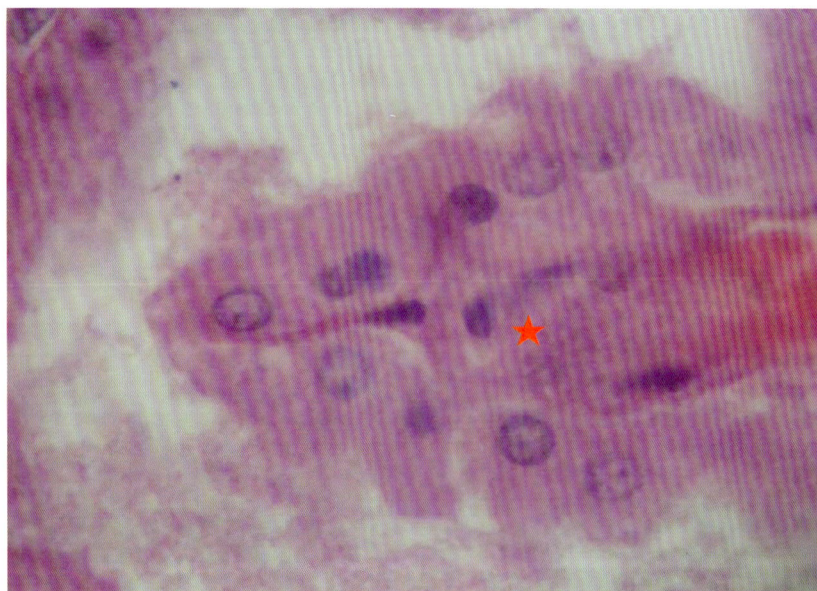

■ 图1-318　人肾小管套突-肾小体演化（11）

苏木素–伊红染色　×400

★ 示肾小管套突进一步血管化。

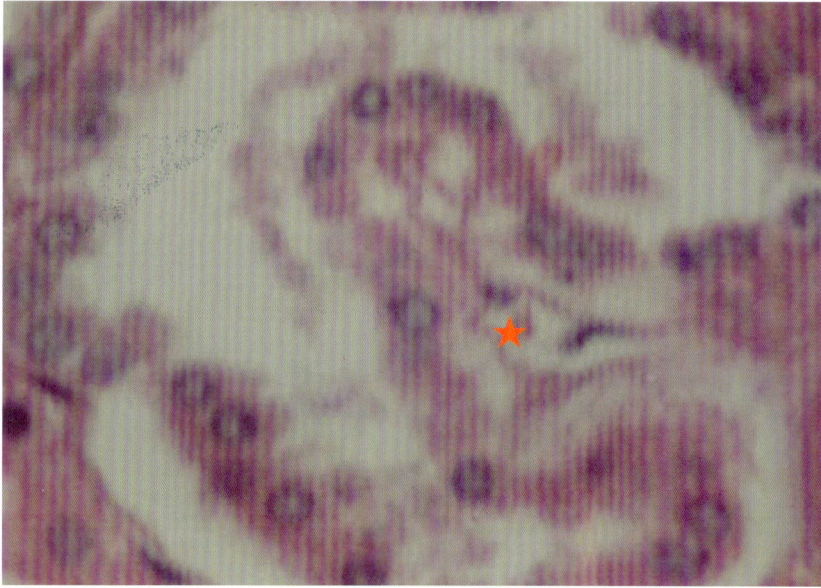

■ 图1-319　人肾小体生长（1）
苏木素-伊红染色　×400
★ 示血管球继续长大。

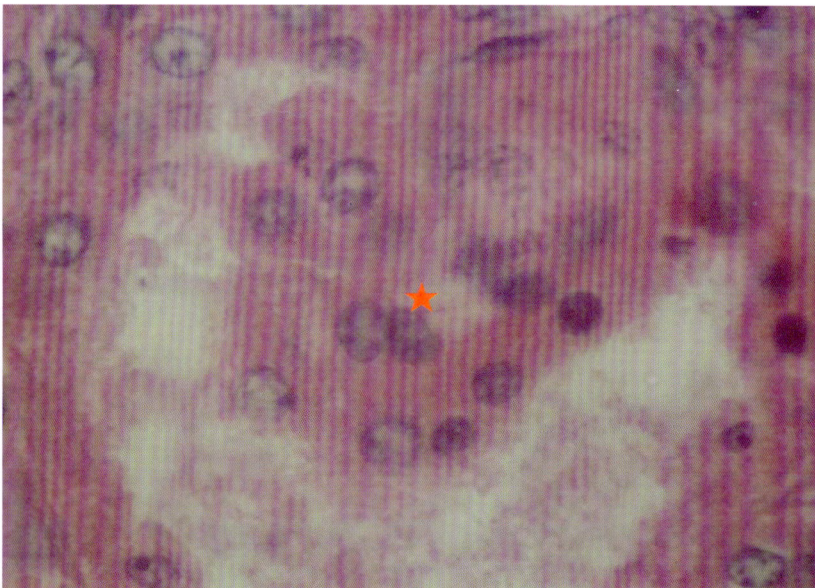

■ 图1-320　人肾小体生长（2）
苏木素-伊红染色　×400
★ 示血管球继续长大。

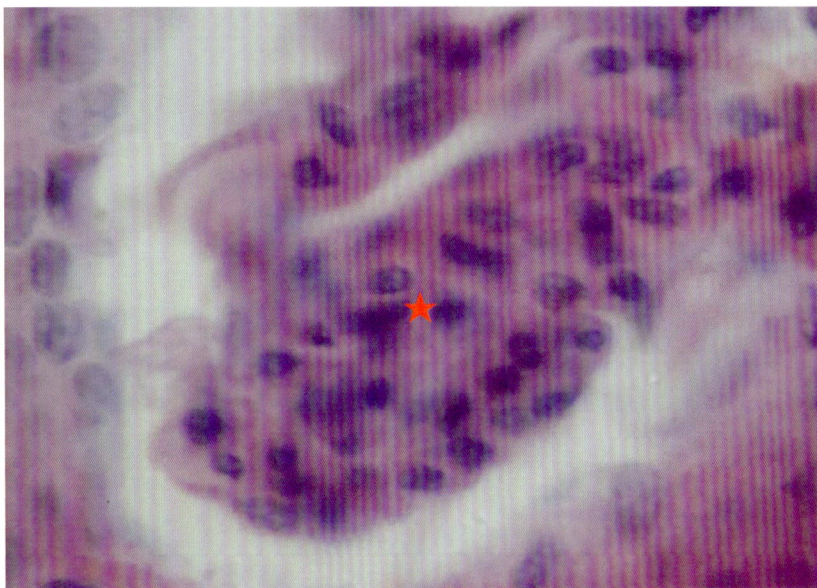

■ **图1-321　人肾小体生长（3）**

苏木素-伊红染色　×400

★示血管球表面上皮细胞混入血管球，肾小囊壁多立方细胞。

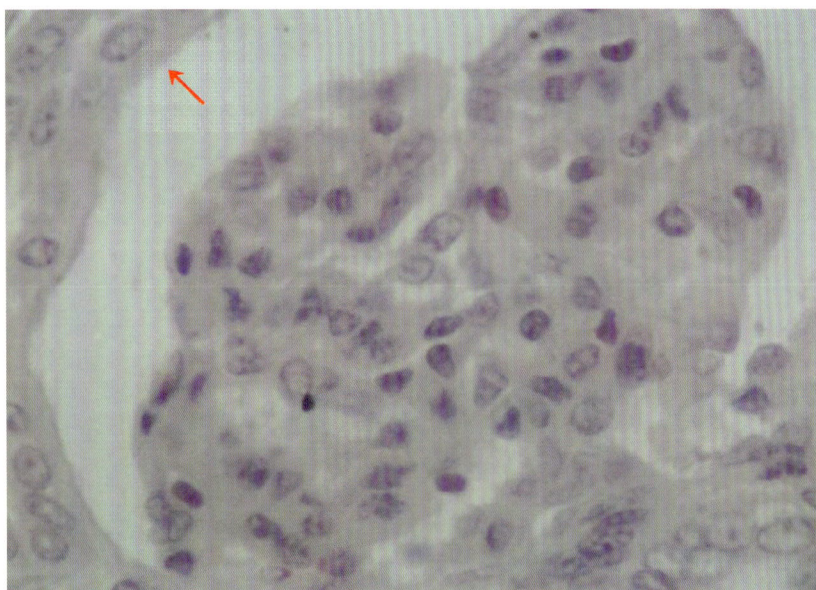

■ **图1-322　人肾小体生长（4）**

苏木素-伊红染色　×400

示幼稚肾小体的肾小囊腔壁层厚扁平细胞。

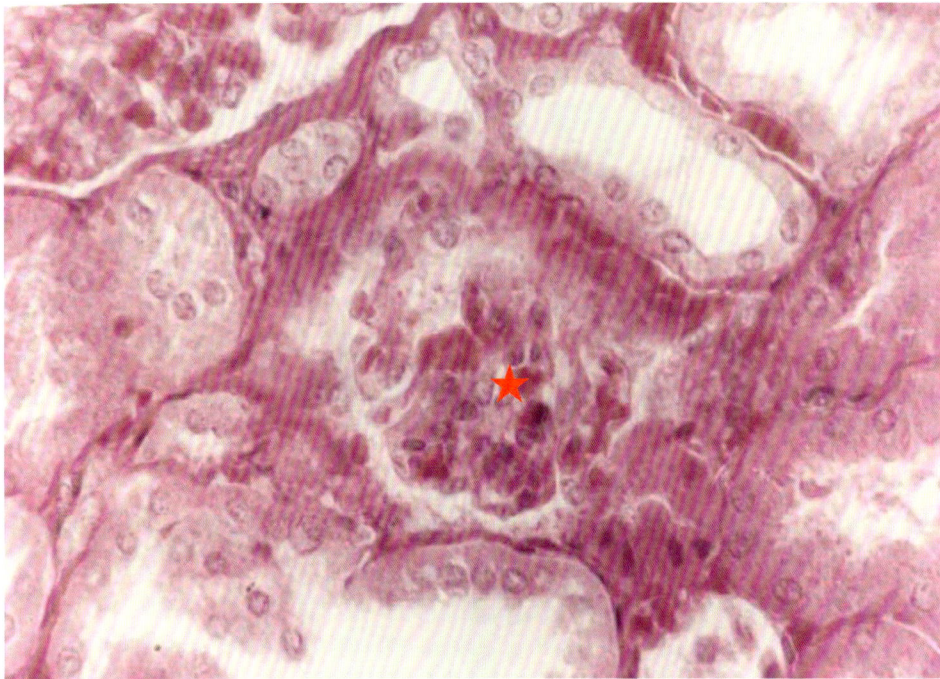

■ 图1-323　人肾小体生长（5）

苏木素-伊红染色　×200

★示血管球表面上皮细胞混入血管球，肾小囊壁多立方细胞。

（二）肾小体成熟阶段

　　由肾干细胞巢与肾小管套突形成的肾小体成熟阶段差别不大，都具有充分血管化的血管球、狭窄的肾小囊腔、扁平化的肾小囊脏层与壁层上皮细胞。只是成熟早期肾小体的血管球蒂较宽大（图1-324～图1-326），由干细胞巢形成的肾小囊上皮细胞（图1-327～图1-329）较肾小管套突形成的肾小囊（图1-330、图1-331）更为扁平。

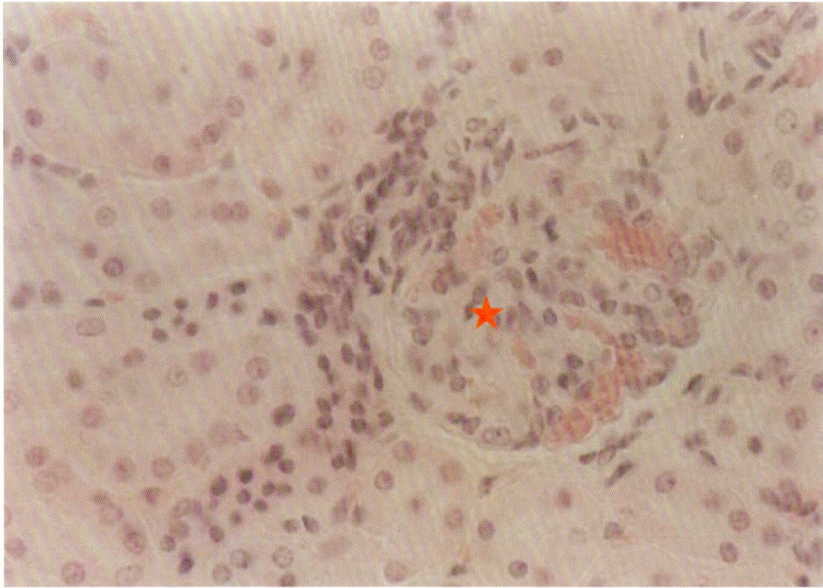

■ 图1-324　人早期成熟肾小体（1）
苏木素-伊红染色　×100
★ 示肾血管球蒂较宽大。

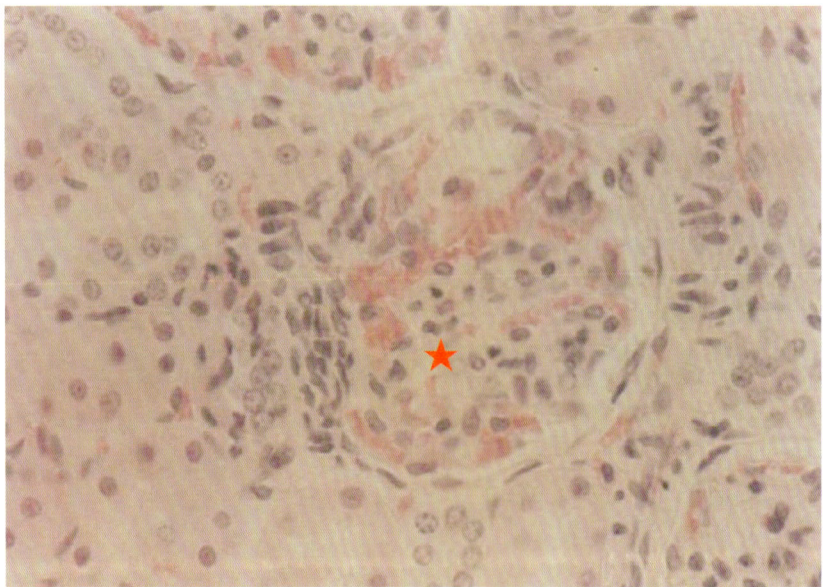

■ 图1-325　人早期成熟肾小体（2）
苏木素-伊红染色　×100
★ 示肾血管球蒂较宽大。

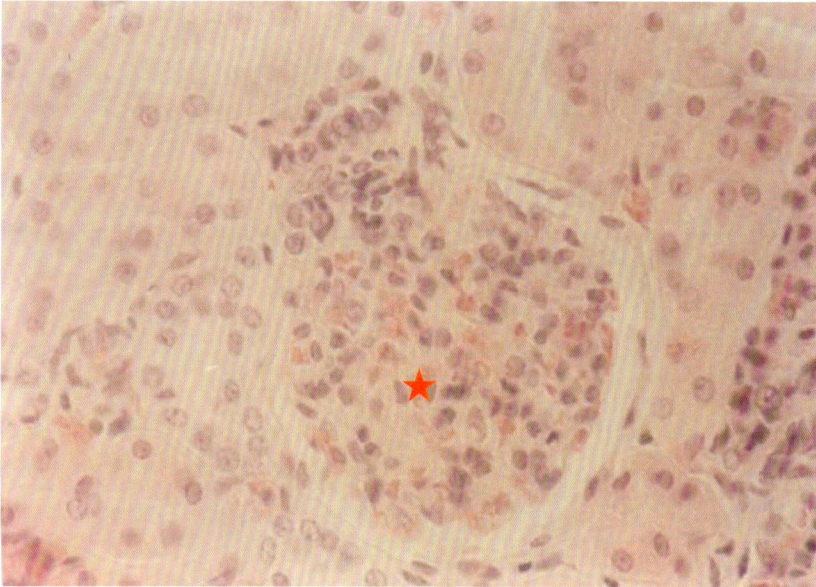

图1-326　人早期成熟肾小体（3）

苏木素-伊红染色　×200

★ 示肾血管球蒂较宽大。

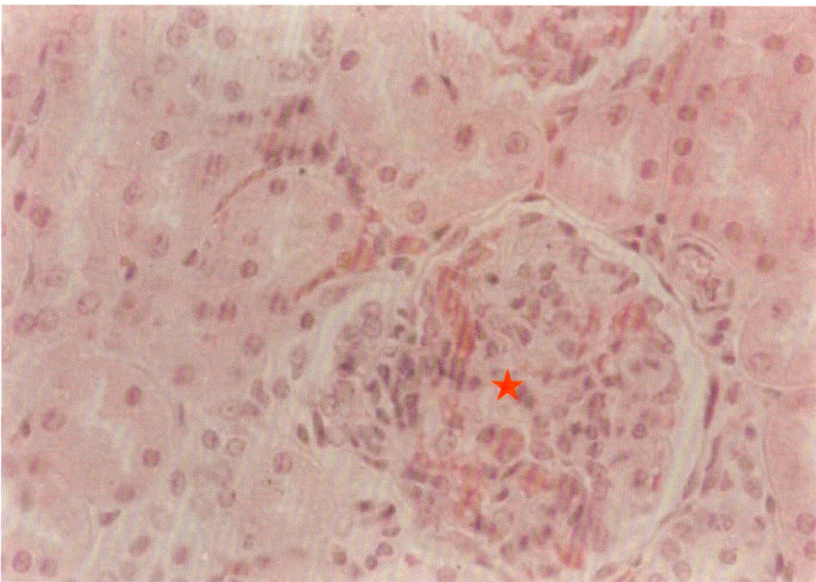

图1-327　人成熟肾小体（1）

苏木素-伊红染色　×100

★ 示成熟肾小体肾小囊腔完整，壁层单层扁平上皮。

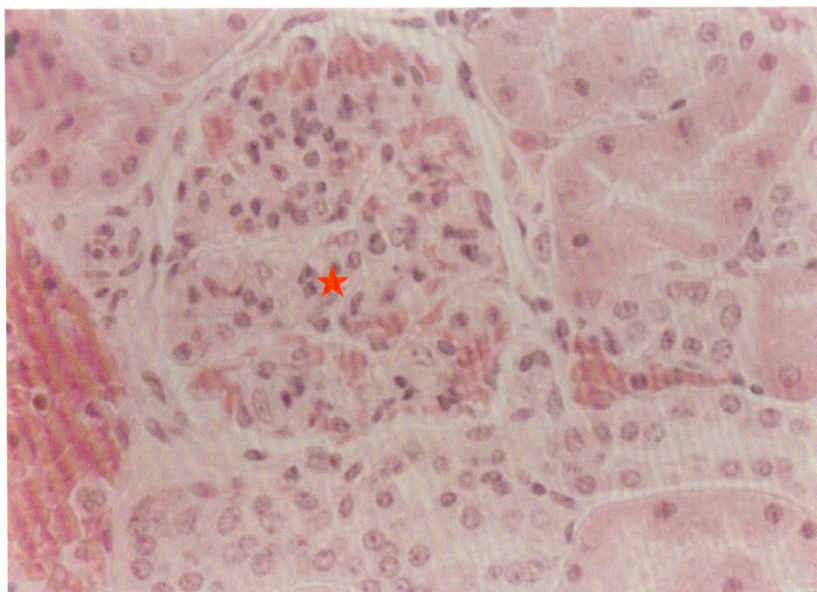

■ 图1-328　人成熟肾小体（2）

苏木素-伊红染色　×100

★ 示成熟肾小体肾小囊腔完整，壁层单层扁平上皮。

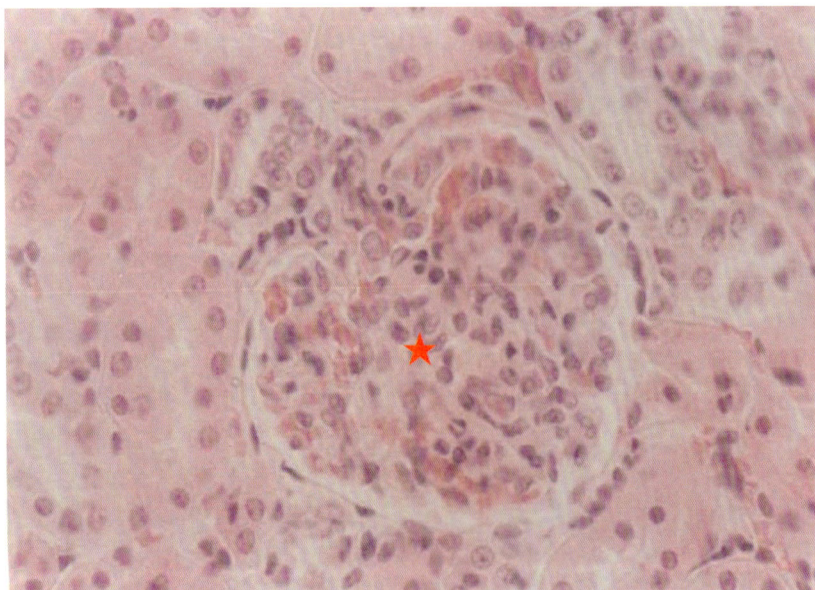

■ 图1-329　人成熟肾小体（3）

苏木素-伊红染色　×100

★ 示成熟肾小体肾小囊腔完整，壁层单层扁平上皮。

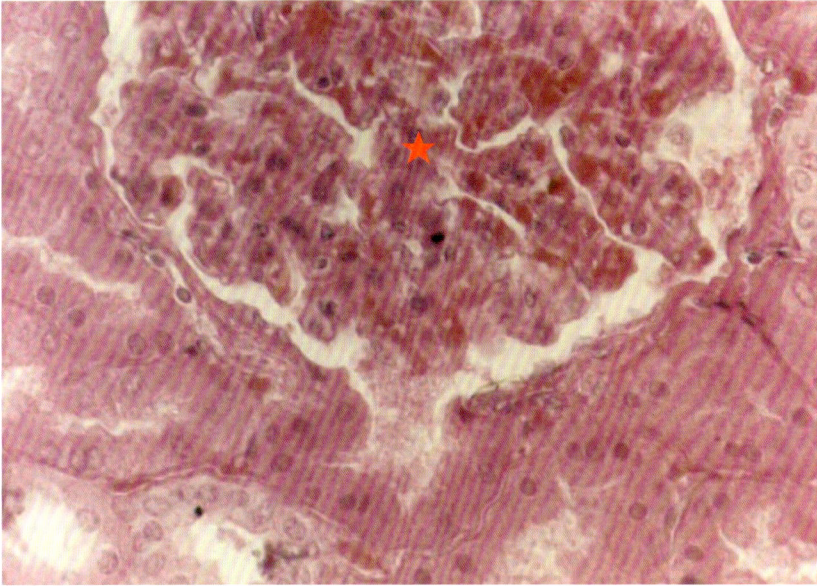

■ 图1–330　人成熟肾小体（4）
苏木素–伊红染色　×200
★示窄隙状肾小囊腔，肾小囊壁层单层扁平细胞。

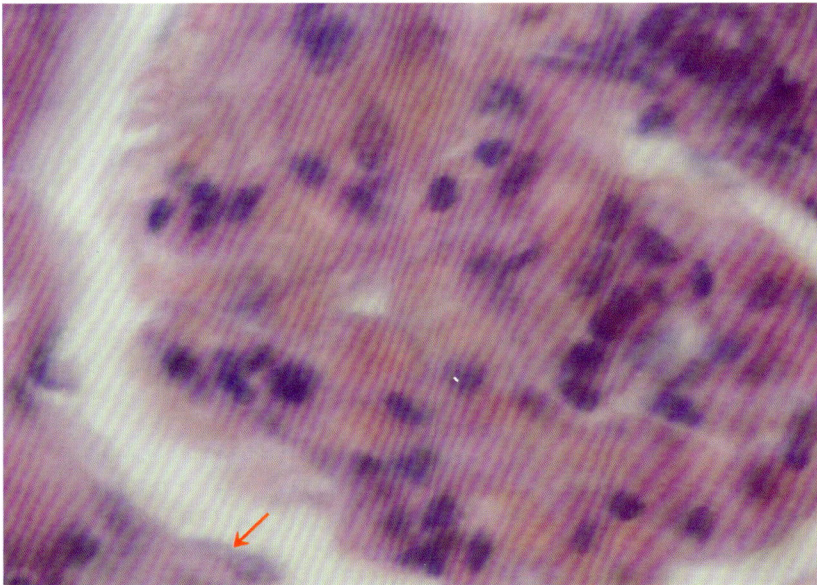

■ 图1–331　人成熟肾小体（5）
苏木素–伊红染色　×400
示成熟肾小囊壁层单层扁平细胞。

（三）肾小体衰退阶段

肾小体衰退最早表现为血管球缩小，肾小囊腔相应扩大（图1-332、图1-333），肾小囊壁层细胞数减少（图1-334、图1-335）。衰亡的肾小体可见血管球萎缩、溶解（图1-336～图1-338），肾小囊壁也随之破坏（图1-339、图1-340），衰亡晚期肾小体血管球完全均质化（图1-341～图1-343），最后形成机化小体（图1-344）。

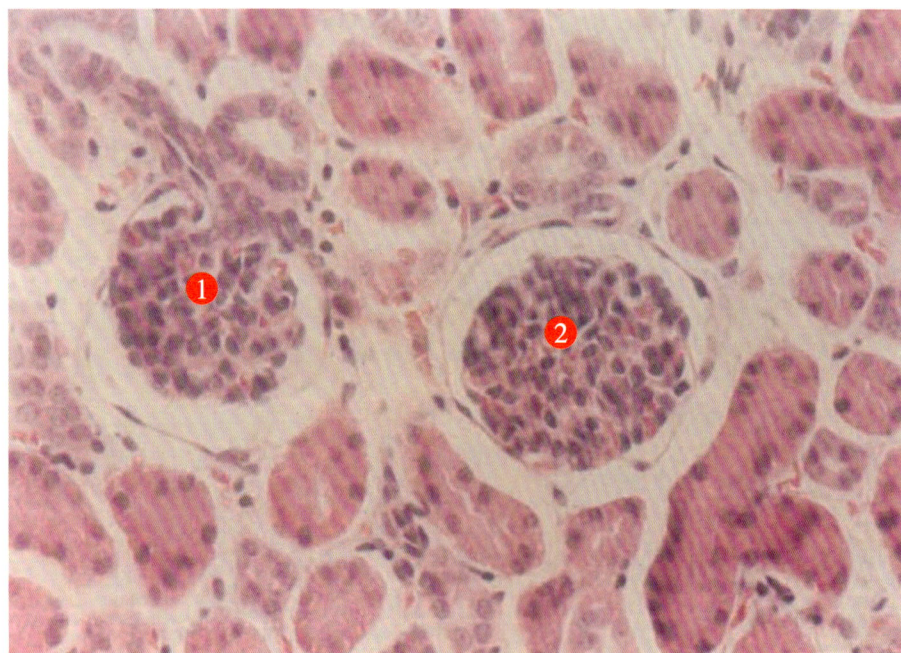

■ **图1-332　人肾小体衰退（1）**
苏木素-伊红染色　×100
❶和❷示两个过成熟肾小体，肾小囊腔扩大。

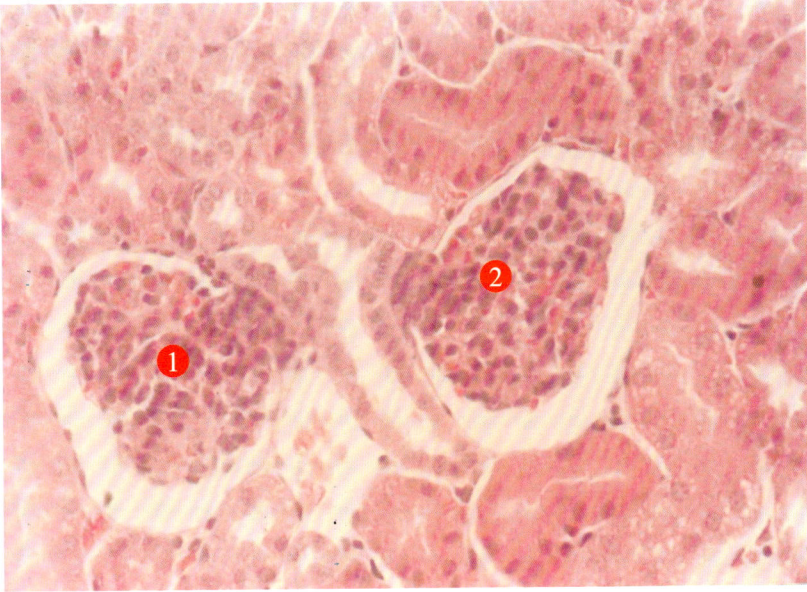

■ 图1-333　人肾小体衰退（2）

苏木素-伊红染色　×100

❶和❷示两个过成熟肾小体，肾小囊腔扩大。

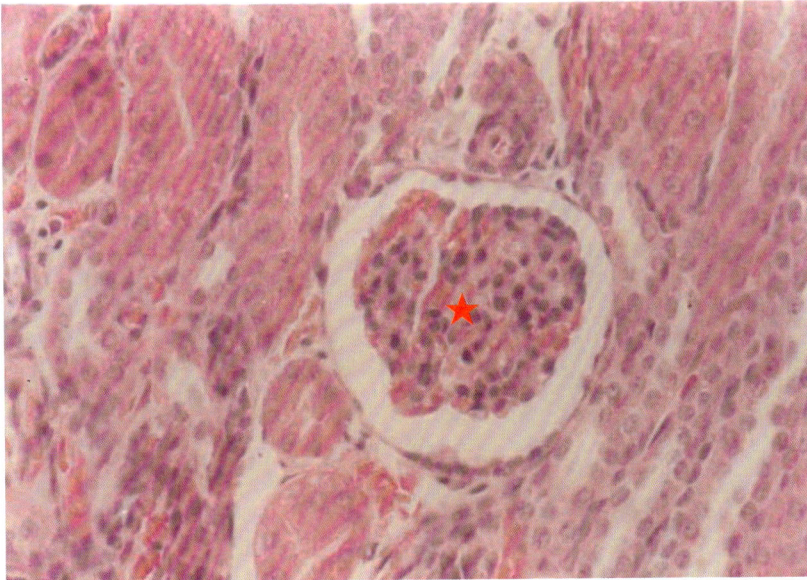

■ 图1-334　人肾小体衰退（3）

苏木素-伊红染色　×100

★示过成熟肾小体肾小囊腔扩大，壁层细胞减少。

187

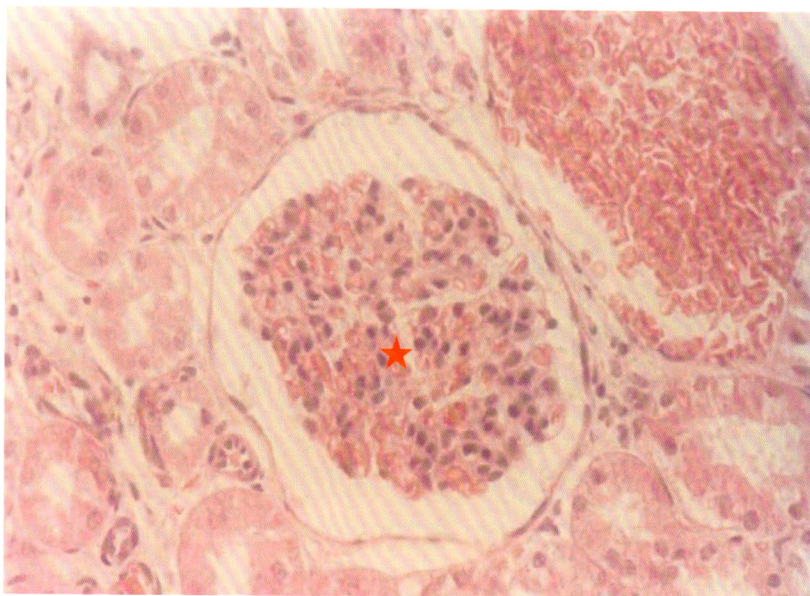

■ 图1-335　人肾小体衰退（4）

苏木素-伊红染色　×100

★示过成熟肾小体肾小囊腔扩大，壁层细胞减少。

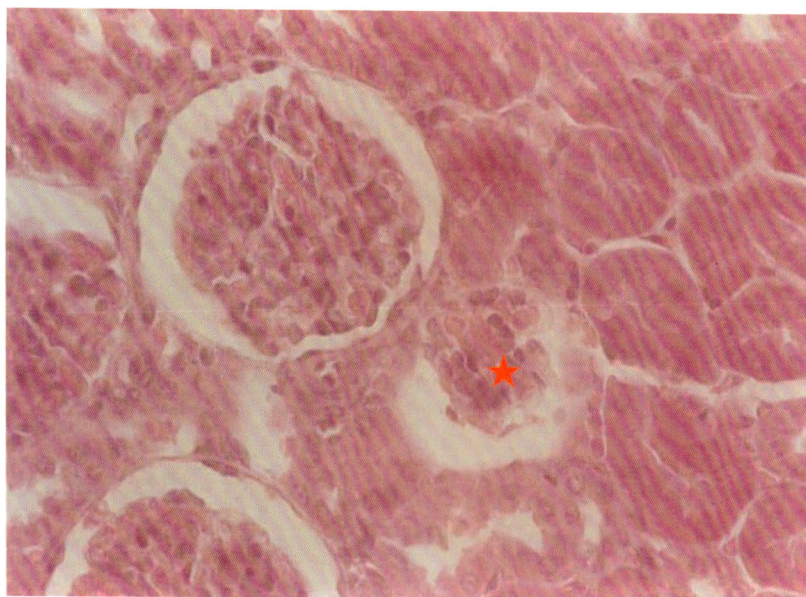

■ 图1-336　人肾小体衰亡（1）

苏木素-伊红染色　×200

★示衰亡肾小体血管球萎缩，肾小囊破损。

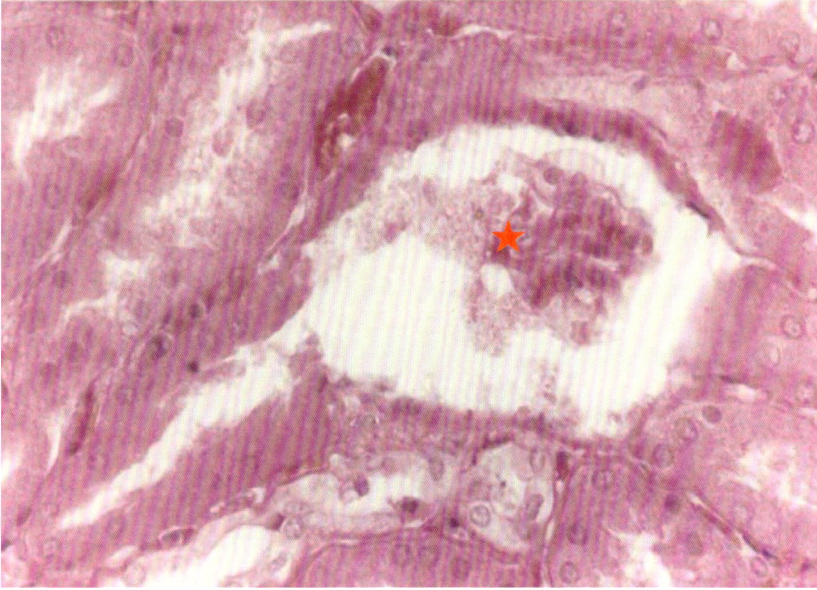

■ 图1-337　人肾小体衰亡（2）

苏木素–伊红染色　×200

★示衰亡肾小体血管球萎缩、溶解。

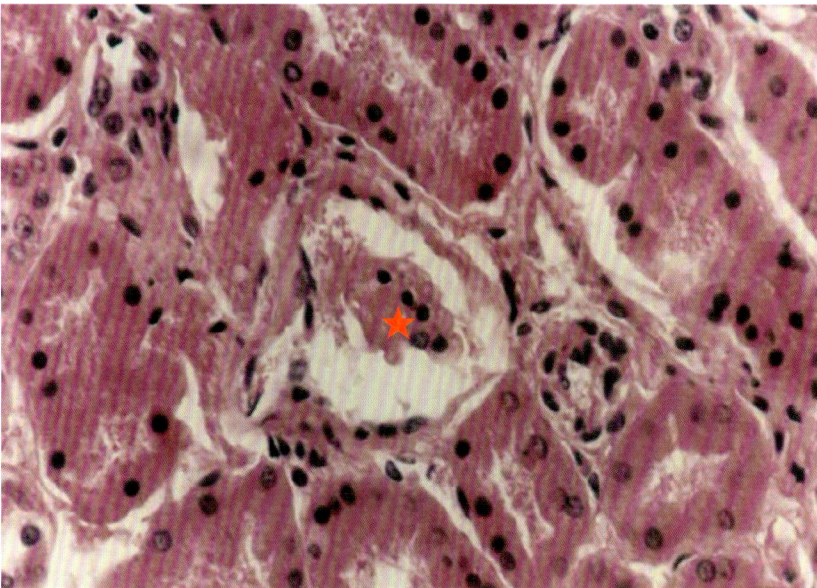

■ 图1-338　人肾小体衰亡（3）

苏木素–伊红染色　×200

★示衰亡肾小体血管球萎缩。

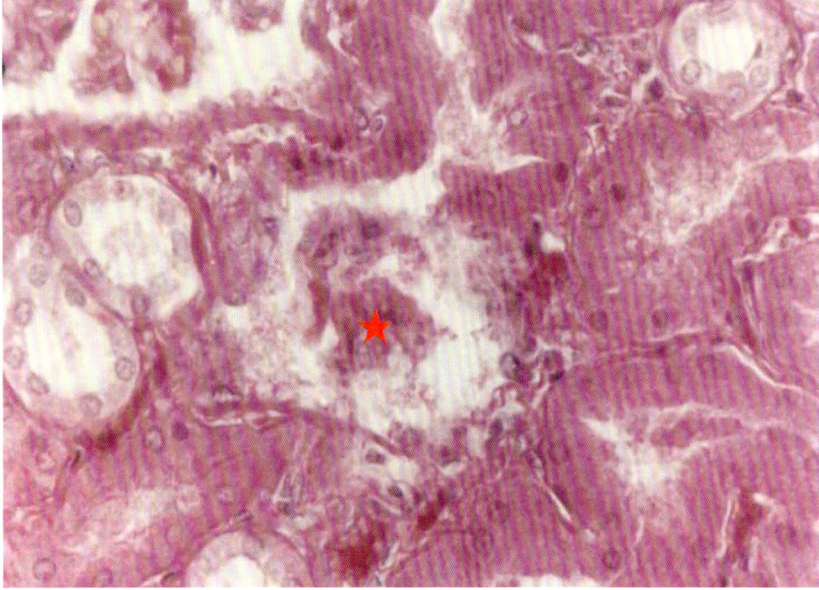

■ 图1-339　人肾小体衰亡（4）
苏木素–伊红染色　×200
★示衰亡肾小体血管球萎缩、溶解。

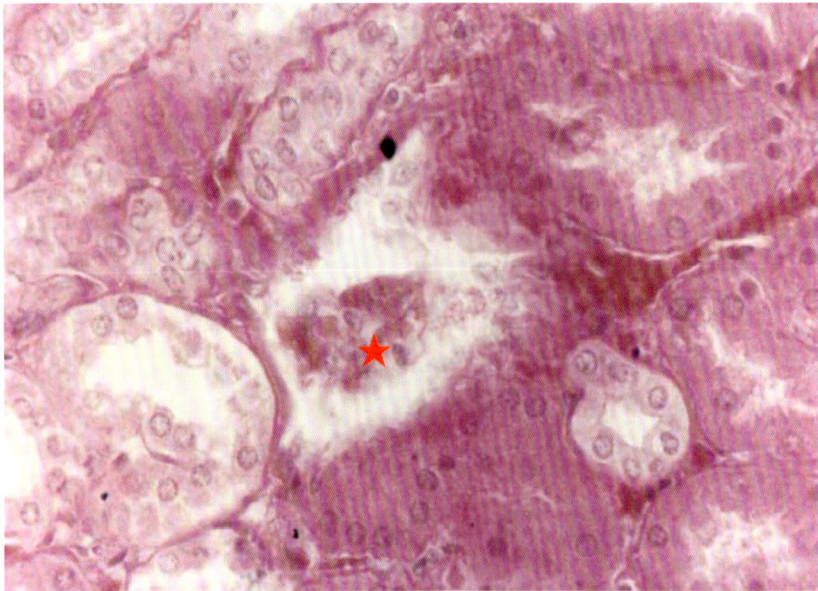

■ 图1-340　人肾小体衰亡（5）
苏木素–伊红染色　×200
★示衰亡肾小体血管球萎缩、溶解。

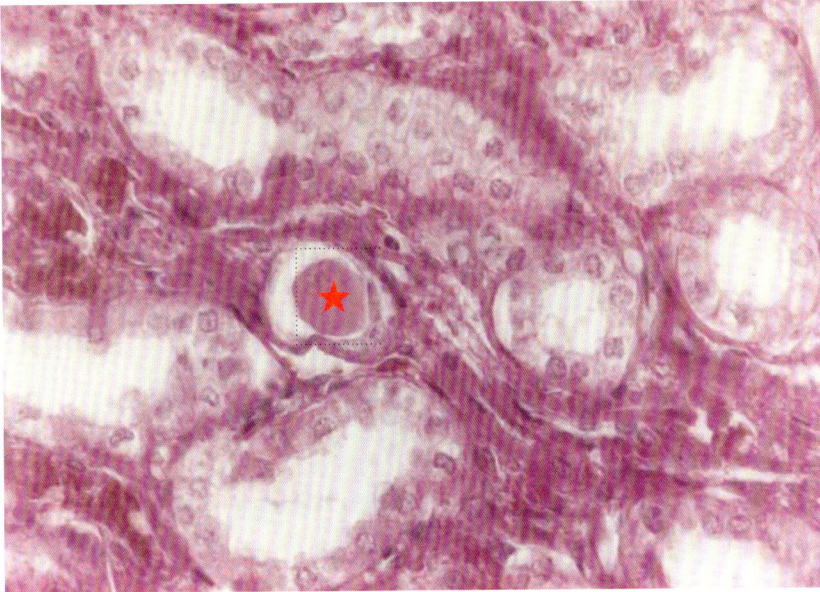

■ 图1-341　人肾小体衰亡（6）

苏木素-伊红染色　×200

★示衰亡肾小体血管球溶解、均质化。

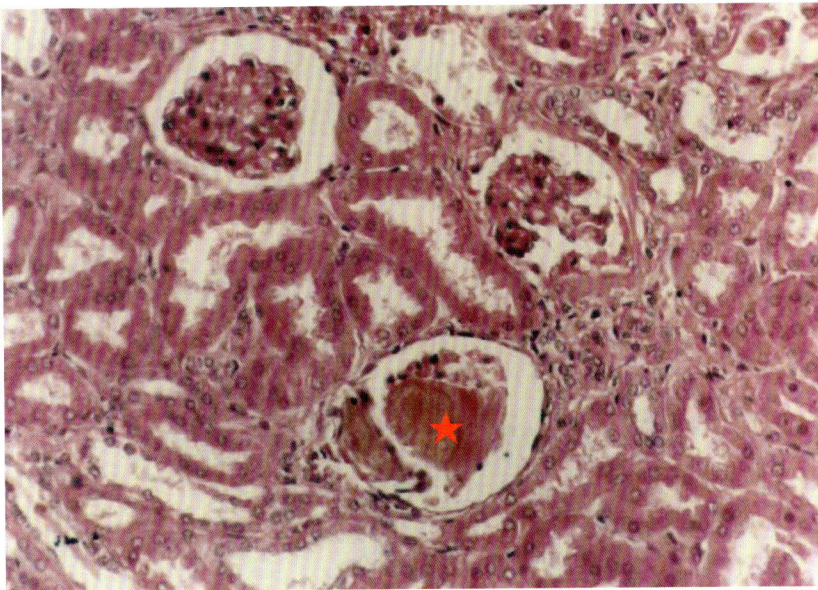

■ 图1-342　人肾小体衰亡（7）

苏木素-伊红染色　×100

★示衰亡肾小体血管球均质化。

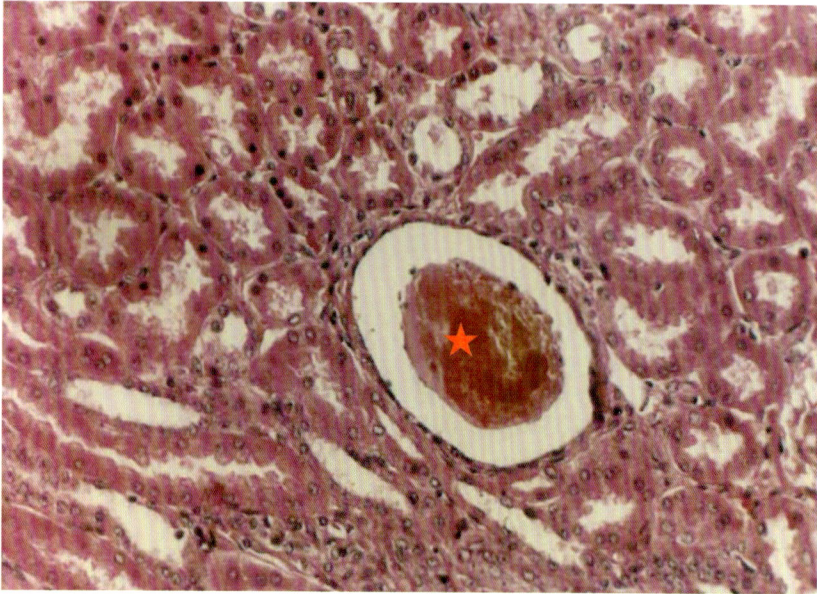

■ 图1-343　人肾小体衰亡（8）

苏木素-伊红染色　×100

★示衰亡肾小体血管球溶解、均质化。

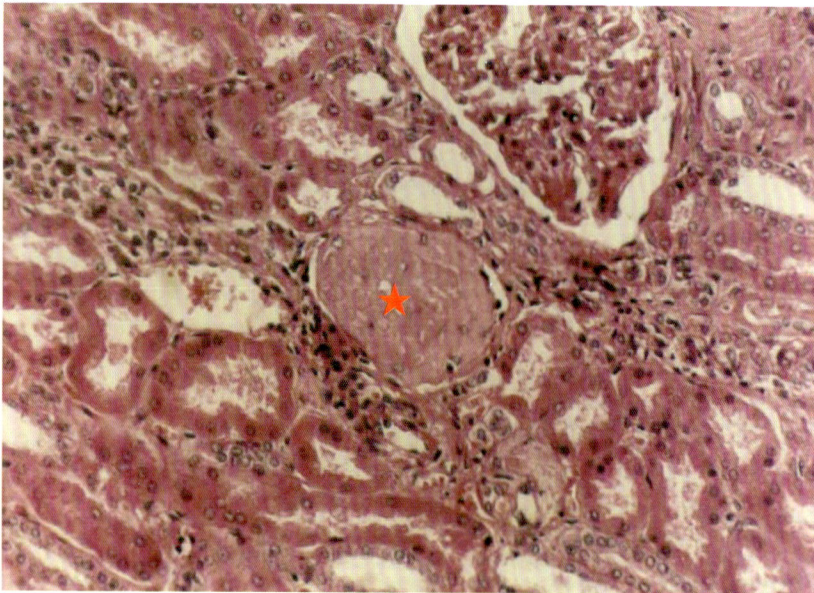

■ 图1-344　人肾小体衰亡（9）

苏木素-伊红染色　×100

★示衰亡肾小体机化。

小　结

　　人肾细胞系细胞演化表现为肾小管结构演化动力学过程。远端肾小管多源于肾被膜下或皮质深部成肾细胞，成肾细胞增殖成为成肾细胞克隆、成肾细胞团，成肾细胞团中心出现裂隙，中心裂隙扩大成为远端肾小管，远端肾小管壁细胞层数逐渐减少成为单层立方上皮，远端肾小管细胞胞质逐步嗜酸化，成为成熟近端肾小管活跃细胞，衰退的近端肾小管细胞核固缩、核褪色和细胞溶解。人肾细胞演化来源于肾被膜细胞-肾细胞演化系、肾乳头源干细胞-肾细胞演化系、血管源干细胞-肾细胞演化系、肾干细胞巢-肾细胞演化系，神经源干细胞也可能参与肾细胞演化。肾小体是肾细胞的特殊衍生结构，由肾干细胞巢-肾小体演化和肾小管套突-肾小体演化生成。成熟肾小体有充分血管化的血管球、狭窄的肾小囊腔、扁平化的肾小囊脏层与壁层上皮细胞。肾小体衰退表现为血管球缩小，肾小囊腔相应扩大，肾小囊壁层细胞数减少，血管球萎缩、溶解、均质化或机化。

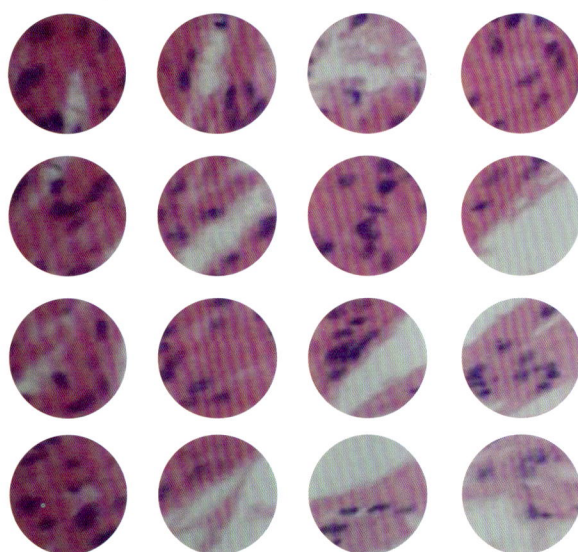

第二章
排尿管道组织动力学

第一节　输尿管组织动力学

　　输尿管腔狭窄而不规则，有许多大小不等的初级陷窝和次级陷窝（图2-1），初级陷窝由中心腔面移行上皮裂隙加深扩大形成（图2-2），次级陷窝由初级陷窝上皮裂隙逐步加深、扩大而成（图2-3），衰老陷窝塌瘪、被吸收（图2-4）。输尿管内衬移行上皮，大致可分基底层、中间层和表层（图2-5），移行上皮由上皮下间质干细胞经过渡性细胞演化形成（图2-6~图2-9），间质干细胞由外而内迁移逐渐趋近上皮层（图2-10~图2-12），间质干细胞由肌层内缘平滑肌细胞离散而来（图2-13~图2-15），肌层平滑肌由神经束演化形成（图2-16~图2-18）。

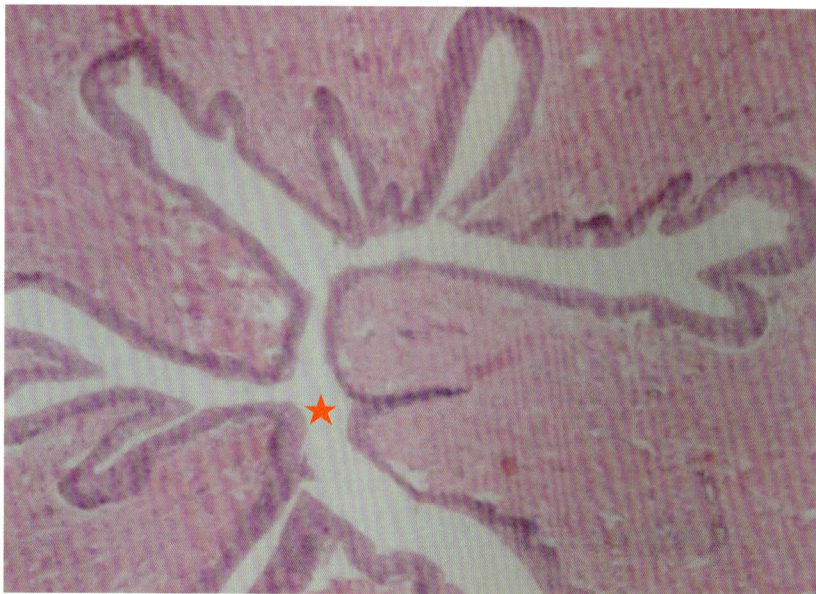

■ 图2-1　人输尿管黏膜结构演化（1）

苏木素-伊红染色　×50

★示输尿管管腔狭窄而不规则，有许多大小不等的陷窝。

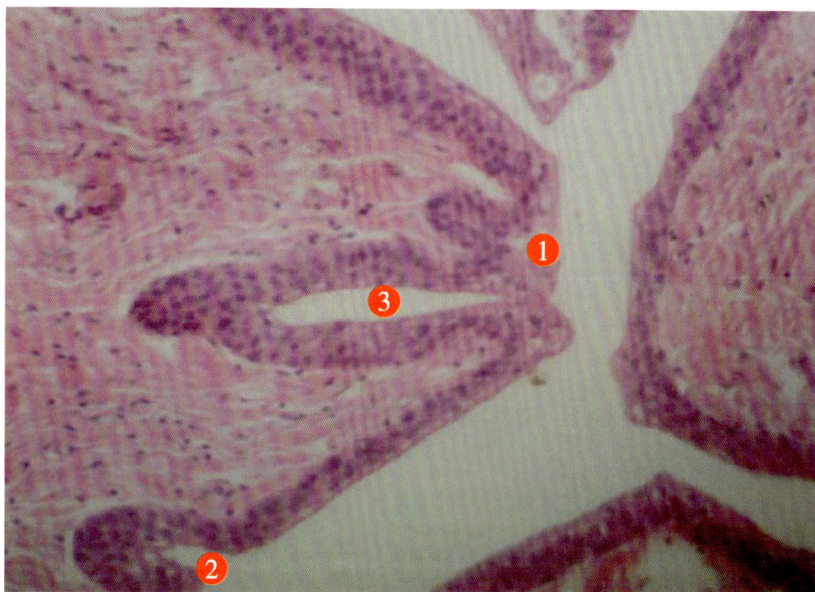

■ 图2-2　人输尿管黏膜结构演化（2）

苏木素-伊红染色　×100

❶示输尿管初级陷窝发生；❷示初级陷窝加深；❸示初级陷窝形成。

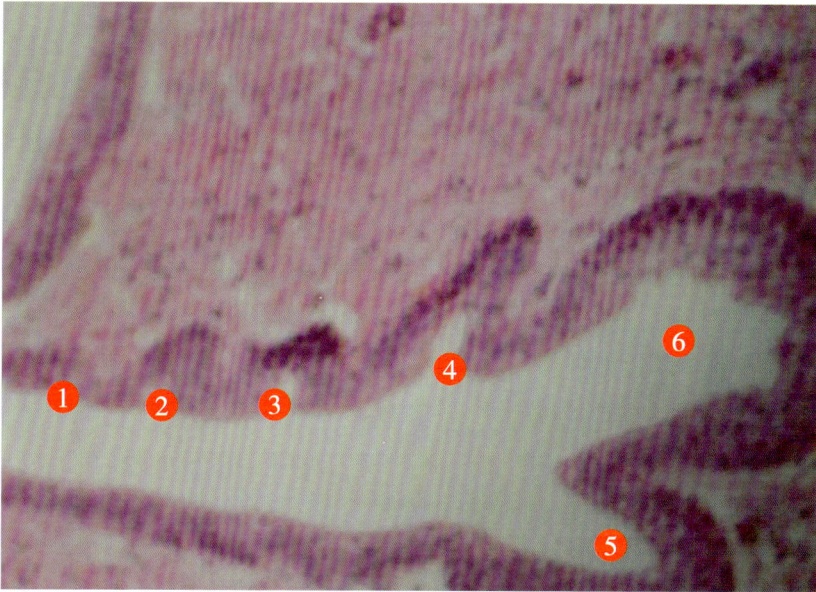

■ 图2-3　人输尿管黏膜结构演化（3）

苏木素-伊红染色　×100

❶、❷、❸、❹、❺和❻示输尿管次级陷窝发生与发展。

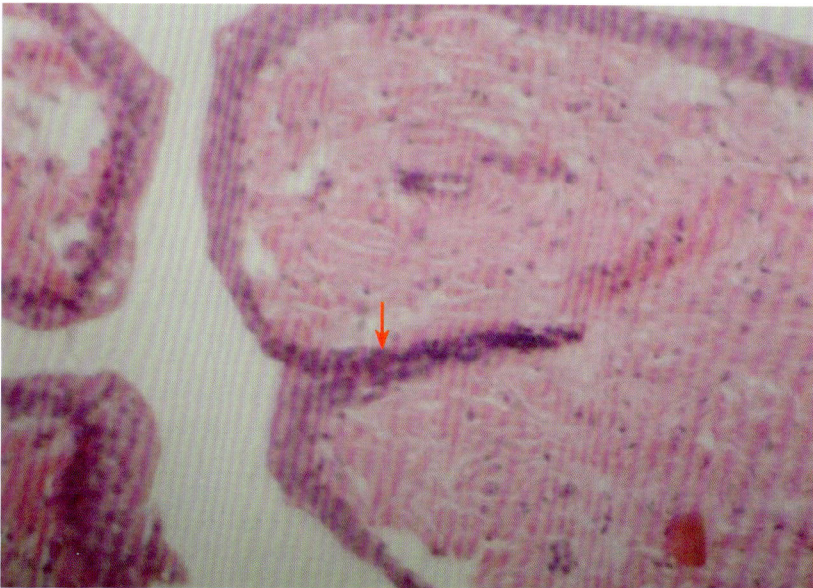

■ 图2-4　人输尿管黏膜结构演化（4）

苏木素-伊红染色　×100

↓示输尿管初级陷窝闭锁。

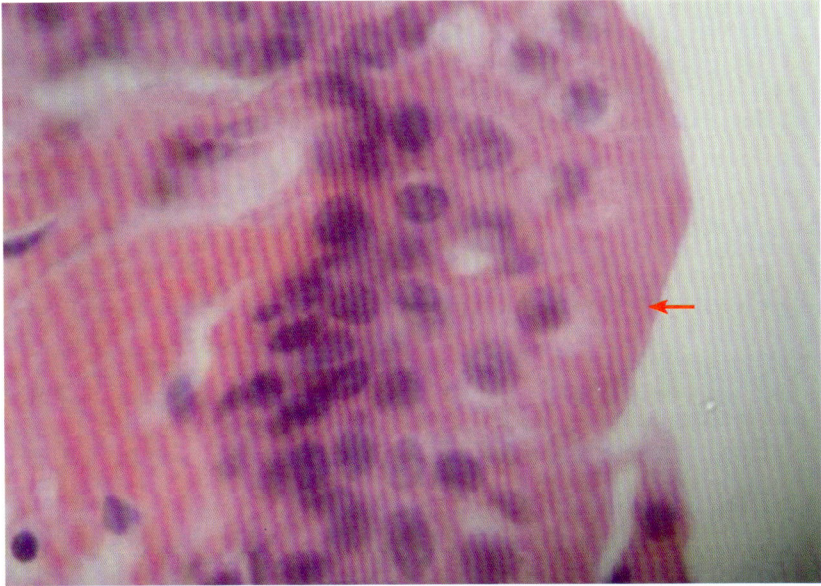

■ 图2-5　人输尿管移行上皮

苏木素-伊红染色　×400

←示输尿管移行上皮。

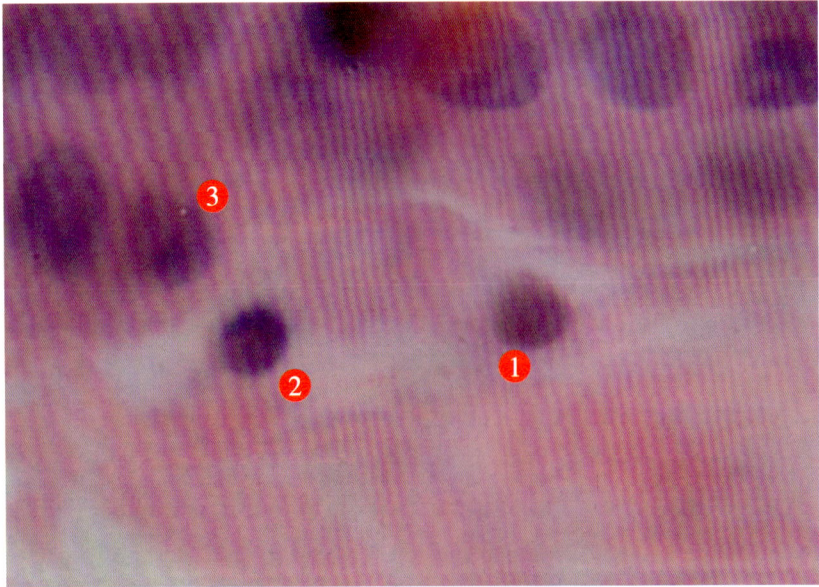

■ 图2-6　人输尿管间质干细胞-上皮细胞演化（1）

苏木素-伊红染色　×1 000

❶示间质干细胞；❷示过渡性细胞；❸示移行上皮基底细胞。

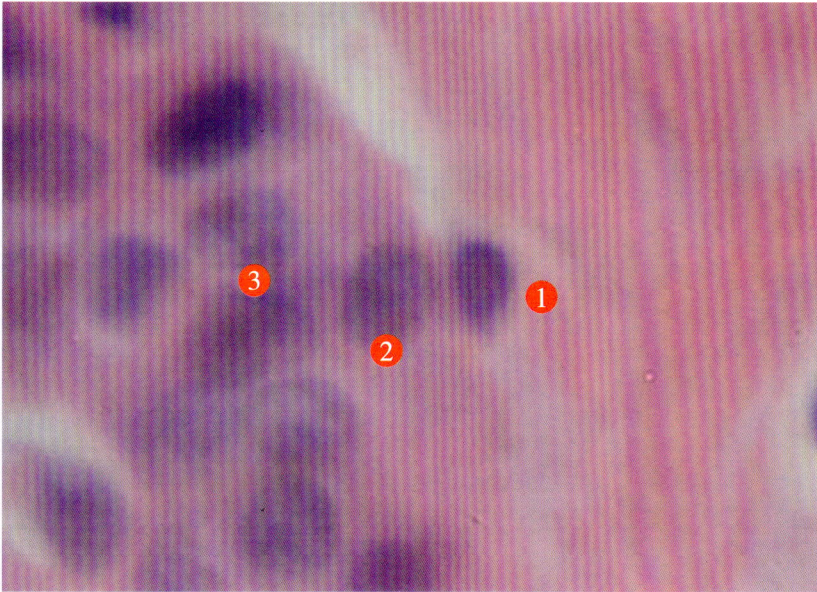

■ 图2-7　人输尿管间质干细胞–上皮细胞演化（2）

苏木素–伊红染色　×1 000

❶示过渡性细胞；❷示成上皮细胞；❸示移行上皮基底细胞。

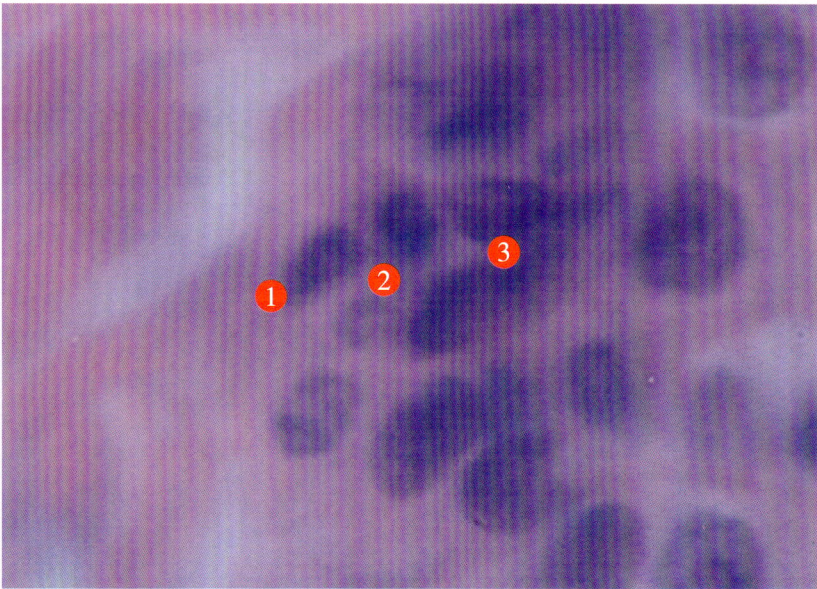

■ 图2-8　人输尿管间质干细胞–上皮细胞演化（3）

苏木素–伊红染色　×1 000

❶示间质干细胞；❷示过渡性细胞；❸示移行上皮基底细胞。

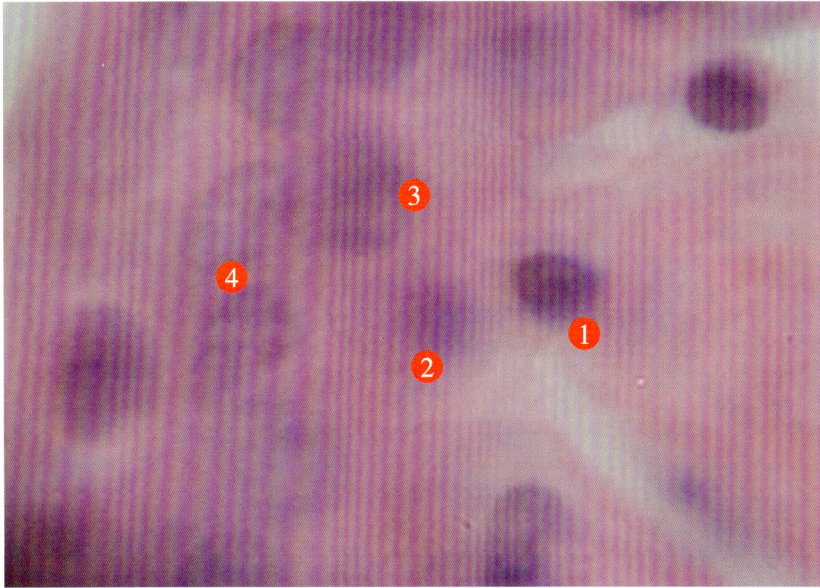

■ 图2-9　人输尿管间质干细胞–上皮细胞演化（4）

苏木素–伊红染色　×1 000

❶示间质干细胞；❷示过渡性细胞；❸示成上皮细胞；❹示移行上皮基底细胞。

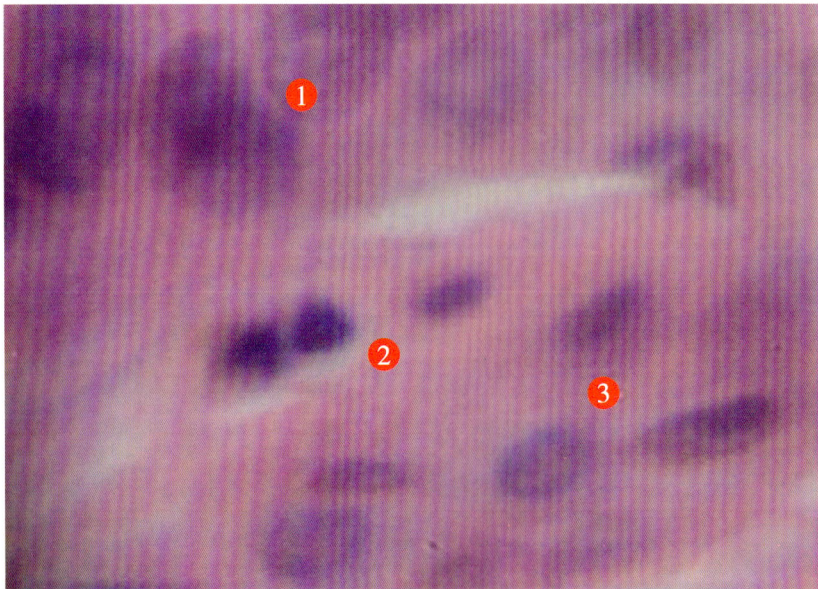

■ 图2-10　人输尿管间质干细胞迁移（1）

苏木素–伊红染色　×1 000

❶示移行上皮细胞；❷示近间质干细胞；❸示远间质干细胞。

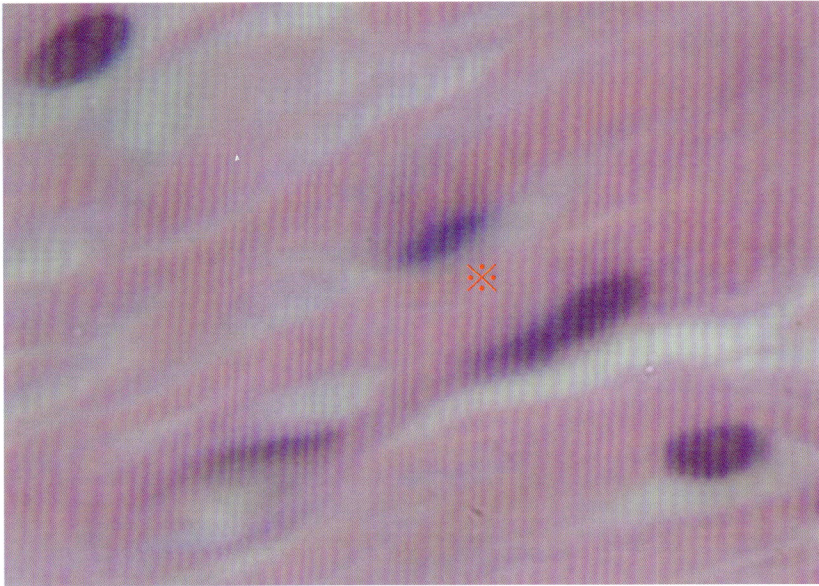

图2-11　人输尿管间质干细胞迁移（2）

苏木素-伊红染色　×1 000

※示迁移中的间质干细胞。

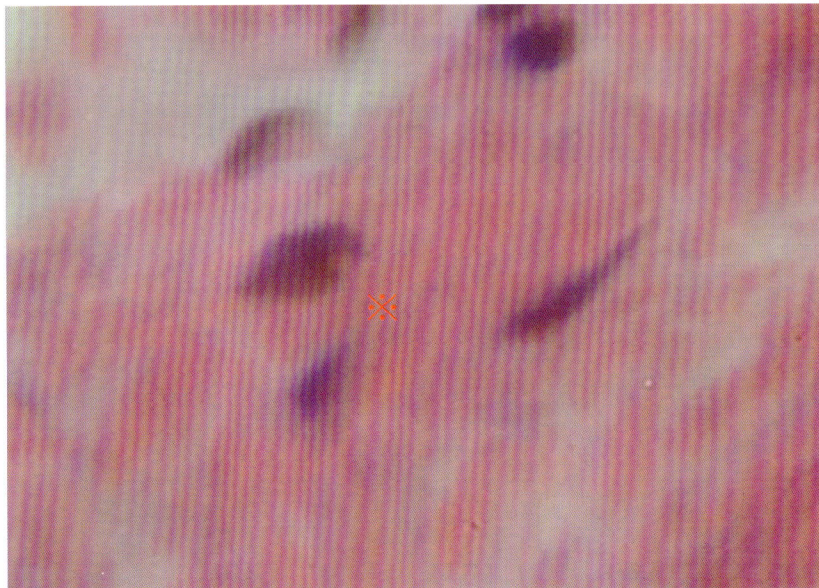

图2-12　人输尿管间质干细胞迁移（3）

苏木素-伊红染色　×1 000

※示迁移中的间质干细胞。

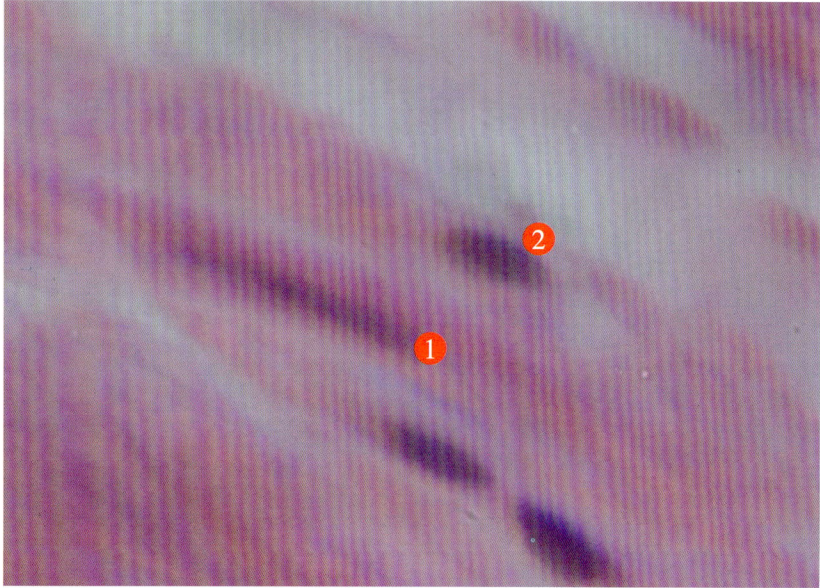

■ 图2-13　人输尿管平滑肌细胞-间质干细胞演化（1）

苏木素-伊红染色　×1 000

❶示肌层内缘平滑肌细胞；❷示将从肌层内缘离散的平滑肌细胞。

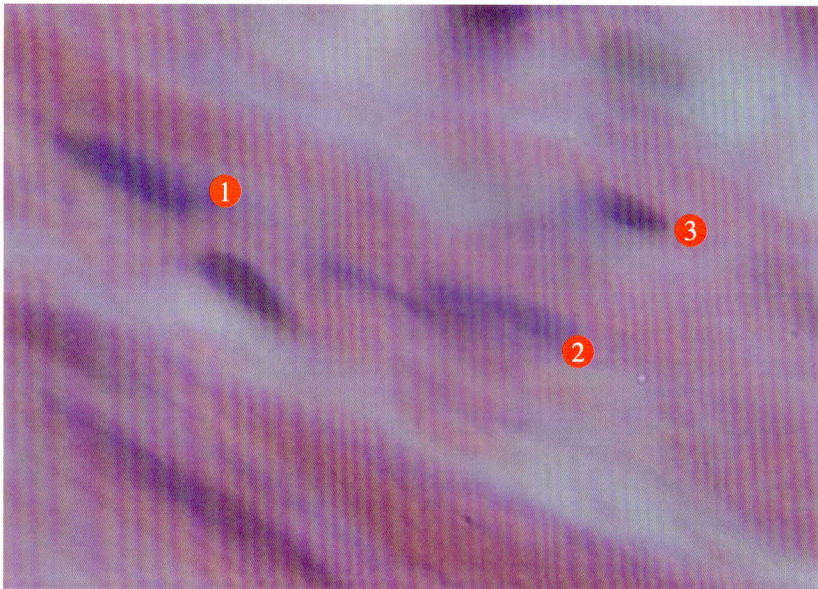

■ 图2-14　人输尿管平滑肌细胞-间质干细胞演化（2）

苏木素-伊红染色　×1 000

❶示肌层内缘平滑肌细胞；❷示将从肌层内缘离散的平滑肌细胞；❸示已离散的平滑肌细胞。

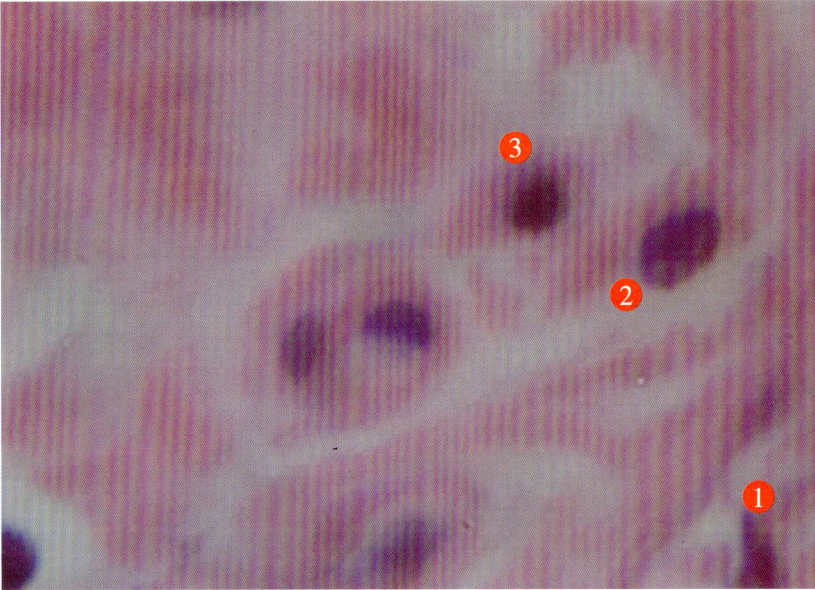

■ 图2-15　人输尿管平滑肌细胞-间质干细胞演化（3）

苏木素-伊红染色　×1 000

❶示离散的平滑肌细胞；❷和❸示间质干细胞。

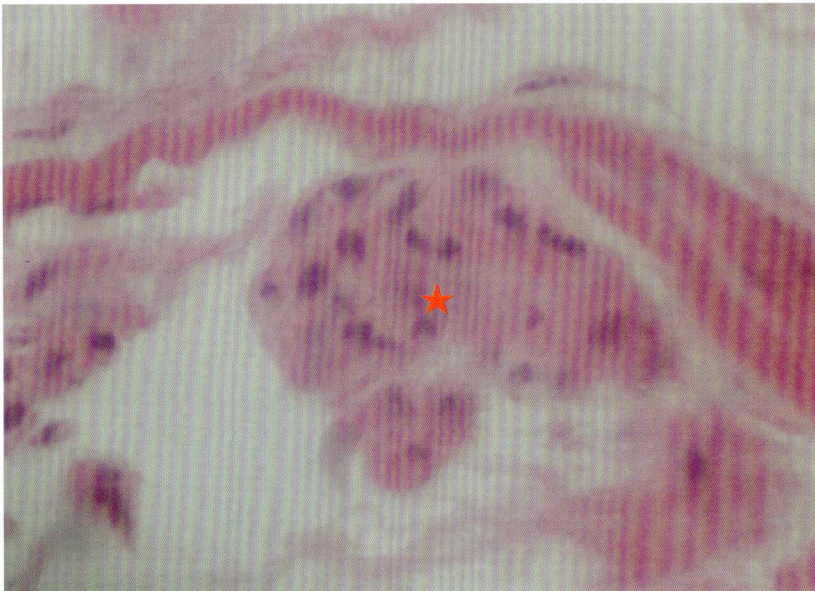

■ 图2-16　人输尿管神经束细胞-平滑肌细胞演化（1）

苏木素-伊红染色　×400

★示输尿管壁外层小神经束。

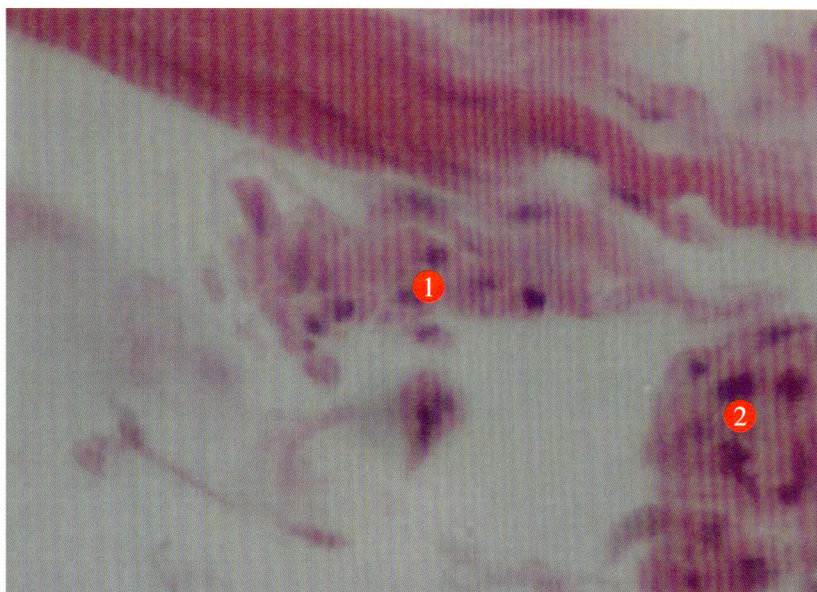

■ 图2-17　人输尿管神经束细胞–平滑肌细胞演化（2）
苏木素–伊红染色　×400
❶和❷示向平滑肌束演化的神经束。

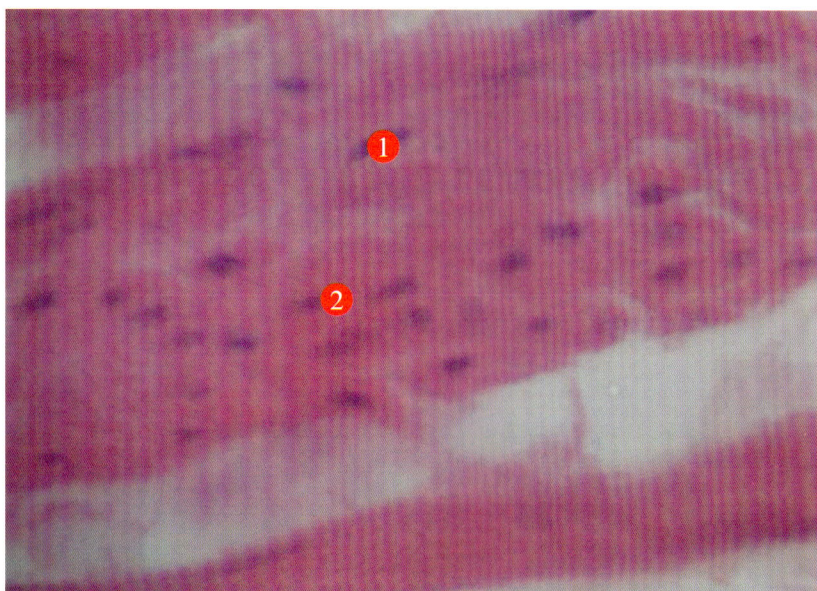

■ 图2-18　人输尿管神经束细胞–平滑肌细胞演化（3）
苏木素–伊红染色　×400
❶示早期演化形成的平滑肌束；❷示初生成平滑肌束细胞。

第二节 膀胱组织动力学

　　膀胱黏膜上皮是厚薄不一的移行上皮（图2-19、图2-20），移行上皮也有增生活跃区和非活跃区之分，增生活跃区移行上皮基底层细胞与上皮下细胞分界不清（图2-21、图2-22），油镜下可分辨上皮下球形间质干细胞经过渡性细胞演化形成移行上皮基底细胞（图2-23～图2-25），梭形间质干细胞也可经过渡性细胞演化形成上皮基底细胞（图2-26、图2-27），而间质干细胞由更下方迁移而来；非增生活跃区上皮常邻接黏膜平滑肌（图2-28～图2-30），偶尔也见平滑肌细胞经过渡性细胞演化为上皮基底细胞（图2-31）。膀胱肌层以平滑肌束为其结构功能单位（图2-32），肌层内缘平滑肌细胞钝圆化，并频繁见横隔式直接分裂象（图2-33），还可见核多裂现象（图2-34、图2-35），肌层内缘平滑肌细胞可脱离平滑肌束演变成为间质干细胞（图2-36～图2-38）。膀胱壁外层及肌层常见小神经束（图2-39～图2-41），神经束细胞可逐渐演化形成平滑肌细胞（图2-42），神经束的演化程度不同（图2-43），经一系列过渡状态演化形成幼稚平滑肌束（图2-44～图2-46）。

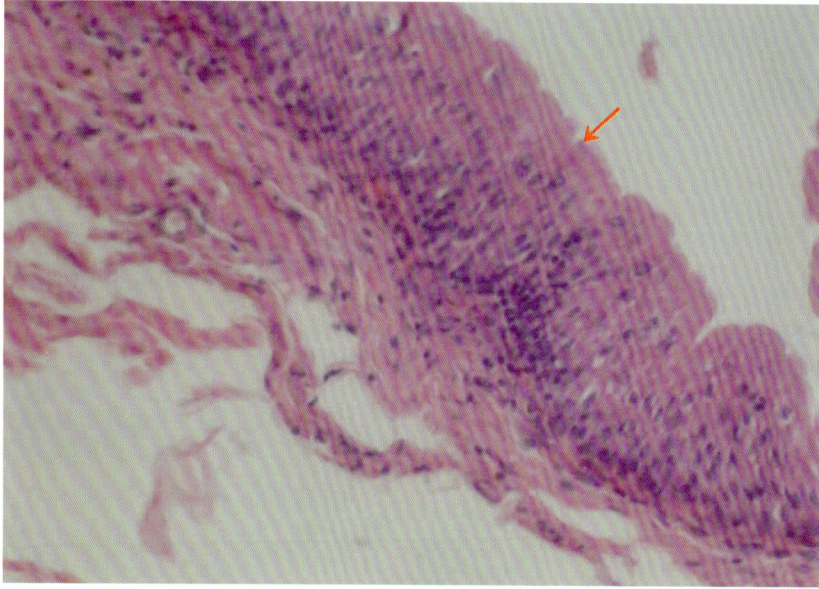

■ 图2-19　人膀胱移行上皮（1）

苏木素–伊红染色　×100

示较厚膀胱移行上皮。

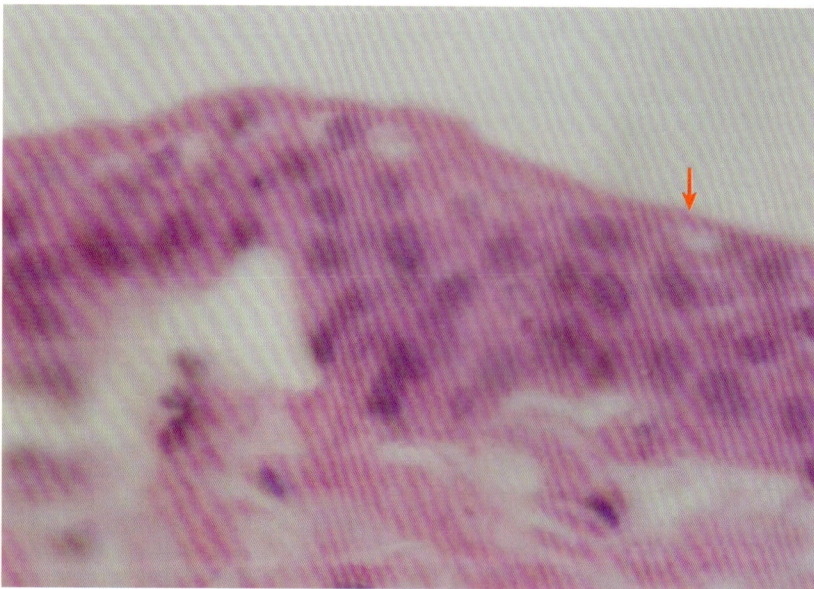

■ 图2-20　人膀胱移行上皮（2）

苏木素–伊红染色　×400

示较薄膀胱移行上皮。

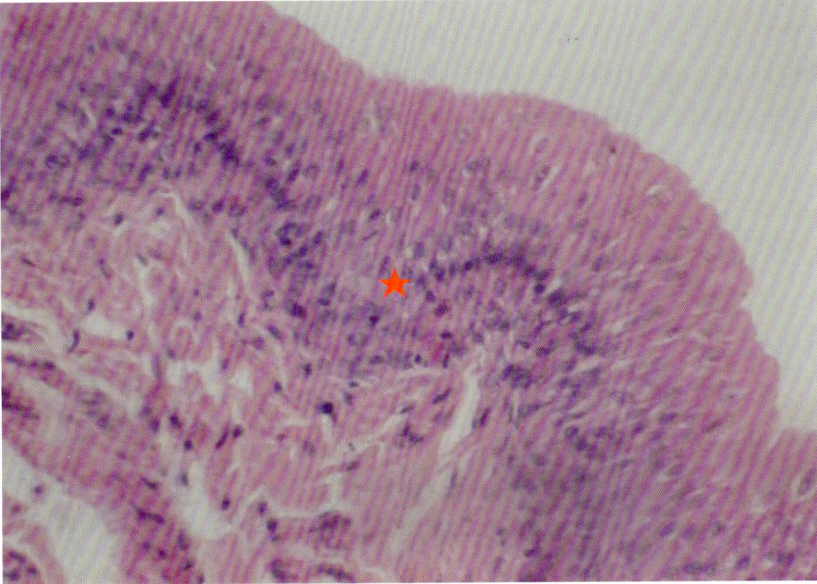

■ 图2-21　人膀胱移行上皮增生活跃区（1）
苏木素-伊红染色　×100
★ 示膀胱移行上皮增生活跃区。

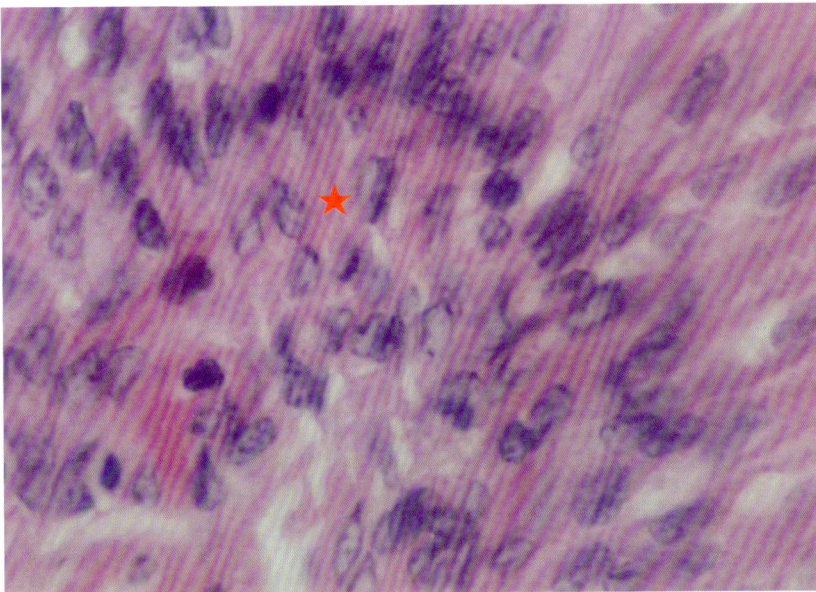

■ 图2-22　人膀胱移行上皮增生活跃区（2）
苏木素-伊红染色　×400
★ 示膀胱移行上皮增生活跃区。

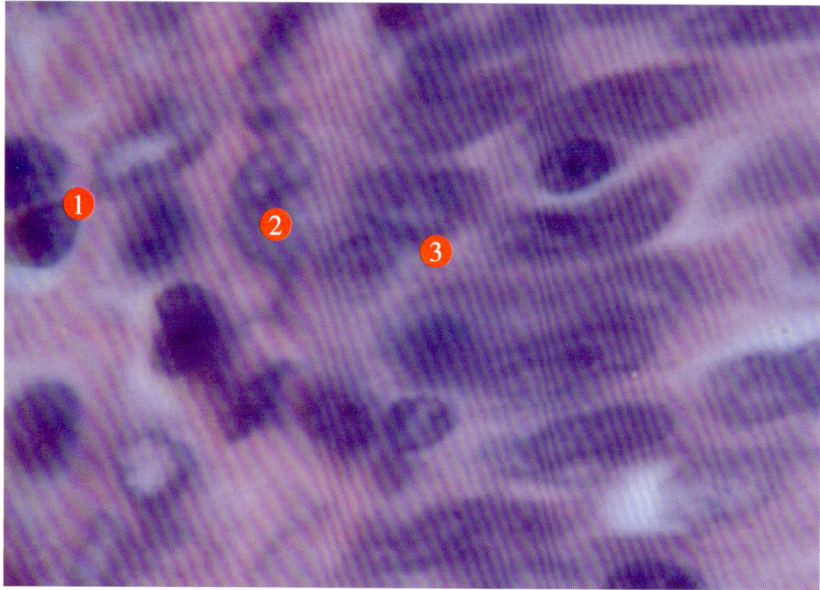

■ 图2-23　人膀胱间质干细胞-移行上皮细胞演化（1）
苏木素-伊红染色　×1 000
❶示球形间质干细胞；❷示过渡性细胞；❸示上皮基底细胞。

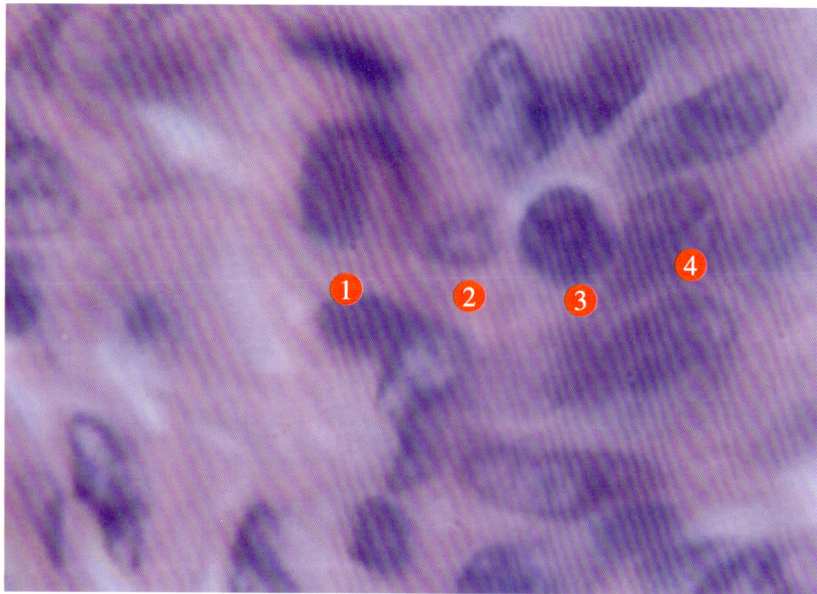

■ 图2-24　人膀胱间质干细胞-移行上皮细胞演化（2）
苏木素-伊红染色　×1 000
❶示球形间质干细胞；❷示过渡性细胞；❸示成上皮细胞；
❹示上皮基底细胞。

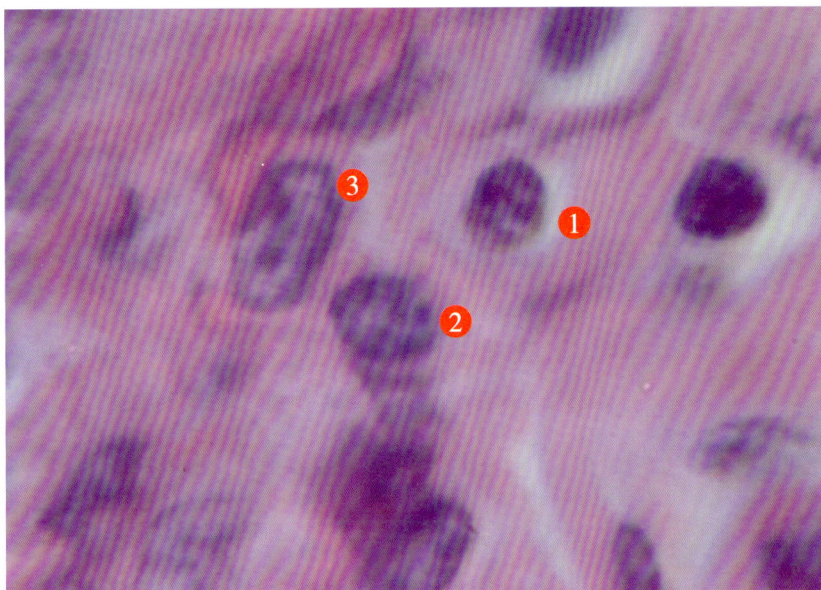

■ 图2-25 人膀胱间质干细胞-移行上皮细胞演化（3）

苏木素-伊红染色 ×1 000

❶示球形间质干细胞；❷示过渡性细胞；❸示成上皮细胞。

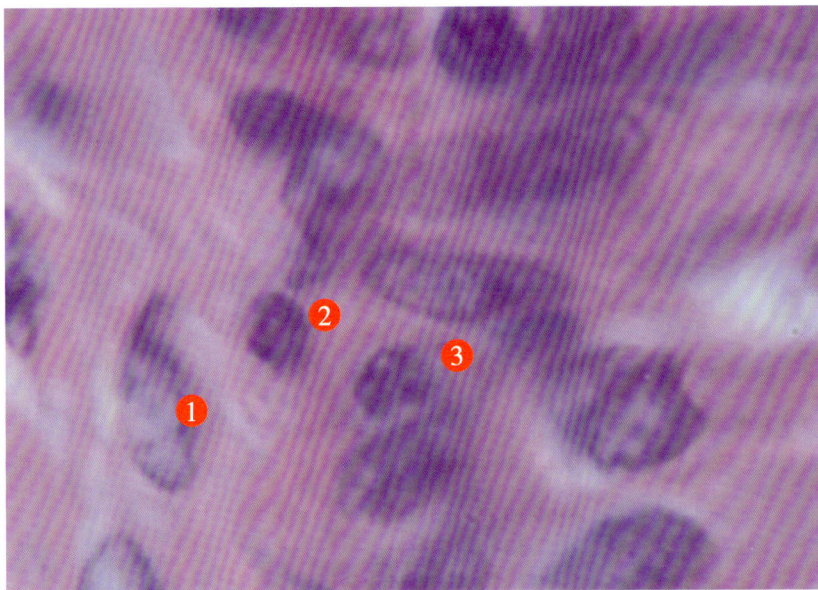

■ 图2-26 人膀胱间质干细胞-移行上皮细胞演化（4）

苏木素-伊红染色 ×1 000

❶示梭形间质干细胞；❷示过渡性细胞；❸示上皮基底细胞。

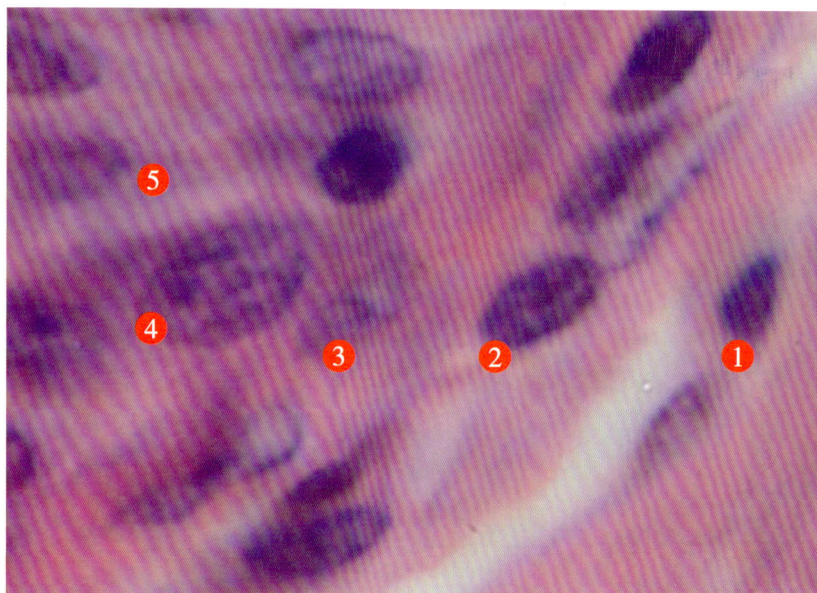

■ 图2-27　人膀胱间质干细胞–移行上皮细胞演化（5）

苏木素–伊红染色　×1 000

❶示较远间质干细胞；❷示较近梭形间质干细胞；❸示过渡性细胞；❹示成上皮细胞；❺示上皮基底细胞。

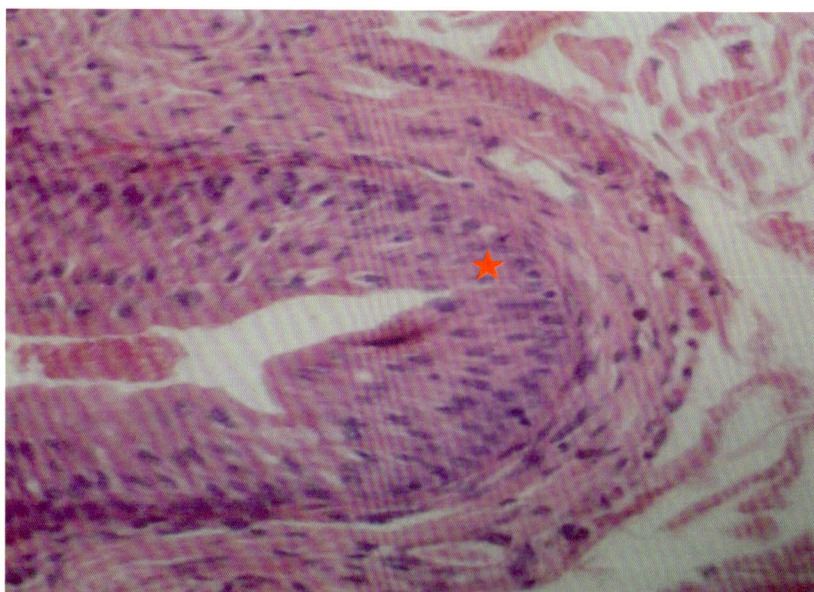

■ 图2-28　人膀胱移行上皮非增生活跃区

苏木素–伊红染色　×100

★示膀胱移行上皮非增生活跃区。

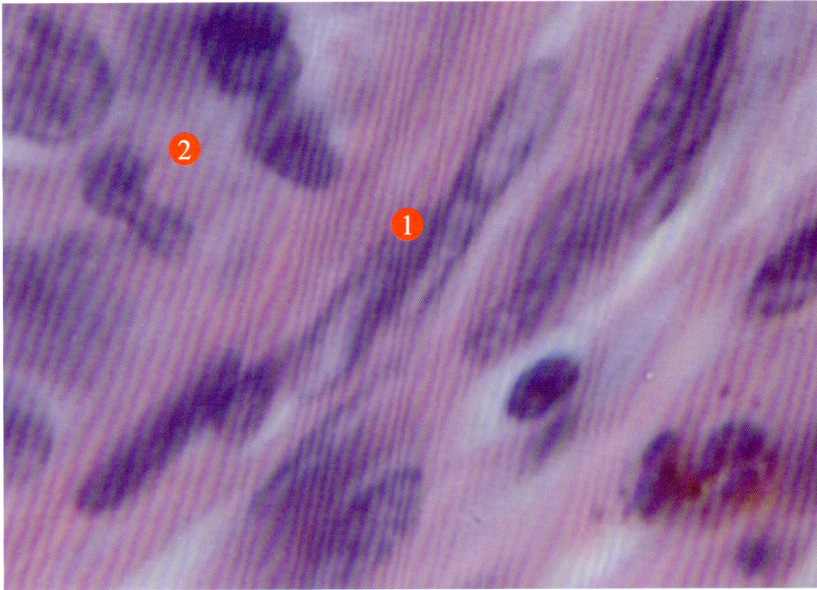

■ 图2-29　人膀胱移行上皮演化（1）

苏木素-伊红染色　×1 000

❶示黏膜肌样平滑肌细胞；❷示上皮基底细胞。

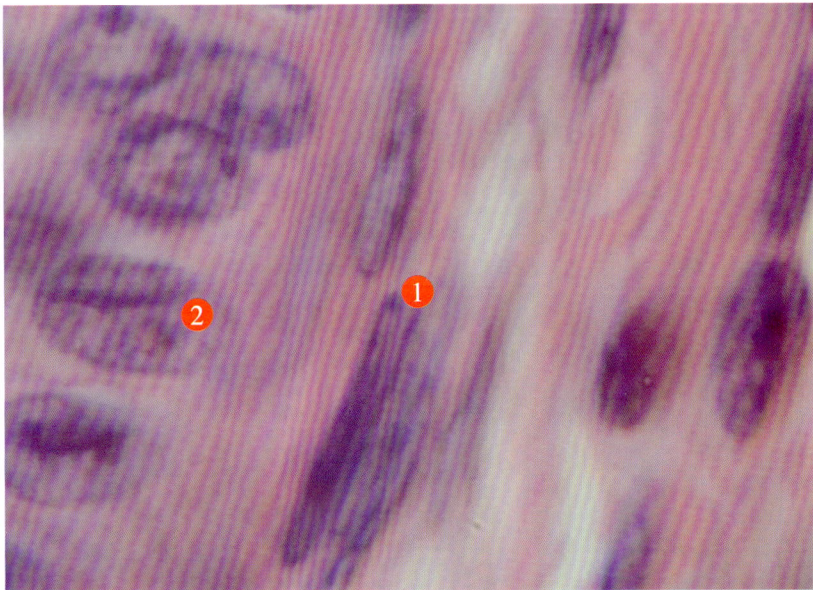

■ 图2-30　人膀胱移行上皮演化（2）

苏木素-伊红染色　×1 000

❶示黏膜肌样平滑肌细胞；❷示纵隔式直接分裂的上皮基底细胞。

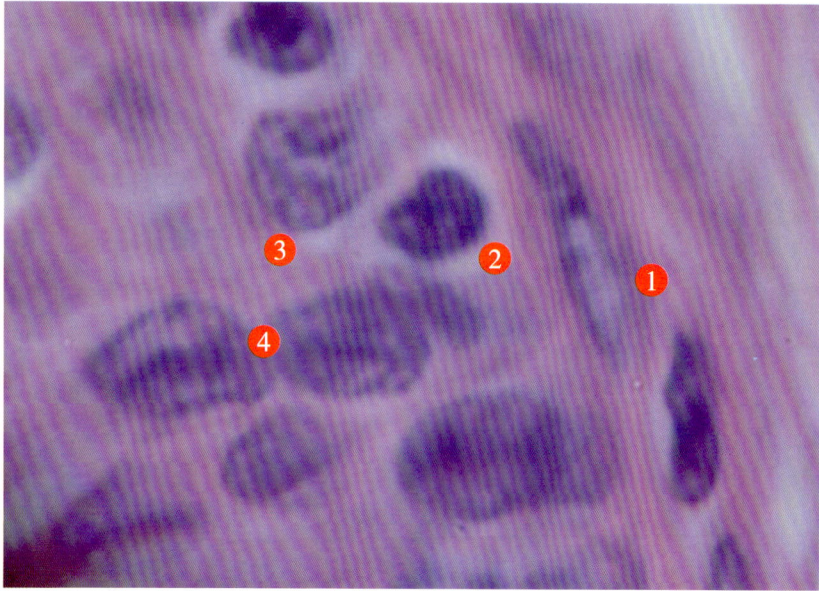

■ 图2-31　人膀胱移行上皮演化（3）

苏木素–伊红染色　×1 000

❶示平滑肌细胞；❷示过渡性细胞；❸示上皮基底细胞；❹示膀胱上皮细胞纵隔式直接分裂。

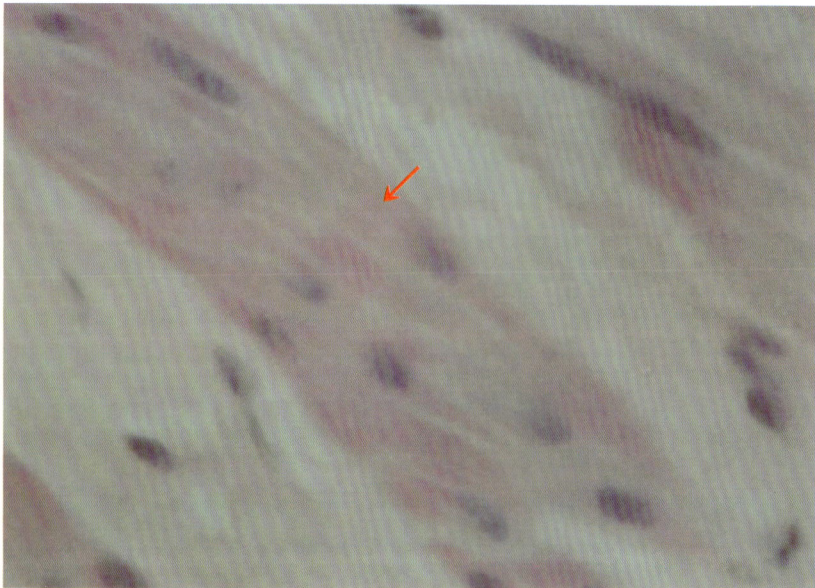

■ 图2-32　人膀胱肌层平滑肌束

苏木素–伊红染色　×400

↙示膀胱肌层平滑肌束。

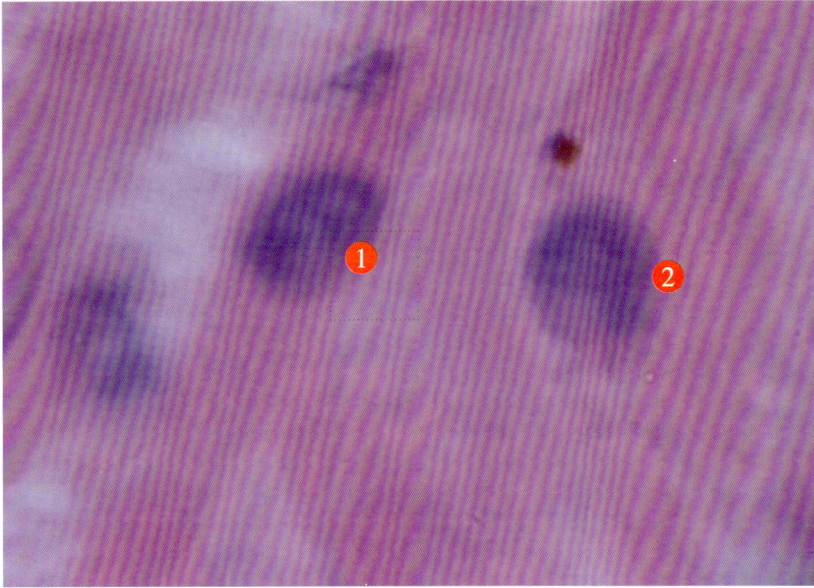

■ 图2-33　人膀胱平滑肌细胞直接分裂（1）

苏木素–伊红染色　×1 000

❶和❷示膀胱肌层内缘平滑肌细胞核钝圆化及其横隔式直接分裂。

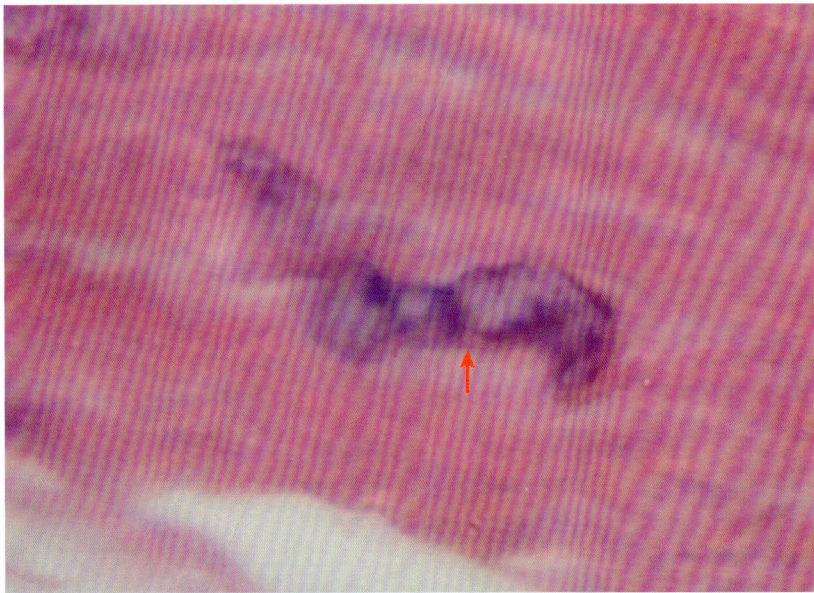

■ 图2-34　人膀胱平滑肌细胞直接分裂（2）

苏木素–伊红染色　×1 000

↑示膀胱平滑肌细胞核三裂型直接分裂。

213

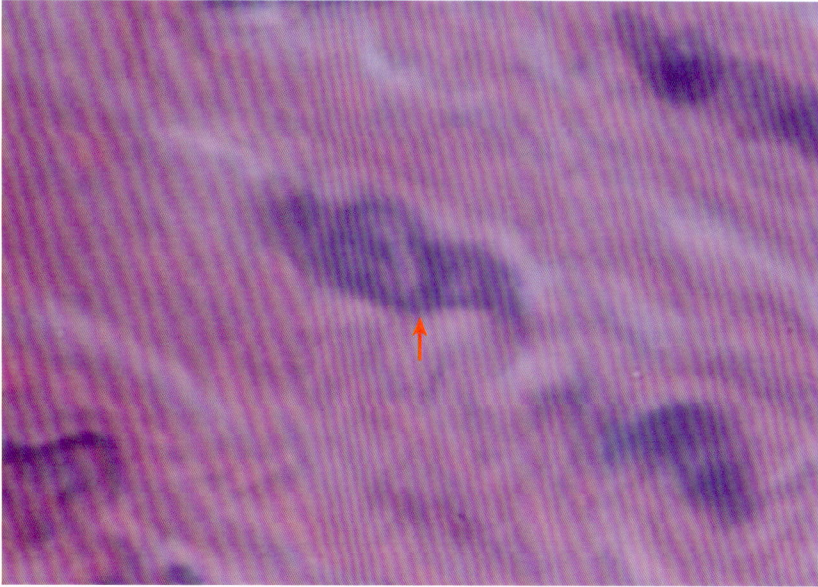

图2-35 人膀胱平滑肌细胞直接分裂（3）

苏木素-伊红染色 ×1 000

↑ 示膀胱平滑肌细胞核三裂型直接分裂。

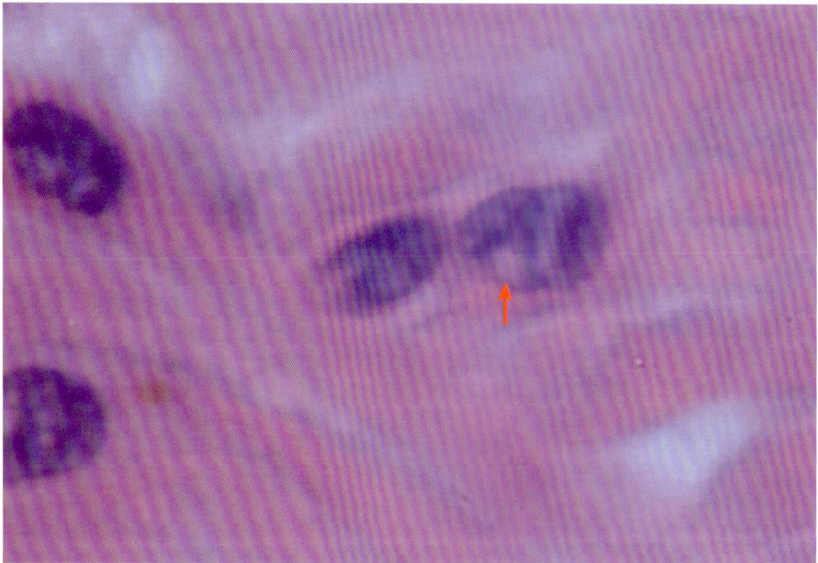

图2-36 人膀胱平滑肌细胞直接分裂（4）

苏木素-伊红染色 ×1 000

↑ 示直接分裂的平滑肌细胞脱离平滑肌束。

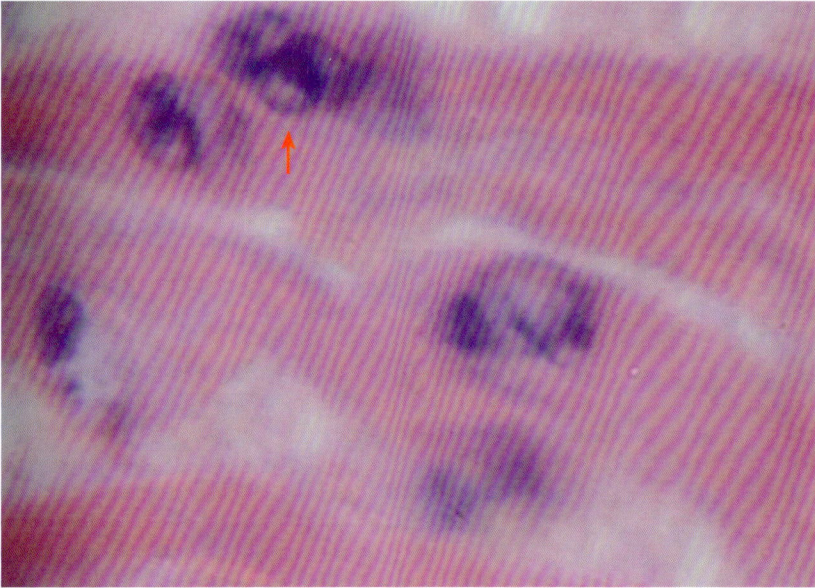

■ 图2-37　人膀胱平滑肌细胞演化（1）

苏木素-伊红染色　×1 000

↑ 示直接分裂的平滑肌细胞脱离平滑肌束。

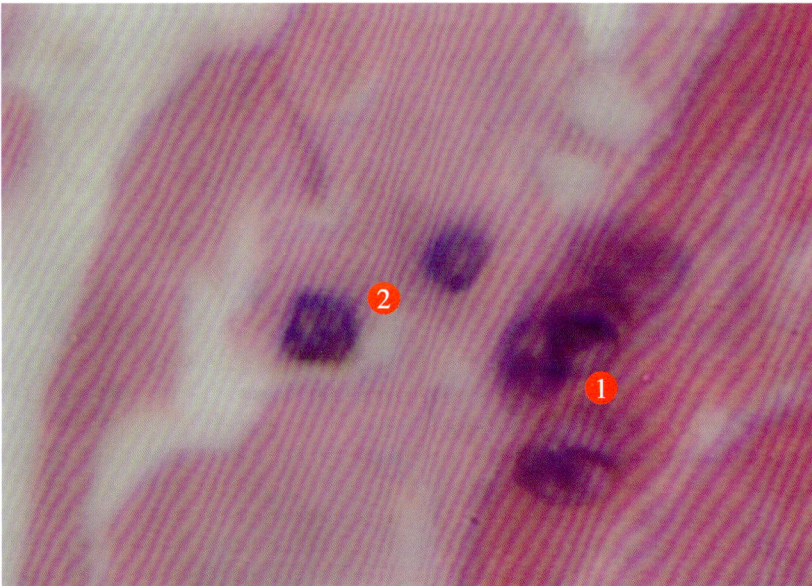

■ 图2-38　人膀胱平滑肌细胞演化（2）

苏木素-伊红染色　×1 000

❶示脱离平滑肌束的平滑肌细胞；❷示间质干细胞。

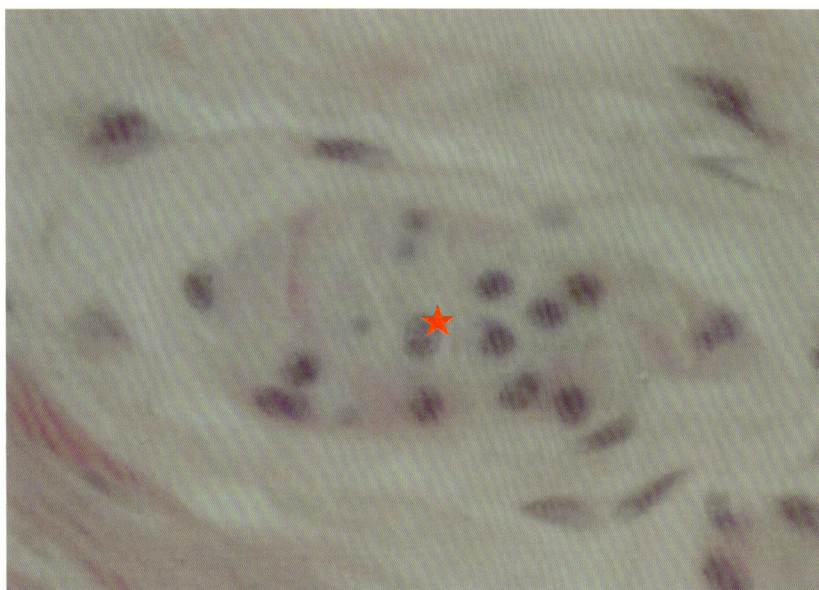

■ 图2-39　人膀胱肌层小神经束（1）
苏木素–伊红染色　×400
★ 示膀胱肌层小神经束。

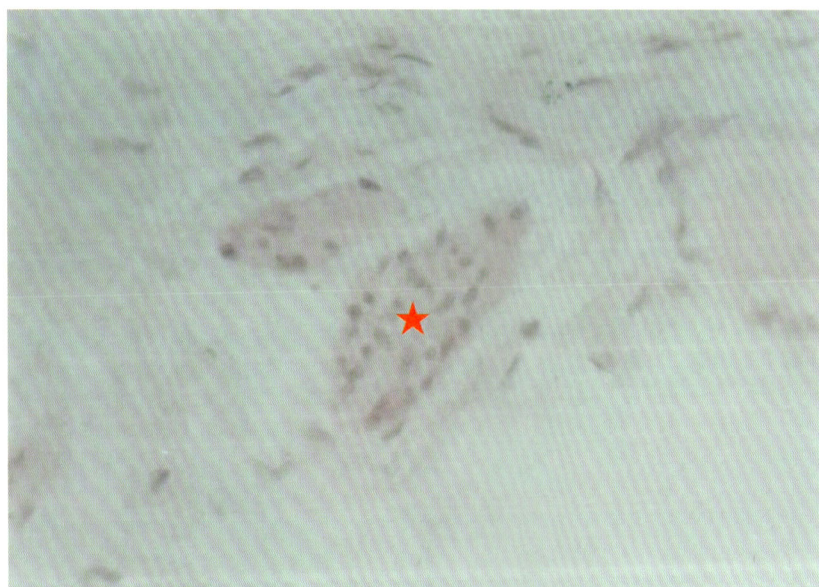

■ 图2-40　人膀胱肌层小神经束（2）
苏木素–伊红染色　×100
★ 示膀胱肌层小神经束。

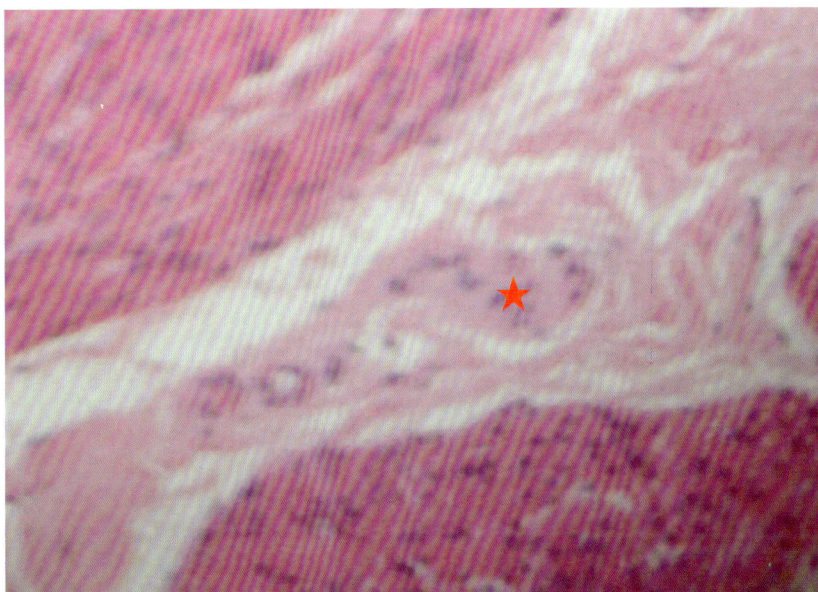

■ 图2-41　人膀胱肌层小神经束（3）

苏木素-伊红染色　×100

★示膀胱肌层小神经束。

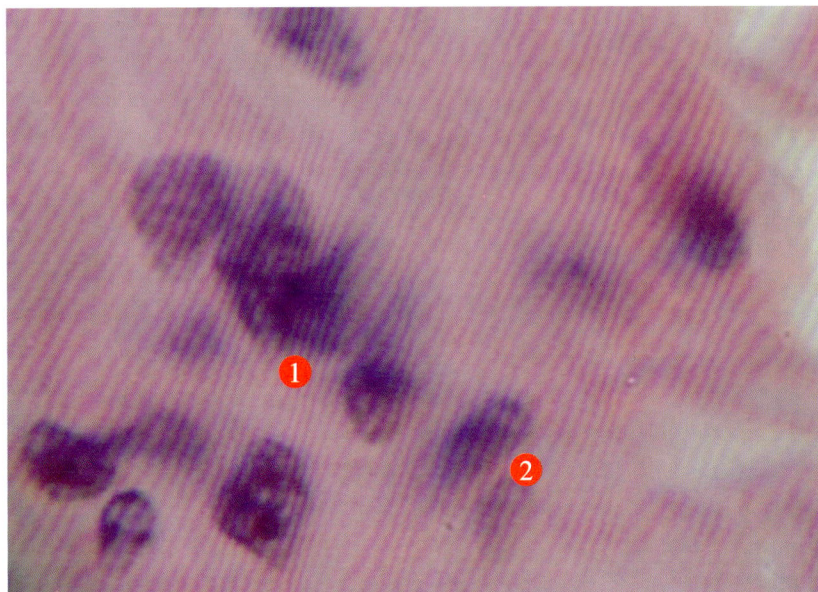

■ 图2-42　人膀胱神经束细胞-平滑肌细胞演化（1）

苏木素-伊红染色　×1 000

❶示神经束细胞；❷示向平滑肌细胞演化的神经束细胞。

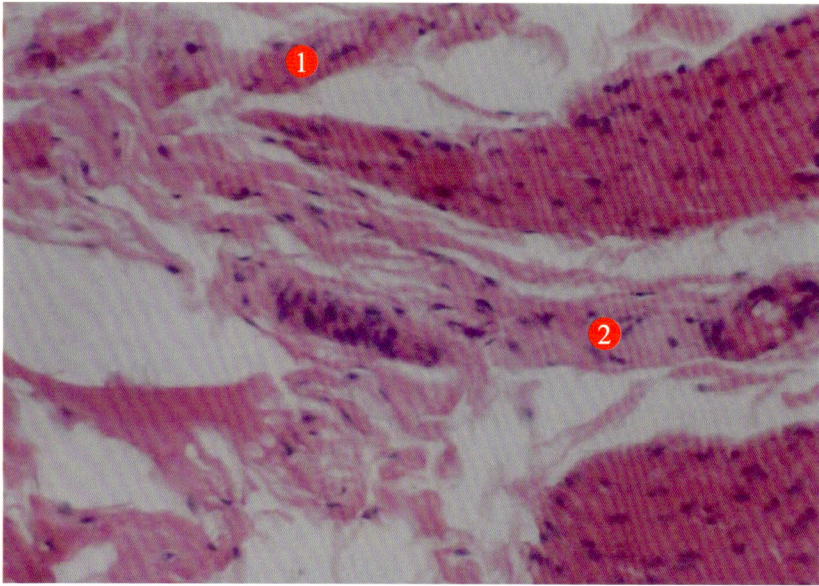

■ 图2-43 人膀胱肌层神经束细胞–平滑肌细胞演化（2）
苏木素–伊红染色 ×100
❶和❷示演化程度不一的两个小神经束。

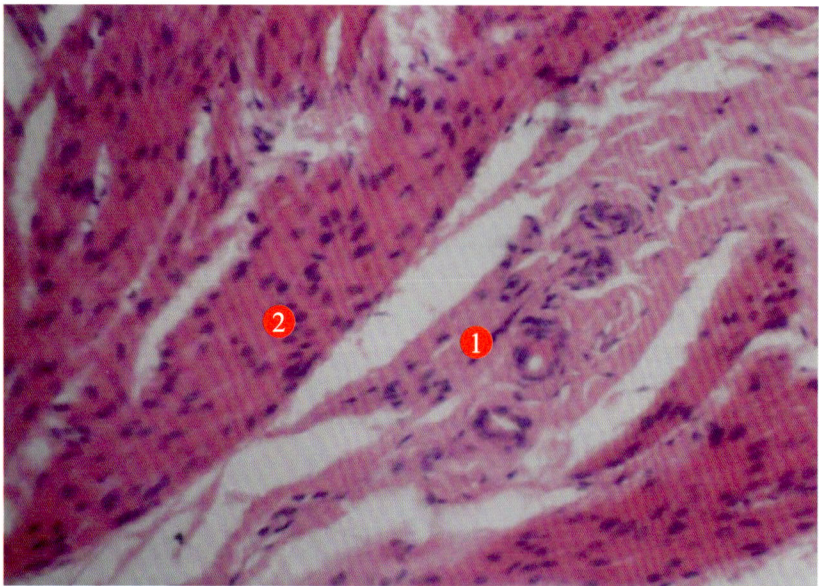

■ 图2-44 人膀胱神经束细胞–平滑肌束演化（3）
苏木素–伊红染色 ×100
❶示神经束–平滑肌束演化过渡性结构；❷示幼稚平滑肌束。

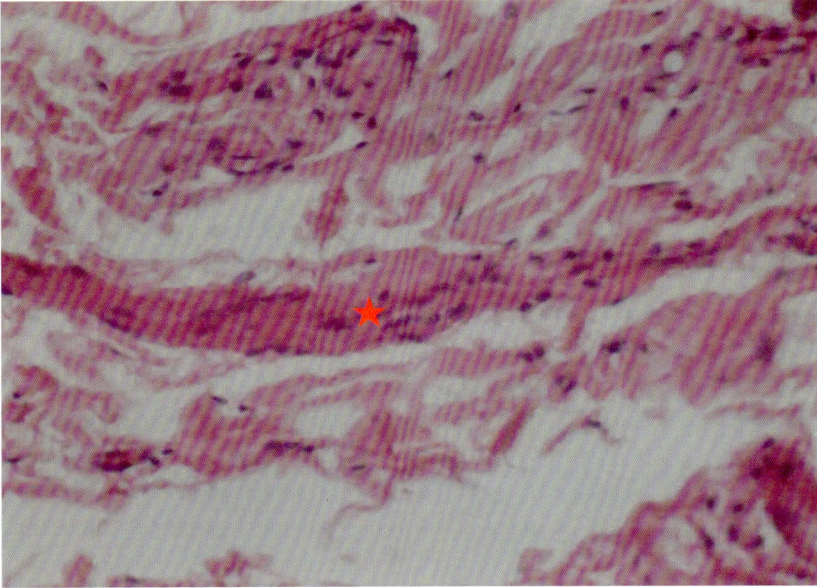

■ 图2-45　人膀胱神经束细胞-平滑肌束演化（4）

苏木素-伊红染色　×100

★ 示神经束-平滑肌束演化过渡性结构。

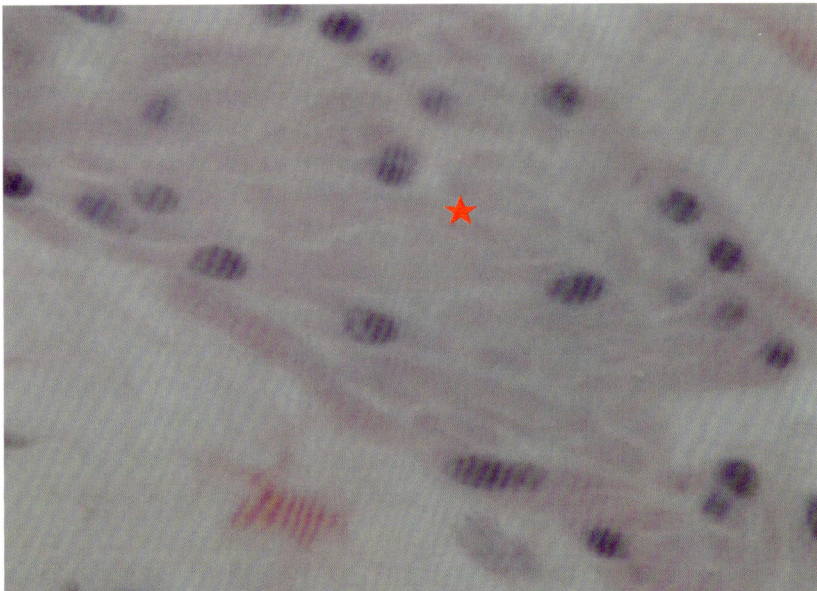

■ 图2-46　人膀胱幼稚平滑肌束

苏木素-伊红染色　×400

★ 示较幼稚平滑肌束。

小 结

排尿管道是典型的神经性外源生长系统，神经束是干细胞最初来源，神经束细胞演化为平滑肌细胞，内缘平滑肌细胞离散演化为间质干细胞，间质干细胞内迁演化形成移行上皮细胞。

输尿管因初级陷窝和次级陷窝形成与衰退而显示其特有的结构动力学过程，膀胱肌层内缘平滑肌细胞钝圆化明显，且是具有最高直接分裂指数的部位。

参考文献

[1] ABATAKI M. On the post‐natal growth of the kidney with special reference to the number and size of the glomeruli[J]. Am J Anat, 1925, 36: 399‐436.

[2] ADAMS D C, OXBURGH L. The long‐term label retaining population of the renal papilla arises through divergent regional growth of the kidney[J]. Am J Physiol Renal Physiol, 2009, 297（3）: 809‐815.

[3] ANGELOTTI M L, RONCONI E, BALLERINI L, et al. Characterization of renal progenitors committed toward tubular lineage and their regenerative potential in renal tubular injury[J]. Stem Cells, 2012, 30（8）: 1714‐1725.

[4] ANUMANTHAN G, MAKARI J H, HONEA L, et al. Directed differentiation of bone marrow derived mensenchymal stem cells into bladder urothelium[J]. J Urol, 2008, 180（4suppl）: 1778‐1783.

[5] ANVERSA P, KAJSTURA J, NADAL‐CINARD B, et al. Primitive cells and tissue regeneration[J]. Circ Res, 2003, 92（6）: 579‐582.

[6] AOKI A. Temporary cell junction in the developing human renal glomerulus[J]. Dev Biol, 1967, 15（2）: 156‐164.

[7] APPEL D, KERSHAW D B, SMEETS B, et al. Recruitment of podocytes from glomerular parietal epithelial cells[J]. J Am Soc Nephrol, 2009, 20（2）: 333‐343.

[8] ASAKURA A, RUDNICKI M A. Side population cells from diverse adult tissues are capable of in vitro hematopoietic differentiation[J]. Exp Hematol, 2002, 30（11）: 1339‐1345.

[9] ATALA A. Regenerative medicine and urology[J]. BJU Int, 2003, 92（suppl）: 58‐67.

[10] BENDTSEN T F, NYENGAARD J R. Unbiased estimation of particle number using sections, An historical perspective with special reference to the stereology of

glomeruli[J]. J Microsc, 1989,153（Pt1）: 93 - 102.

[11] BI B, SCHMITT R, ISRAILOVA M, et al. Stromal cells protect against acute tubular injury via an endocrine effect[J]. J Am Soc Nephrol , 2007 ,18（9）: 2486 - 2496.

[12] BIDANI A K, MITCHELL K D, SCHWARTZ M M, et al. Absence of glomerular injury or nephron loss in a normotensive rat remnant kidney model[J]. Kidney Int, 1990, 38（1）: 28 - 38.

[13] BOHMAN S O, JENSEN P K A. The interstitial cells in the renal medulla of rat, rabiit and gerbit in different states of diuresis[J]. Cell Tissue Res, 1978, 189（1）: 1 - 18.

[14] BONVALET J P. Evidence of induction of new nephrons in immature kidneys undergoing hypertrophy[J]. Yale J Biol Med, 1977,51（3）: 315 - 319.

[15] BONVALET J P, CHAMPION M, WANSTOCK F, et al. Compensatory renal hypertrophy in young rats: Increase in the number of nephrons[J]. Kidney Int, 1972,1（6）: 391 - 396.

[16] BRODIE J C, HUMES H D. Stem cell approaches for the treatment of renal failure[J]. Pharmacological Reviews, 2005, 57（3）: 299 - 313.

[17] BRUNO S, BUSSOLATI B, GRANGE C, et al. Isolation and characterization of resident mesenchymal stem cells in human glomeruli[J]. Stem Cell Dev, 2009, 18（6）: 867 - 879.

[18] BULGER RE,DOBYAN DC. Recent structure - function relationships in normal and injured mammalian kidneys[J]. Anat Rec,1983,205（1）: 1 - 11.

[19] BUSSOLATI B, BRUNO S, GRANGE C, et al. Isolation of renal progenitor cells from adult human kidney[J]. Am J Pathol , 2005, 166（2）: 545 - 555.

[20] CHALLEN G A, BERTONCELLO I, DEANE J A, et al. Kidney side population reveals multilineage potential and renal functional capacity but also cellular heterogeneity[J]. J Am Soc Nephrol, 2006, 17（7）: 1896 - 1912.

[21] CHEN J, PARK H C, ADDABBO F, et al. Kidney - derived mesenchymal stem cells contribute to vasculogenesis, angiogenesis and endothelial repair[J]. Kidney Int, 2008, 74（7）: 879 - 889.

[22] DE ROUFFIGNAC C, MONNENS L. Functional and morphologic maturation of superficial and juxtamedullary nephrons in the rat[J]. J Physiol, 1976, 262（1）:

119 - 129.

[23] DERMEN M. Ultrastructural study of the distal convoluted tubule in the mouse embryo[J]. Bull Assoc Anat Nancy, 1988, 72 (6) : 9 - 13.

[24] DORUP J, MAUNSBACH A B. The ultrastructural development of distal nephron segmens in the human fetal kidney[J]. Anat Embryol, 1982,164 (1) :19 - 41.

[25] DUFFIELD J S, BONVENTRE J V. Kidney tubular epithelium is restored without replacement with bone marrow - derived cells during repair after ischemic injury[J]. Kidney Int, 2005, 68 (5) : 1956 - 1961.

[26] EKBLOM P. Formation of basement membranes in the embryonic kidney: An immunohistological study[J]. J Cell Biol,1981,91 (1) : 1 - 10.

[27] FRIES J W U, SANDSTROM D J, MEYER T W, et al. Glomerular hypertrophy and epithelial cell injury modulate progressive glomerulosclerosis in the rat[J]. Lab Invest, 1989, 60 (2) : 205 - 218.

[28] GROND J, BEUKERS J Y B, SCHILTIUS M S, et al. Analysis of renal structural and functional features in two rat strains with a different susceptibility to glomerular sclerosis[J]. Lab Invest, 1986, 54 (1) : 77 - 83.

[29] GRUENWALD P, POPPER H. The histogenesis and physiology of the renal glomerulus in early postnatal life in histological examinations[J]. J Urol, 1940,43:452 - 458.

[30] GUPTA S, VERFAILLIE C, CHMIELEWSKI D, et al. Isolation and characterization of kidney - derived stem cells[J]. J Am Soc Nephrol, 2006, 17 (11) : 3028 - 3040.

[31] HAYSLETT J P. Effect of age on compensatory renal growth[J]. Kidney Int, 1983, 23: 599 - 602.

[32] HERRING P T. The development of the Marpighian bodies of the kidney and its relation to the pathological changes which occur in them[J]. J Path Bact, 1898, 6: 459 - 496.

[33] HOPKINS C, LI J, RAE F, et al. Stem cell options for kidney disease[J]. J Pathol, 2008, 217: 265 - 281.

[34] HUMPHREYS B D, DUFFIELD J S, BONVENTRE J V. Renal stem cells in recovery from acute kidney injury[J]. Minerva Urologica e Nefrologica, 2006,58 (4) : 329 - 337.

[35] HUMPHREYS B D, VALERIUS M T, KOBAYASHI A, et al. Intrinsic epithelial

cells repair the kidney after injury[J]. Cell Stem Cell，2008，2（3）：284‒291.

[36] HUMPHREYS B D，LIN S L，KOBAYASHI A，et al. Fate tracing reveals the pericyte and not epithelial origin of myofibroblasts in kidney fibrosis[J]. Am J Pathol，2010，176（1）：85‒97.

[37] INOWA T，HISHIKAWA K，TAKEUCHI T，et al. Isolation and potential existence of side population cells in adult human kidney[J]. Int J Urol，2008，15（3）：272‒274.

[38] IWANO M，PLIETH D，DANOFF T M，et al. Evidence that fibroblasts derive from epithelium during tissue fibrosis[J]. J Clin Invest，2002，110（3）：341‒350.

[39] KAPPEL B，OLSEN S. Cortical interstitial tissue and sclerosed glomeruli in the normal human kidney，related to age and sex. A quantitative study[J]. Virchow Arch（Path Anat），1980，387（3）：271‒277.

[40] KARP R，BRASEL J A，WINICK M. Compensatory kidney growth after uninephrectomy in adult and infant rats[J]. Am J Dis Child，1971，121（2）：186‒188.

[41] KITAMURA S，YAMASAKI Y，KINOMURA M，et al. Establishment and characterisation of renal progenitor like cells from S3 segment of nephron in rat adult kidney[J]. FASEB J，2005，19（13）：1789‒1797.

[42] KRIZ K，BANKIR L. A standard nomenclature for structures of the kidney[J]. Kidney Int，1988，33（1）：1‒7.

[43] LARSSON L，MAUNSBACH A B. The ultrastructural development of the glomerular filtration barrier in the rat kidney：A morphometric analysis[J]. J Ultrastr Res，1980，72（3）：392‒406.

[44] LARSSON L. The Ultrastructure of the development proximal tubule in the rat kidney[J]. J Ultrastr Res，1975，51（9）：119‒139.

[45] LARSSON L，MAUNSBACH A B. Differentiation of the vacuolar apparatus in cells of the developing proximal tubule in the rat kidney[J]. J Ultrastr Res，1975，53（2）：254‒270.

[46] LARSSON L，APERIA A，WILTON P. Effect of normal development on compensatory renal growth[J]. Kidney Int，1980，18（1）：29‒35.

[47] LAZZERI E，CRESCIOLI C，RONCONI E，et al. Regenerative potential of embryonic

224

renal multipotent progenitors in acute renal failure[J]. J Am Soc Nephrol, 2007, 18
（12）: 3128 - 3138.

[48] LEE P T, LIN H H, JIANG S T, et al. Mouse kidney progenitor cells accelerate
renal regeneration and prolong survival after ischemic injury[J]. Stem Cells（Dayton,
Ohio）, 2010,28（3）: 573 - 584.

[49] LIU Y. Cellular and molecular mechanisms of renal fibrosis[J]. Nat Rev Nephrol,
2011, 7: 684 - 696.

[50] LINDGREN D, BOSTRÖM A K, NILSSON K, et al. Isolation and characterization of
progenitor - like cells from human renal proximal tubules[J]. Am J Pathol, 2011, 178
（2）: 828 - 837.

[51] LIN F, MORAN A, IGARASHI P. Intrarenal cells, not bone marrow - derived cells,
are the major source for regeneration in the postischemic kidney[J]. J Clin Invest,
2005, 115（7）: 1756 - 1764.

[52] LIN F, IGARASHI P. Searching for stem/progenitor cells in the adult mouse kidney[J].
J Am Soc Nephrol, 2003, 14（12）: 3290 - 3292.

[53] MAESHIMA A, SAKURAI H, NIGAM S K. Adult kidney tubular cell population
showing phenotypic plasticity, tubulogenic capacity, and integration capability into
developing kidney[J]. J Am Soc Nephrol, 2006, 17（1）: 188 - 198.

[54] MAESHIMA A,YAMASHITA S, NOJIMA Y. Identificayion of renal progenitor - like
tubular cells that participate in the regeneration processes of the kidney[J]. J Am Soc
Nephrol, 2003, 14（2）: 3138 - 3146.

[55] MAJACK R A, LARSEN W J. The bicellular and reflexive membrane juctions of reno -
medullary interstitial cells: functional implications of reflexive gap juctions[J]. Am J
Anat, 1980, 157（2）: 181 - 189.

[56] MAUNSBACH A B. The influence of different fixatives and fixation methods on the
ultrastructure of rat kidney proximal tubule cells. I. Comparison of different perfusion
fixation methods and of glutaraldehyde, formaldehyde and osmium tetroxide fixatives[J].
J Ultrastr Res, 1966, 15（3）: 242 - 282.

[57] MCCAMPBELL K K, WINGERT R A. Renal stem cells: fact or science fiction[J].
Biochem J, 2012, 444（2）: 153 - 168.

[58] MCCREIGHT C E, SULKIN N M. Cellular proliferation in the kidneys of young and senile rats following unilateral nephrenctomy [J]. J Gerontol, 1959, 14: 440-443.

[59] MUEHRCKE R C, ROSEN S. Hypokalimic nephropathy in rat and man, A light ang electron microscopic study[J]. Lab Invest, 1964, 13: 1359-1373.

[60] MUIRHEAD E E, RIGHTSEL W A, LEACH B E, et al. Reversal of hypertension by transplants and lipid extracts of cultured renomedullary interstitial cells[J]. Lab Invest, 1977, 36（2）: 162-172.

[61] NADASDY T, LASZIK Z, BLICK K E, et al. Proliferative activity of intrinsic cell populations in the normal human kidney[J]. J Am Soc Nephrol, 1994, 4（12）: 2032-2039.

[62] NAITO I. The development of glomerular capillary tufts of the bullfrog kidney from a straight interstitial vessel to an anastomosed capillary network. A scanning electron microscopic study of vascular casts[J]. Aych Hist Jpn, 1984, 47（4）: 441-456.

[63] NICK B, MAARTEN B R, PEKKA K, et al. Lgr5+ve stem / progenitor cells contribute to nephron formation during kidney development[J]. Cell Reports, 2012,2 （3）: 540-552.

[64] NYENGAARD J R, BENDTSEN T F, GUNDERSEN H J G. Stereological estimation of the number of capillaries, exemplified by renal glomeruli[J]. APMIS, 1988, 4: 92-99.

[65] OLIVETTI G, ANVERSA P, MELISSARI M, et al. Morphometry of the renal corpuscle during postnatal growth and compensatory hypertrophy[J]. Kidney Int, 1980, 17（4）: 438-454.

[66] OLIVETTI G, ANVERSA P, RIGAMONTI W, et al. Morphometry of the renal corpuscle during normal postnatal growth and compensatory hypertrophy, A light microscope study[J]. J Cell Biol, 1977,75（2Pt1）:573-585.

[67] OLIVER J A, LKINAKIS A, CHEEMA F H, et al. Proliferation and migration of label-retaining cells of the kidney papilla[J]. J Am Soc Nephrol, 2009, 20（11）: 2315-2327.

[68] OOTTAMASATHIEN S, WANG Y, WILLIAMS K, et al. Directed differentiation of embryonic stem cells into bladder tissue[J]. Dev Biol, 2007, 304（2）: 556-566.

[69] OSVALDO L, LATTA H. Interstitial cells of the renal medulla[J]. J Ultrastruct Res, 1966, 15（5）: 589–613.

[70] PABST R, STERZEL R B. Cell renewal of glomerular cell types in normal rats. An autoradiographic analysis[J]. Kidney Int, 1983, 24（5）: 626–631.

[71] PARK H C, YASUDA K, KUO M C, et al. Renal capsule as a stem cell niche[J]. Am J Physiol Renal Physiol, 2010, 298（5）: 1254–1262.

[72] PLOTKIN M D, GOLIGORSKI M S. Mesenchymal cells from adult kidney support angiogenesis and differentiate into multiple interstitial cell types including erythropoietin–producing fibroblasts[J]. Am J Renal Physiol, 2006, 291（4）: 902–912.

[73] POTTER E L, THIERSTEIN S. Glomerular development in the kidney as an index of foetal maturity[J]. J Pediat, 1943, 22: 695–706.

[74] POULSOM R, FORBES S J, HODIVALA–DILKE K, et al. Bone marrow contributes to renal parenchymal turnover and regeneration[J]. J Pathol, 2001, 195（2）: 229–235.

[75] PRESCOTT L F. The normal urinary excretion rates of renal tubular cells, leucocytes and red blood cells[J]. Clin Sci, 1966, 31（3）: 425–435.

[76] REEVES A B R, CAULFIELD J P, FARQUHAR M G. Differentiation of epithelial foot processes and filtration slits. Sequential appearance of occluding junctions, epithelial polyanion, and slit membranes in developing glomeruli[J]. Lab Invest, 1978, 39（2）:90–100.

[77] ROMAGNANI P, LASAGNI L, REMUZZI G. Renal progenitors: an evolutionary conserved strategy for kidney regeneration[J]. Nat Rev Nephrol, 2013, 9（3）: 137–146.

[78] RONCONI E, SAGRINATI C, ANGELOTTI M L, et al. Regeneration of glomerular podocytes by human renal progenitors[J]. J Am Soc Nephrol, 2009, 20（2）: 322–332.

[79] SAQRINATI C, NETTI G S, MAZZINGHI B, et al. Isolation and characterization of progenitorcells from the Bowmans capsule of adult human kidney[J]. J Am Soc Nephrol, 2006,17（9）: 2443–2456.

[80] SCHEDL A．Renal abnormalities and their developmental origin[J]．Nat Rev Genet，2007，（10）：791-802．

[81] SCHILLER A，Tauger R．Junctions between interstitial cells of therenal medulla：A freeze - fracture study[J]．Cell Tissue Res,1979,203（2）:231 - 240．

[82] SMEETS B，BOOR P，JIJKMAN H，et al．Proximal tubular cells contain a phenotypically distinct，scattered cell population involved in tubular regeneration[J]．J Pathol，2013，229（5）：645 - 659．

[83] STOCUM D L．Amphibian regeneration and stem cells[J]．Current Topics in Microbiology and Immunology，2004,280：1 - 70．

[84] SWETHA G，CHANDRA V，PHADNIS S，et al．Glomerular parietal epithelial cells of adult murine kidney undergo EMT to generate cells with traits of renal progenitors[J]．J Cell Mol Med，2011，15（2）：396 - 413．

[85] TOGEL F，HU Z，WEISS K，et al．Administered mesenchymal stem cells protect against ischemic acute renal failure through differentiation - independent mechanisms[J]．Am J Physiol Renal Physiol，2005，289（1）：31 - 42．

[86] VERNIER R L，ANDERSEN A B．Studies of the human fetal kidney．1．Development of the glomerulus[J]．J Pediatrics,1962,5（60）:754 - 768．

[87] VINSONNEAU C，GIRSHOVECHI A，MIRAD M B，et al．Intrarenal urothelium proliferation：an unexpected early event following ischemic injury[J]．Am J Physiol renal Physiol，2010,299（3）：479 - 486．

[88] VOGELMANN S U，NELSON W J，MYERS B D，et al．Urinary excretion of viable podocytes in health and renal disease[J]．Am J Physiol Renal Physiol，2003，285（1）：40 - 48．

[89] VOGETSEDER A，KARADENIZ A，KAISSLING B，et al．Tubular cell proliferation in the healthy rat kidney[J]．Histochem Cell Biol，2005，124（2）：97 - 104．

[90] VOGETSEDER A，PALAN T，BACIC D，et al．Proximal tubular epithelial cells are generated by division of differentiated cells in the healthy kidney[J]．Am J Physiol Cell Physiol，2007，292（2）：807 - 813．

[91] VOGETSEDER A，PICARD N，GASPERT A，et al．Proliferation capacity of the renal proximal tubule involves the bulk of differentiated epithelial cells[J]．Am J Physiol Cell

Physiol, 2008, 294（1）: 22 - 28.

[92] WINGERT R A, DAVIDSON A J. The zebrafish pronephros: a model to study nephron segmentation[J]. Kidney Int, 2008, 73（10）:1120 - 1127.

[93] WU D P, HE D L, LI X, et al. Differentiation of transplanted mouse spermatogonial stem cells in the adult mouse renal parenchyma in vivo[J]. Acta Pharmacol Sin, 2008,29（9）:1029 - 1034.

[94] YAMASHITA S, MASHIMA A, NOJIMA Y. Involvement of renal progenitor tubular cells in epithelial - to - mesenchymal transition in fibrotic rat kidneys[J]. J Am Soc Nephrol, 2005,16（7）: 2044 - 2051.

[95] YAN L, HAN Y, HE Y, et al. Cell tracing techniques in stem cell transplantation[J]. Stem Cell Rev ,2007, 3（4）: 265 - 269.

[96] YOSHIDA Y, FOGO A, SHIRAGA H, et al. Serial micropuncture analysis of single nephron function in subtotal renal ablation[J]. Kidney Int, 1988, 33（4）: 855 - 867.

[97] YOSHIDA Y, FOGO A, ICHIKAWA I. Glomerular hemodynamic changes vs. hypertrophy in experimental glomerular sclerosis[J]. Kidney Int, 1989 , 35: 654 - 660.

[98] ФАЛИН Л И.Эмвриология Человека Атлас[M]. МОСКВА : Медицина, 1976.

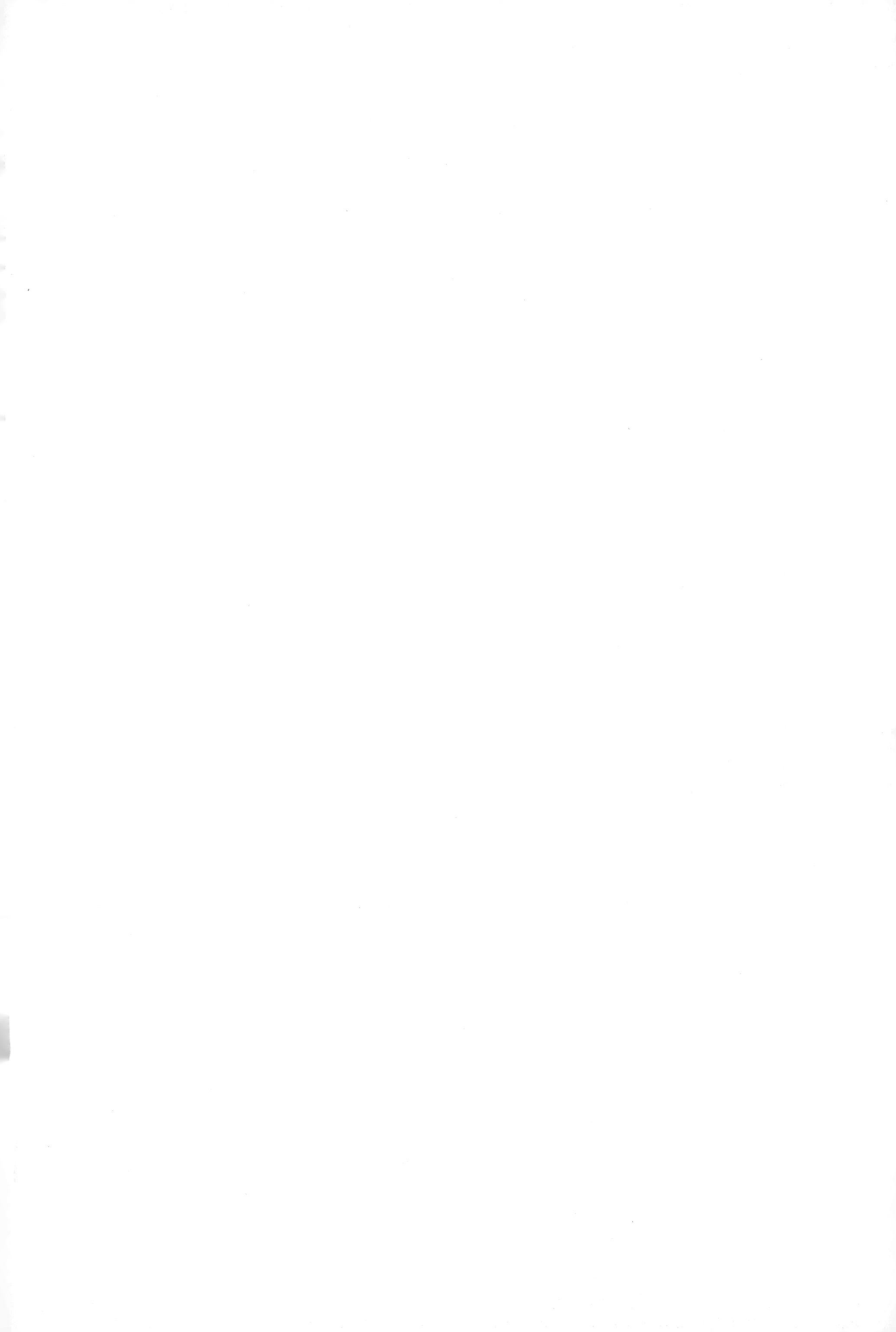